Stephan Rothstock

Primärstabilität von unzementierten press-fit Implantaten

Stephan Rothstock

Primärstabilität von unzementierten press-fit Implantaten

Am Anwendungsfall des Oberflächenersatzes im Hüftgelenk

Südwestdeutscher Verlag für Hochschulschriften

Impressum/Imprint (nur für Deutschland/only for Germany)
Bibliografische Information der Deutschen Nationalbibliothek: Die Deutsche Nationalbibliothek verzeichnet diese Publikation in der Deutschen Nationalbibliografie; detaillierte bibliografische Daten sind im Internet über http://dnb.d-nb.de abrufbar.
Alle in diesem Buch genannten Marken und Produktnamen unterliegen warenzeichen-, marken- oder patentrechtlichem Schutz bzw. sind Warenzeichen oder eingetragene Warenzeichen der jeweiligen Inhaber. Die Wiedergabe von Marken, Produktnamen, Gebrauchsnamen, Handelsnamen, Warenbezeichnungen u.s.w. in diesem Werk berechtigt auch ohne besondere Kennzeichnung nicht zu der Annahme, dass solche Namen im Sinne der Warenzeichen- und Markenschutzgesetzgebung als frei zu betrachten wären und daher von jedermann benutzt werden dürften.

Verlag: Südwestdeutscher Verlag für Hochschulschriften GmbH & Co. KG
Dudweiler Landstr. 99, 66123 Saarbrücken, Deutschland
Telefon +49 681 37 20 271-1, Telefax +49 681 37 20 271-0
Email: info@svh-verlag.de

Zugl.: Hamburg, TU, Diss., 2011

Herstellung in Deutschland:
Schaltungsdienst Lange o.H.G., Berlin
Books on Demand GmbH, Norderstedt
Reha GmbH, Saarbrücken
Amazon Distribution GmbH, Leipzig
ISBN: 978-3-8381-2797-2

Imprint (only for USA, GB)
Bibliographic information published by the Deutsche Nationalbibliothek: The Deutsche Nationalbibliothek lists this publication in the Deutsche Nationalbibliografie; detailed bibliographic data are available in the Internet at http://dnb.d-nb.de.
Any brand names and product names mentioned in this book are subject to trademark, brand or patent protection and are trademarks or registered trademarks of their respective holders. The use of brand names, product names, common names, trade names, product descriptions etc. even without a particular marking in this works is in no way to be construed to mean that such names may be regarded as unrestricted in respect of trademark and brand protection legislation and could thus be used by anyone.

Publisher: Südwestdeutscher Verlag für Hochschulschriften GmbH & Co. KG
Dudweiler Landstr. 99, 66123 Saarbrücken, Germany
Phone +49 681 37 20 271-1, Fax +49 681 37 20 271-0
Email: info@svh-verlag.de

Printed in the U.S.A.
Printed in the U.K. by (see last page)
ISBN: 978-3-8381-2797-2

Copyright © 2011 by the author and Südwestdeutscher Verlag für Hochschulschriften GmbH & Co. KG and licensors
All rights reserved. Saarbrücken 2011

Danksagung

Wenn ich weiter als andere gesehen habe, dann nur deshalb,

weil ich auf der Schulter von Giganten stand.

Isaac Newton

Hiermit möchte ich mich vor allem bei dem kompetenten und hilfsbereiten Team des Fachbereichs für Biomechanik der Technischen Universität Hamburg Harburg für die stetige Unterstützung und Motivation bedanken. Allen voran danke ich Nicholas Bishop für die vielen anregenden Gespräche und Diskussionen bei der Entwicklung und Planung der Studienideen und Versuchsaufbauten sowie dem Gegenlesen unzähliger englischer Veröffentlichungstexte. Außerdem möchte ich mich besonders herzlich bei Anne Uhlenbrock für die fachliche Unterstützung besonders im Bereich der CT Datenanalyse und FE Modellierung bedanken. Für die zahlreichen klinischen und technischen Fragestellungen, die im Rahmen von Drittmittelprojekten immer wieder zu interessanten experimentellen und numerischen Studien führten, möchte ich mich bei Roman Nassutt bedanken. Besonders gedankt sei auch Kai Sellenschloh und Matthias Vollmer für die starke Unterstützung bei der Durchführung von experimentellen Studien und für die Hilfe bei allen PC Problemen. Da ein Großteil der experimentellen Einrichtung speziell für die Studien entworfen werden musste, gilt ein besonderer Dank auch der TU Werkstatt, welche mit Rat und Tat bei der Fertigung der Teile behilflich war. Ein nicht unerheblicher Teil dieser Arbeit basiert auf der Verwendung von Femur-Präparaten und der Erhebung von Computertomographiedaten, weshalb ich besonders der Rechtsmedizin des Universitätsklinikums Eppendorf (UKE) und Robert Marshall aus der experimentellen Unfallchirurgie danken möchte. Für die Klärung von analytischen und statistischen Fragestellungen bedanke ich mich besonders bei Gerd Huber. Zuletzt möchte ich auch meinem Doktorvater Michael Morlock für die Initiierung des Promotionsthemas und die Förderung von Kongressteilnahmen sowie Veröffentlichungen sehr herzlich danken.

Kurzfassung

Im Vergleich zu zementierten Totalhüftendoprothesen (TEP) mit formschlüssiger Knochen-Implantat-Verbindung, weisen unzementierte Implantate mit kraftschlüssiger Reibpaarung eine geringere Primärstabilität auf. Bei genügender initialer Verankerung im Knochen und limitierter Grenzflächenmikrobewegung, um den Knocheneinwuchs zu ermöglichen, haben derartige Befestigungen jedoch das Potential für eine Langzeitstabilität, die den zementierten Versionen wegen eines möglichen Zementversagens überlegen ist. Klinisch wird das unzementierte Verfahren bereits seit längerem erfolgreich bei TEP auf der Oberschenkel als auch der Beckenseite angewendet. Bei modernen knochenerhaltenden Oberflächenersatzprothesen hat sich die Press-Fit Verankerung auf Grund einer höheren Problemrate beim Einbau jedoch noch nicht etabliert. Ziel dieser Arbeit war die Identifikation der für eine erfolgreiche Primärstabilität wesentlichen Einflussfaktoren und die Bestimmung optimaler Parameterbereiche für den klinischen Alltag und für das Design neuer Implantate. Zur Untersuchung dieser Problematik wurde ein patientenspezifisches numerisches Modell des Oberschenkelknochens einschließlich des Implantats erstellt und validiert. Auf dessen Basis erfolgte eine umfassende Parameterstudie, welche die Variation des Übermaßes zwischen Knochen und Implantat (Press-Fit), der Implantatoberflächenrauhigkeit, der Knochenqualität sowie der Implantationsmethode (Aufschlagen, Aufschrumpfen) einschloss. Das verwendete Kontinuummodell bildete dabei die plastische Verformung des Knochens durch den 'Press-Fit', nicht aber die Abscherung sowie die trabekuläre Mikrostruktur des spongiösen Gewebes ab. Aus diesem Grund wurde ein experimenteller Versuchsaufbau entwickelt um die µCT basierte Analyse der Knochendeformation während der Implantation für eine breite Variation von Parametern (Rauhigkeit, Übermaß, Knochenstruktur) untersuchen zu können. Das Ausmaß des 'Press-Fits' sowie die Knochenqualität wurden als wichtige Einflussfaktoren für eine ausreichende Primärstabilität identifiziert. Zudem hatten die Implantationsmethode sowie das Implantatdesign einen starken Einfluss auf die Belastung und Schädigung des Knochens. Speziell für hohe Oberflächenrauhigkeiten stieg der Anteil von Scherkräften auf das Ausmaß der für die Primärstabilität maßgebenden Normalkräfte. Mit moderaten radialen Übermaßen (50µm) war die Mikrobewegung auf Werte stabilisierbar, die Knocheneinwuchs ohne Überbelastung des Knochens ermöglichen. Eine vielversprechende Implantationsmethode der Zukunft könnte das radiale Aufschrumpfen derartiger Prothesen darstellen.

Summary

In comparison to cemented hip implants which offer a form closure (interdigitation) with the bone, uncemented implants based on a force closure (Press-Fit) with frictional contact show a reduced primary stability. With a sufficient anchorage at the bone in order to minimize relative motions at the bone-implant interface, which could inhibit bone ingrowth, these prosthesis have the potential for a superior secondary stability compared to cemented versions which could suffer from cement failure. Clinically uncemented versions of total hip prosthesis for the femur and the acetabulum are used for a longer period of time. For modern bone preserving surface replacements the uncemented Press-Fit anchorage has not become widely accepted yet, due to an increased postoperative failure rate. The aim of this work was therefore the identification of crucial parameters and optimal parameter ranges for clinical practice, which provoke a successful primary stability and allow optimizing the implant design. To investigate these problems a patient specific numerical model of the proximal human femur including the implant was developed and validated. Based on this model an extensive parameter study with varying interference between bone and implant (Press-Fit), interface friction coefficient, bone quality as well as implantation method (axial impaction, radial expansion) was performed. The used continuum bone model was also accounting for the post-yield bone deformation which is introduced during 'Press-Fitting' but not for the trabecular micro architecture of cancellous bone and the abrasion of single trabeculars. Due to this limitation an experimental set-up based on μCT measurements was developed in order to analyse the plastic bone deformation during implantation for a wide variation of parameters (friction coefficient, interference, bone architecture). The amount of Press-Fit and bone quality were identified as important parameters affecting the primary stability. Additionally the implantation method and implant design showed a strong influence on the bone loading and damage. Especially for high friction coefficients at the interface the amount of unnecessary shear forces increases to values similar as the normal forces which are predominantly influencing primary stability. With moderate radial interferences of 50μm the micro motion was stabilized at values allowing bone ingrowth without overloading the bone. A promising future option might be an implantation method using the radial shrinking technique of the prosthesis onto the bone in order to avoid abrasion processes at the interface.

Inhaltsverzeichnis

SYMBOLVERZEICHNIS III

GLOSSAR V

KAPITEL 1   EINLEITUNG 1
    1.1   Hüftgelenksersatz 1
    1.2   Zielstellung 5
    1.3   Studiendesign und Arbeitshypothesen 5

KAPITEL 2   IMPLANTATION 9
    2.1   Einleitung 9
        2.1.1   Chirurgische Einflüsse 9
        2.1.2   Knochendeformation 10
    2.2   Methoden 12
        2.1.3   Chirurgische Einflüsse 12
        2.1.4   Knochendeformation 20
    2.2   Ergebnisse 29
        2.2.1   Chirurgische Einflüsse 29
        2.2.2   Knochendeformation 33
    2.3   Diskussion 43
        2.3.1   Chirurgische Einflüsse 43
        2.3.2   Knochendeformation 45

KAPITEL 3   RELATIVBEWEGUNG 51
    3.1   Einleitung 51
    3.2   Methode 54
        3.2.1   FE-Modellerstellung 54
        3.2.2   Implantation der Prothese 56
        3.2.3   Modell Validierung 57
        3.2.4   Relativbewegung 57
    3.3   Ergebnisse 59
        3.3.1   Implantation der Prothese 59
        3.3.2   Modellvalidierung 61
        3.3.3   Relativbewegung 62
    3.4   Diskussion 66

KAPITEL 4   REMODELING 71
    4.1   Einleitung 71
    4.2   Methode 74
        4.2.1   Implantatgeometrien und Fixierungsvarianten 74
        4.2.2   Modellerstellung und Muskelkräfte 75

Inhaltsverzeichnis

    4.2.3   Remodeling Algorithmus 77
4.3   Ergebnisse 79
    4.3.1   Knochenbelastung 79
    4.3.2   Remodeling-Signale 82
    4.3.3   Dichteänderungen 83
4.4   Diskussion 86

KAPITEL 5   **DESIGN** **93**

5.1   Einleitung 93
    5.1.1   Kontaktflächenstruktur 93
    5.1.2   Radiale Press-Fit Mechanismen 94
5.2   Methoden 96
    5.2.1   Kontaktflächenstruktur 96
    5.2.2   Radiale Press-Fit Mechanismen 105
5.3   Ergebnisse 111
    5.3.1   Kontaktflächenstruktur 111
    5.3.2   Radiale Press-Fit Mechanismen 118
5.4   Diskussion 120
    5.4.1   Kontaktflächenstruktur 120
    5.4.2   Radiale Press-Fit Mechanismen 123

KAPITEL 6   **DISKUSSION** **125**

KAPITEL 7   **AUSBLICK** **130**

KAPITEL 8   **LITERATURVERZEICHNIS** **134**

ANHANG **151**
    A   Oberflächenersatz ASR (Depuy) 151
    B   Analytisches Konusmodell 152
    C   Kontaktalgorithmus 154
    D   Definition plastische Verformung 155
    E   Knochen-Volumenbestimmung 156
    F   Press-Fit-Simulator 157
    G   Dichtekalibrierung (Ct-Daten) 158
    H   Mineraldichtezuweisung 160
    I   Materialmodelle 169
    J   Knochen-Strukturparameter 175
    K   Materialparameter SMA Modell 176

VERÖFFENTLICHUNGEN **177**

Symbolverzeichnis

Lateinische Formelzeichen

A	Fläche
$A(\rho)$	freie dichteabhängige Porenoberfläche
d_i	Abstände
D_i	Determinanten
E	E-Modul
f	Tangentialkraft
F	Kraft
F_N, F_R	Normal- und Reibkraft
g_T, g_N	tangentiale und normale Durchdringung
G	Schermodul
h	Kontakthöhe
I	Flächenträgheitsmoment
k_T, k_N	tangentiale und normale Kontaktsteifigkeit
k_{All}, k_{Bone}	Gesamtsteifigkeit (Probe, SetUp) und reine Knochensteifigkeit
k_{SetUp}	Steifigkeit des SetUp's
l	projizierte Länge
L	Länge
L_0	Anfangslänge
M	Moment
n	Anzahl
N	Normalkraft
P	Punkt
r	Radius
Δr	radiales Übermaß
R_a	Mittenrauwert
R_i	Rotationsmatrix
R_m	mittlerer Radius
s	Schwellwert
S	Scherkraft
S_{Ref}, S_{Treat}	Remodelingsignal des unbehandelten und behandelten Femurs
t	Zeit
T	Torsionsmoment
T_i	Translationsvektor
u	Verschiebung
U	Dehnungsenergiedichte
V	Volumen
V_i	Knotenkoordinaten
X,Y,Z	kartesische Koordinaten

Griechische Formelzeichen

$\alpha_{1,2}$	thermische Dehnung in 1 oder 2 Richtung
β	standardisierte Koeffizienten
Δ	inkrementelle Veränderung eines Wertes

ε	Dehnung
ε_P	Vordehnung
ξ	Zeitkonstante
Θ_{xyz}	Elementverkippungswinkel
λ	Wellenlänge
μ	Reibkoeffizient
ν	Poisson- bzw. Querkontraktionszahl
ρ	Dichte
σ	mechanische Spannung
τ	Torsionswinkel
φ_1	Implantatkonuswinkel 1
φ_2	Implantationswinkel
φ_3	Stempelimplantationswinkel
φ_4	Biegewinkel des Trabekels
φ_5	Implantatkonuswinkel 2
φ_6	Belastungswinkel
ø	Durchmesser

Wichtige Abkürzungen

Al_2O_3	Aluminiumoxid
ANOVA	Analysis of Variance
ASR	Articular Surface Replacement
BMD	Bone Mineral Density
CT	Computer-Tomographie
HU	Hounsfield Value
rot	Rotationsmatrix
TEP	Totalendoprothese
trans	Translationsmatrix
VA	Volumenanteil

GLOSSAR

Abduktion	Drehung um die Sagittalachse des menschlichen Körpers
Acetabulum	lateinische Bezeichnung der Gelenkpfanne des Beckens
affine Transformation	Koordinatentransformation durch Rotation und Translation ohne Skalierung oder Verformung eines Objektes
Anisotropie	richtungsabhängige Materialeigenschaften
apparente Dichte	Mineraldichte des Knochens, welche nur das Gewichtsverhältnis von Mineral pro Volumen charakterisiert
aseptisch	medizinischer Begriff für die Beseitigung von Viren, Bakterien und Krankheitserregern bzw. nicht entzündliche Körperreaktion
Best-Fit	Optimierungsverfahren zur Überlagerung von Koordinaten mit geringster möglicher Abstandssumme
bilinear	aus zwei linearen Teilstücken zusammengesetzte Kennlinie
BMD	Bone Mineral Density (Knochen-Mineral-Dichte)
CCD-Winkel	Winkel zwischen der Symmetrieachse des Femurschaftes und Schenkelhalses im humanen Femur
CT	Computertomographie bezeichnet ein auf Röntgenstrahlung basierendes Verfahren zur Visualisierung und densitometrischen Quantifizierung organischer Strukturen
µCT	Miniaturausgabe eines CT's mit sehr hoher Auflösung (bis 5µm)
Dehnungsenergiedichte	elastische Verformungsarbeit pro Volumeneinheit eines Körpers durch äußere einwirkende Kräfte
distal	anatomische Bezeichnung vom Körperzentrum zu den Füßen hinzeigend
ebener Spannungszustand	Belastungszustand bei dem die Spannungen und Dehnungen in allen parallelen Schnittebenen eines Werkstücks identisch sind
Elastizitätsmodul	Zusammenhang zwischen Spannung und Verformung eines Körpers bei linear elastischem Verhalten
FEM	Finite Elemente Methode bezeichnet ein numerisches Verfahren zur näherungsweisen Lösung von partiellen Differentialgleichungen
µFE	Finite Elemente Modelle erstellt aus hochauflösenden µCT Daten, welche auch die lokale Trabekelarchitektur abbilden
Femur	lateinische Bezeichnung des Oberschenkelknochens von Säugetieren
formschlüssig	Verbindung zweier Körper durch geometrische Verankerung
Freiheitsgrad	Möglichkeit eines Körpers sich translatorisch in den 3 Raumrichtungen oder rotatorisch um die 3 Hauptachsen zu bewegen
Frontalebene	zum Untergrund senkrechte Ebene die den Körper in eine vordere und hintere Hälfte unterteilt

Glossar

Gradientenverfahren	Finite Differenzen Verfahren zur Bestimmung des steilsten Anstiegs einer Funktion und deren Extremalstellen
Gruen Zones	anatomische Einteilung des proximalen Femurs in separate Zonen zur Quantifizierung der Knochenmineraldichte
Histologie	Wissenschaft von biologischen Geweben und deren mikroskopische Untersuchung in mikrometerdünnen Schnitten
homogen	gleiche Beschaffenheit einer Eigenschaft im gesamten Körper
Hounsfield-Unit (HU)	Maßstab für die ortsabhängige Abschwächung der Röntgenstrahlung durch das zu analysierende Gewebe
Hydroxylapatit	Mineral aus der Gruppe der wasserfreien Phosphate, bildet das mechanische Grundgerüst der Knochensubstanz
inhomogen / heterogen	ungleiche Verteilung einer Materialeigenschaft in einem Körper
Inklination	Drehung um die Transversalachse des menschlichen Körpers
in vitro	Experimente mit organischen Präparaten in einer Laborumgebung außerhalb des lebenden Organismus
in vivo	Experimente innerhalb des lebenden Organismus
isotrop	richtungsunabhängige Eigenschaften
K-Draht	Kirschner-Draht zur initialen Fixierung von Knochenbrüchen und Führung von Implantaten während einer Operation
Konvergenz	Streben eines Ergebniswertes einer FE Berechnung gegen einen konstanten Wert bei Erhöhung der Netzdichte (Genauigkeit)
Kortikalis	Kompakte äußere Schicht der Knochen welche die Spongiosa eingrenzt
kraftgesteuert	mechanische Belastung eines Prüflings unter Kontrolle der aufgebrachten Kraft
kraftschlüssig	Verbindung zweier Körper durch Übertragung von Reibkräften an der Grenzfläche
lateral	anatomische Bezeichnung von der Saggitalsymmetrieebene weg
Marching Cube	Algorithmus zur Berechnung von Isoflächen in der 3d Computergraphik durch Annäherung einer Voxelgraphik mit einer Polygongraphik (Dreiecksnetz)
medial	anatomische Bezeichnung zur Saggitalsymmetrieebene hin
Mikrodehnung	Verformung von Knochen wird in µStrain angegeben: 10000µStrain = 1% Längenänderung
MIL	Mean Intercept Length (MIL) beschreibt ein Verfahren zur Bestimmung der Trabekelhauptvorzugrichtung in CT-Daten
monolithisch	aus einem Stück bestehendes Bauteil
Neokortikalis	aufgrund von Belastungsänderungen neu gebildete Kortikalis
nominal	theoretisch erreichbarer bzw. geplanter Wert
Notching	Anfräsen des kortikalen Schenkelhalsknochens während der Präparation des Femurs für den Oberflächenersatz

Oberflächenersatz	Gelenkersatz für athrotische Gelenke bei dem nur die Oberfläche des Knochens durch ein Implantat ersetzt wird
Oberflächentriangulierung	Unterteilung einer Oberfläche in diskrete Dreieckselemente
Offset	Abstand zwischen Femurschaftachse und Femurkopfzentrum
Osteoporose	krankhafter oder altersbedingter Abbau der Knochensubstanz und Mineraldichte bei Erhöhung des Frakturrisikos
pathologisch	Überschreitung der physiologischen in Vivo auftretenden Bedingungen
patientenspezifisch	Modelle mit Berücksichtigung der individuellen Patienteneigenschaften und Merkmalsausprägungen
peri-implantär	Knochenbildung in der Umgebung des Implantates
Phantom	Kalibriernormal für die Umrechnung von CT Helligkeitswerten in Knochenmineraldichte Werte
physiologisch	unter Einhaltung der in Vivo auftretenden Bedingungen
plane stress	siehe: ebener Spannungszustand
Poissonzahl	auch Querkontraktionszahl, Verhältnis aus relativer Dickenänderung zu relativer Längenänderung eines Körpers
posterior	Anatomische Bezeichnung für nach hinten zeigend
Press-Fit	Kraftschlüssige Verankerung von zylindrischen oder konischen Welle-Nabe Verbindungen durch Über- oder Unterdimensionierung eine der beiden Komponenten
Primärstabilität	Unmittelbare postoperative Stabilität der Implantat-Knochenverbindung
proximal	Anatomische Bezeichnung von den Füßen aufwärts zum Körperzentrum hin
Radiologie	Medizinisches Teilgebiet mit der Nutzung von elektromagnetischen und mechanischen Wellen zu diagnostischen und therapeutischen Zwecken
Remodeling	Prozess des kontinuierlichen Knochenumbaus durch abbauende Osteoklasten und aufbauende Osteoblasten
resampeln	Vergrößerung der Auflösung eines CT Datensatzes durch Mittelwertbildung der im größeren Voxel enthaltenen HU-Werte
Resektion	Operative Entfernung bestimmter Gewebeteile eines Organs
Ringerlösung	wässrige Infusionslösung für Patienten mit Flüssigkeitsverlust
Saggitalebene	zum Untergrund senkrechte Ebene die den Körper in eine linke und eine rechte Hälfte unterteilt
Schermodul	Beziehung zwischen linear elastischer Verformung eines Bauteils und der aufgebrachten Scherkraft oder Schubspannung
SMA	Shape Memory Alloy (Formgedächtnislegierungen) können durch Temperaturerhöhung oder äußere Spannungen in ihre vorher definierte Ausgangsform zurück transformiert werden

Glossar

Spongiosa	schwammartiges Knochengewebe bestehend aus Knochenbälkchen im Innern von Knochen
Stress-Relaxation	Kriechen eines Werkstoffs bei konstanter weggesteuerter Belastung über der Zeit
Stress-Shielding	Knochenabbau aufgrund von Unterbelastung durch Einbringung Last tragender bzw. umleitender Implantate
subchondral	Bezeichnung des gelenknahen Knochens unmittelbar unterhalb der Knorpelgelenkfläche
subtrochantär	medizinische Bezeichnung für Frakturen mit einer Frakturlinie distal des kleinen Trochanters
superior	anatomische Richtungsbezeichnung für zum Kopfende hin
Tangentenmodul	lineare Beziehung aus Spannung zu aufgebrachter Dehnung nach Überschreitung der Elastizitätsgrenze
Trabekel	balken- oder plattchenförmiges Grundelement der Spongiosa
transvers isotrop	orthotropes Materialmodell mit 2 identischen und einer davon abweichenden Materialvorzugsrichtung
Trochanter	Anatomische Bezeichnung der Muskelansatzstellen des proximalen Femurs
Übermaß	Bezeichnet die radiale Überdimensionierung der Prothese gegenüber der gefrästen Knochenkavität
valgisch	anatomische Orientierung von Implantaten in Richtung der vertikalen Femurschaftachse
Validierung	experimentelle Bestätigung eines Modells für einen konkreten ausgewählten Lastfall
Verifizierung	experimentelle Bestätigung eines Modells für alle mit dem Modell durchführbaren Lastfälle
von Mises Spannung	fiktive einachsige Spannung die den gleichen Beanspruchungszustand darstellt wie ein realer mehrachsiger Spannungszustand
Voxel	kleinste volumetrische Einheit einer 3d-Computergraphik
weggesteuert	mechanische Belastung eines Prüflings durch Kontrolle des aufgebrachten Weges
Yield-Point	Dehnung bzw. Stauchung eines Körpers über die Elastizitätsgrenze in den Bereich irreversibler Verformung

Kapitel 1

EINLEITUNG

1.1 Hüftgelenksersatz

Aufgrund der demographischen Entwicklung der Gesellschaft sowie veränderter Lebensgewohnheiten mit verringertem Bewegungsumfang im Alltag nimmt die Anzahl von Patienten mit Hüft- bzw. Kniearthrosen oder nekrotischen Knochenveränderungen auch bei jüngeren Menschen und damit die Belastung für das Gesundheitssystem weiterhin zu. Aktuelle Studien gehen von einer jährlichen Gesamtanzahl von etwa 700000 weltweit implantierter Hüftprothesen aller Typen und Hersteller aus, wovon etwa 200.000 Stück in Deutschland eingebaut werden (180.000 Stück; Kleinmann u. a. 1996; InfoMed, 2007). Davon entfallen etwa 165.000 Stück auf die Totalendoprothesen (TEP, Abbildung 1.1) bzw. Kurzschaftprothesen und etwa 20.000 auf neuere Implantate wie den Oberflächenersatz (Abbildung 1.2 links). Es wird geschätzt, dass etwa 50% der Totalendoprothesen unzementiert (Abbildung 1.1 rechts) in den Körper eingebracht werden.

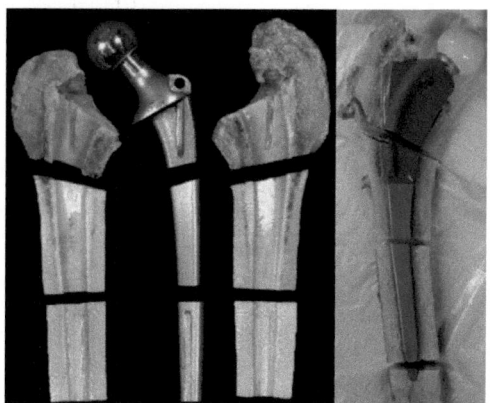

Abbildung **1.1:** Schnittbilder (Frontalebene) eines versorgten Femurs mit einer zementierten (links) und unzementierten (rechts) Totalendoprothese (TEP).

Die totale zementierte Hüftendoptothese (TEP) wurde von Sir John Charnley erfolgreich etabliert, um arthritische Gelenkerkrankungen im Endstadium behandeln zu können (CHARNLEY, 1961). Obwohl sich die Ergebnisse bei älteren Patienten günstig entwickelten, waren sie weniger erfolgversprechend bei jüngeren Patienten. Um diesem Umstand Rechnung zu tragen, wurde in den 1970'er Jahren der für das Gelenk physiologischere Oberflächenersatz entwickelt, bei dem nur der arthritische Knorpel sowie der oberflächennahe Knochen des Femurkopfes durch eine Metallkappe ersetzt wird (Abbildung 1.2). Mit zunächst zwei Varianten sollte eine verbesserte Überlebensrate, sowie bei Bedarf eine technisch einfachere Revision[1] durch Erhalt des gesunden Knochenstocks, erreicht werden (Amstutz u. a., 1977; Capello u. a., 1978). Trotz anfänglich vielversprechender Ergebnisse verschwand das Interesse aufgrund unakzeptabler Revisionsraten von 21% (22 Monate) und 49,4% (8 Jahre) (Capello u. a., 1978; Capello u. a., 1982; Head, 1981; Trentani und Vaccarino, 1982). Ein Grund dafür lag in der Verwendung von Metall-Polyethylen Paarungen, welche bei großen Implantatdurchmessern und damit verbundenen vergrößerten Reibflächen einen verstärkten Abrieb zur Folge hatten. Die einzigen verfügbaren Verlaufsstudien mit den ersten zementierten Oberflächenersatz-Designs (Metall-Polyethylen) zeigten Überlebensraten von nur 34% nach 9,7 Jahren und 40% nach 8 Jahren mit der nicht entzündlichen Lockerung als einer Versagensursache (Howie u. a., 1990; Ritter u. a., 2006).

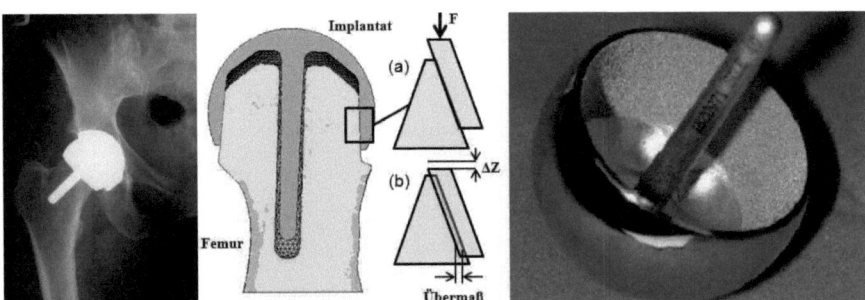

Abbildung 1.2: Röntgenbild eines Patienten mit zementiertem femoralen Oberflächenersatz (links); Prinzip des Press-Fits ((a) vor (b) nach Implantation; mitte); Prototyp eines unzementierten Oberflächenersatzes (CoCr mit Porocoat Beschichtung, DePuy, International, rechts).

---

[1] Zweitoperation zum Austausch eines Implantates aufgrund von Komplikationen (Bsp.: aseptische Lockerung)

Kapitel 1   Einleitung

Mit der Einführung von Metall-Metall Paarungen (CoCr-CoCr, Abbildung 1.2) an der Artikulationsfläche Kopf zu Pfanne konnten abriebsbedingte Probleme verringert und das Interesse wieder verstärkt werden. Erste Verlaufsstudien zwischen 2 und 8 Jahren mit zementierten Komponenten zeigten vielversprechende Ergebnisse, müssen aber erst noch durch Langzeitstudien bestätigt werden (Amstutz u. a., 2004; Amstutz u. a., 2007; Daniel u. a., 2004; Mont u. a., 2006; Mont u. a., 2009; Shimmin und Back, 2005; Treacy u. a., 2005). Die Überlebensrate bei den zitierten Studien schwankte dabei zwischen 97,5% und 99,8% (Mittel: 98,06±0,91%) nach durchschnittlich 5 Jahren postoperativ. Die Schenkelhalsfraktur und die aseptische Lockerung zeichneten als Hauptversagensursachen, welche in den ersten postoperativen Monaten auftraten. Neuere Studien belegen, dass Patienten mit Oberflächenersatz im Vergleich zu Patienten mit TEP keine funktionellen Vorteile aber ein verbessertes postoperatives Aktivitätslevel aufweisen (Marker u. a., 2009; Zywiel u. a., 2009). Aufgrund des größeren Kopfdurchmessers liegen ein verringertes Luxationsrisiko und eine physiologischere Belastung im Vergleich zu TEP vor.

Besonders beim Oberflächenersatz besteht jedoch aufgrund der anspruchsvolleren Operationstechnik eine erhöhte Abhängigkeit der Implantat-Überlebensrate von der Patientenauswahl (Alter, Geschlecht, Knochenqualität, Schenkelhalsgeometrie) und der Implantationstechnik (hoch oder nieder viskoser Zement[2], Varus-Valgus Implantatposition, Notching des Schenkelhalses[3], Zugangsweg, Erfahrung des Chirurgen) (Siebel u. a., 2006; Mont u. a., 2007; Mont und Schmalzried, 2008; Amstutz und Le Duff, 2009; Morlock u. a., 2008). Bei der Zementierung muss mit einem vergrößerten Zeitaufwand sowie je nach Zementiertechnik mit unphysiologischen Aushärtungstemperaturen (>45°C) gerechnet werden, welche zu Thermonekrosen führen können (Berman u. a., 1984). Insbesondere durch exzessive Zementdicken im Polbereich des Implantats (niedrig viskose Technik) sind hohe Aushärtungstemperaturen und starke Implantationskräfte zum Setzen der Prothese nicht ausgeschlossen (Morlock u. a., 2006; Siebel u. a., 2006). Neben den genannten Komplikationen kann es bei zementierten Implantaten nach längerer Standzeit auch zu einer Zementermüdung aufgrund der zyklischen Langzeitbelastung kommen (Mann u. a., 2008; Mann u. a., 2009). Bei Metall-Metall (CoCr) Paarungen gibt es neuere Studien, welche vereinzelte allergische Reaktionen bis hin zur Bil-

---

[2] Knochenzement (PolymethylMetAcrylat) kann in verschiedenen Viskositäten (hoch-, nieder viskos) im unpolymerisierten Zustand verarbeitet werden.

[3] Anfräsen der Kortikalis des Schenkelhalses beim Präparieren des Femurkopfes für den Oberflächenersatz.

dung von Pseudotumoren nach Implantation von Oberflächenersatzprothesen beobachteten (Clayton u. a., 2008; Harvie u. a., 2008).

Bei unzementierten Implantaten wird im Vergleich zu zementierten Varianten die Primärstabilität durch eine Überdimensionierung des Implantats gegenüber der Knochenfräsung (Press-Fit; Abbildung 1.2 mitte) erreicht. Trotz einer anfänglich geringeren Primärstabilität besitzen sie jedoch bei erfolgreichem Knocheneinwuchs das Potential für eine den zementierten Prothesen überlegene Langzeitstabilität. Dies wäre vor allem ein Vorteil für die Hauptzielgruppe von Patienten zwischen 45 und 65 Jahren, welche Implantatstandzeiten von mehr als 15 Jahren benötigt. Zudem können intraoperative Komplikationen, welche auf die Zementierung zurückgehen, ausgeschlossen werden (Morlock u. a., 2006; Siebel u. a., 2006). Im Vergleich zu TEP, bei denen auch unzementierte Verankerungsvarianten bereits etabliert sind, befindet sich der unzementierte Oberflächenersatz noch in einem Prototypstadium (Abbildung 1.2 rechts). Auch bei diesem Implantat gibt es erste Ansätze und klinische Studien, die eine weitere Untersuchung motivieren. In einer 7 Jahres Studie mit einem unzementierten Oberflächenersatz „Comet 2000, Corin" wurde gezeigt, dass die Überlebensrate des künstlichen Gelenks nur bei insgesamt 78,9 % lag (Gross und Liu, 2008). Das Knochenumbauverhalten (Remodeling) kann postoperativ zu einer aseptischen Lockerung des Implantats und einer Schwächung des Schenkelhalses führen. Bei allen Versagensfällen war die Ursache entweder eine aseptische Lockerung des Acetabulums oder eine Entzündungsreaktion, während auf der femoralen Seite von einer 100% Überlebensrate nach sieben Jahren ausgegangen werden kann. In einer weiteren Kurzzeitstudie mit dem gleichen Implantat wurde die Erfolgsrate mit einem zementierten Birmingham Hip Implantat verglichen und es wurde kein klinisch relevanter Unterschied festgestellt (Katrana u. a., 2006). Die Verjüngung des Schenkelhalses als Folge der veränderten biomechanischen Krafteinleitung in den Femur fiel mit der unzementierten Variante geringer als bei der zementierten Version aus. Eine zwei Jahres Verlaufsstudie mit Porocoat beschichteten unzementierten Oberflächenersatzimplantaten für 70 Patienten ergab eine Überlebensrate von 98,6% (Lilikakis u. a., 2005). Es wurden keine Schenkelhalsfrakturen, aseptische Lockerungen oder Dichteverringerungen im Bereich des Prothesenstamms festgestellt. Andere Studien mit unzementierten Oberflächenersätzen dokumentierten vereinzelte Fälle von aseptischer Lockerung, aufgrund von Fertigungstoleranzen, die eine genaue Einstellung des Press-Fits (Abbildung 1.2 mitte) und damit die Implantatfixation verhinderten (Wagner und Wagner, 1996).

Daraus ergibt sich die Notwendigkeit einer systematischen Untersuchung aller für die Primärstabilität relevanten Parameter wie Knochenqualität, Oberflächenrauheit, Press-Fit oder chirurgische Variationen, die sich auf die Primärstabilität des Oberflächenersatzes auswirken können. Obwohl sich die Anwendung von porösen mikrostrukturierten „Porocoat" Oberflächen bereits etabliert hat, herrscht weitestgehend Unklarheit über das Ausmaß des Press-Fits, welches für eine optimale Implantatverankerung ohne Knochenschädigung notwendig ist. Ebenfalls ungeklärt ist, welche Wirkung die starken Scherkräfte an der Knochen-Implantat-Grenzfläche während der Implantation auf den Knochen ausüben und ob es sinnvolle Alternativen zur klassischen Scherimplantation gibt, welche toleranter gegenüber Fertigungstoleranzen sind.

1.2 Zielstellung

Ziel der Arbeit war die Identifikation und Untersuchung der maßgebenden Faktoren, welche entscheidenden Einfluss auf die Verankerung unzementierter Hüftimplantate haben. Hierbei steht die Identifizierung der Parameter, welche für die Primärstabilität des Implantates im Knochen verantwortlich sind, im Vordergrund.

Zu diesem Zweck wurde sowohl die Implantation als auch die postoperative Primärstabilität experimentell und numerisch untersucht. Außerdem wurde das Knochenumbauverhalten aufgrund der veränderten biomechanischen Lasteinleitung durch das Implantat anhand eines numerischen Modells des Oberschenkelknochens analysiert. Die Erkenntnisse dieser Untersuchungen flossen anschließend in eine Optimierung des Implantatdesigns und der Implantationsmethode ein.

1.3 Studiendesign und Arbeitshypothesen

Diese Arbeit gliedert sich insgesamt in vier Hauptkapitel (2. Implantation, 3. Relativbewegung, 4. Remodeling, 5. Design), welche sich inhaltlich an den vier folgenden Hypothesen orientieren. In jedem Kapitel werden die entsprechenden Studien, welche durchgeführt wurden um die jeweiligen Hypothesen zu untersuchen, vorgestellt. Am Ende dieser Arbeit werden diese Hypothesen erneut in der Diskussion erörtert.

Hypothese 1: Die klassische Implantation durch Aufschlagen des Implantats zur Erreichung eines radialen Press-Fits verursacht plastische Deformation und Abscherung der Knochen-

oberfläche und bei wachsenden Übermaßen nur noch einen geringen Anstieg der Primärstabilität.

Bereits während der Implantation wird die Grundlage für eine erfolgreiche Primärstabilität gelegt. Neben der Größe der Implantationskraft könnte auch die Richtung der Krafteinleitung eine Rolle für eine optimale Positionierung der Prothese spielen. Aktuelle Studien lassen darauf schließen, dass bereits beim Einschlagen eines Oberflächenersatzes mit zu hohen Kräften eine Vorschädigung des Schenkelhalses auftritt (Mikrofrakturen), welche zu einem Frühversagen in den ersten 6 Monaten nach der Operation führen kann (Morlock u. a., 2006; Siebel u. a., 2006). Bei unzementierten Implantaten wird die Primärstabilität durch einen Press-Fit zwischen Knochen und Prothese (Abbildung 1.2 Mitte) gewährleistet und je nach Übermaß wird der Knochen irreversibel deformiert. Plastische Deformation kann sowohl zu einem verringerten finalen Anpressdruck zwischen Knochen und Prothese als auch zum Initiieren von Knochenschädigung führen. Zum Studium der Deformations- und Abriebsvorgänge wurde in dieser Arbeit ein Versuchsstand entwickelt, welcher die detaillierte Untersuchung von Knochenproben im Kontakt mit dem Implantat während und nach der Implantation im Submillimeterbereich (µCT) ermöglichte. In Kombination mit zeitsynchronen Kraftmessungen war es möglich den Mechanismus der Schädigung zu analysieren und zu bestimmen, wie viel Press-Fit zwischen Knochen und Implantat effektiv vorhanden ist, beziehungsweise durch plastische Deformation und Stress-Relaxation verlorengeht. Außerdem wurden optionale Verfahren der Implantation, wie zum Beispiel das Aufschrumpfen des Implantats und deren Einfluss auf die Primärstabilität und Knochenschädigung untersucht.

Hypothese 2: *Die Relativbewegung zwischen Prothese und Knochen bei physiologischen Alltagsaktivitäten (Gehen, Treppensteigen) kann mittels eines klinisch realisierbaren Press-Fits (Implantationskräfte ohne den Knochen zu schädigen) auf Werte stabilisiert werden, die Knocheneinwuchs ermöglichen.*

Einer der wichtigsten Indikatoren zur Beurteilung der Primärstabilität ist die Mikrobewegung zwischen Knochen und Implantat, da diese sich restriktiv auf das Einwachsverhalten des Knochens auswirkt. Bei nicht erfolgreicher sekundärer Implantatverankerung kann es zur Bildung von Bindegewebe und einer Migration der Prothese kommen, welche beim Patienten Schmerzen verursacht und eine Revisionsoperation verlangt. Experimentelle Studien haben gezeigt, dass bei einer Relativbewegung von weniger als 50 µm und einem Abstand unter 100µm zwischen Knochen und Implantat das Einwachsen des Knochens in die Implantatoberfläche gewährleistet wird (Burke u. a., 1991). Dieser Schwellwert wurde deshalb in der aktuellen Arbeit in Kombination mit einem numerischen Modell des Femurs einschließlich Implantat verwendet, um Vorhersagen über die Verankerung von Implantaten unter physiologischer Last zu treffen. Die Relativbewegung wird dabei durch eine Vielzahl von Grenzflächenparametern wie Rauigkeit, radiales Übermaß oder die Knochenqualität beeinflusst. Besonderes Augenmerk wurde in der Studie auf die Abbildung der nichtlinearen (plastischen) Materialeigenschaften des Knochens im Modell gelegt, da sie die postoperative Stabilität beeinflussen könnten. Neben der Relativbewegung unmittelbar postoperativ wurde das Einwachsverhalten für mehrere Iterationszyklen durch die rigide Verbindung von Kontaktflächenarealen mit weniger als 50µm Relativbewegung simuliert.

Hypothese 3: *Durch die Implantation eines unzementierten Oberflächenersatzes mit Press-Fit kommt es im Vergleich zur zementierten oder unzementierten Variante ohne Press-Fit zu einer verbesserten Lasteinleitung bei gleichzeitiger Verringerung des postoperativen Stress-Shieldings[4].*

Neben der postoperativen Mikrobewegung wurde auch die biomechanische Beanspruchung des Knochens, welche während und nach einer Operation im Hüftgelenk aufgrund der Implantationskräfte und der veränderten Lasteinleitung durch das Implantat auftritt, untersucht. Direkt postoperativ ist der Oberschenkelknochen einer veränderten biomechanischen Belastung ausgesetzt, welche das Knochenumbauverhalten besonders im Schenkelhals- und Kopfbereich nachhaltig beeinflusst (Gupta u. a., 2006; Ong u. a., 2006). Es wird angenommen, dass es speziell bei Oberflächenersatz-Prothesen zu einer Entlastung und verringerten Blutversorgung im Kopfbereich kommt, welche zur Entstehung von Nekrosen beitragen kann (Taylor, 2006; Gupta u. a., 2006; Beaule u. a., 2008; Beaule u. a., 2006; Beaule u. a., 2007). Außerdem führt die veränderte Lasteinleitung besonders bei Zementierung des Prothesenstiels (Pin) zu einer Entlastung des proximalen Kopfbereiches „Stress-Shielding" und einer Verjüngung des Schenkelhalses „Neck Thinning" (Rietbergen, 2005; Katrana u. a., 2006). In diesem Abschnitt wurde ein numerisches Knochenmodell in Verbindung mit einem Remodeling Algorithmus verwendet, um die postoperative Belastung und Dichteänderung des Knochens abzuschätzen.

---

[4] Entlastung des das Implantat umgebenden Knochens durch das steifere Implantat, welches Teile der Hüftkontaktkraft direkt in die distalen Bereiche des Femurs einleitet.

Hypothese 4: *Die Press-Fit Erzeugung normal zur Knochenoberfläche führt im Vergleich zur Implantation durch Aufscherung zu einer erhöhten Primärstabilität bei verringerter Knochenbelastung und kann durch SMA Materialien oder geteilte Implantate realisiert werden.*

Im letzten Abschnitt werden aufbauend auf den Ergebnissen der vorherigen Kapitel Designvariationen des Implantats und hier vor allem der Kontaktfläche betrachtet. Im klinischen Einsatz befinden sich bereits Wellenprofile sowie vertikale Finnen zur Erhöhung der Primärstabilität. In diesem Studienteil wurde der Einfluss von Wellenprofilen mit unterschiedlicher Amplitude und Wellenlänge auf die Auszugsfestigkeit des Implantats numerisch untersucht. Da für stärkere Profile wie Finnen numerische Verfahren an Ihre Grenzen stoßen, wurde in diesem Studienteil auf experimentelle Messungen mit einem Testimplantat zurückgegriffen, welches die Variation der Finnenanzahl ermöglichte (Baleani u. a., 2001). Dabei erfolgte sowohl die Messung der Rotationsstabilität als auch der Relativbewegung für physiologische Lasten zwischen Implantat und Knochen. Außerdem wurden in diesem Abschnitt alternative Optionen für die Implantation der Prothese basierend auf Formgedächtnismaterialien und deren technische Realisierungsmöglichkeiten analysiert. Durch Verwendung eines numerischen thermomechanischen SMA Models wurde die radiale Aufschrumpfung eines Implantates bei Temperaturerhöhung simuliert (Davis u. a., 2008). Außerdem erfolgte eine Konzeptentwicklung für die Realisierung mehrteiliger Implantate, welche die Verlagerung der Reibarbeit von der Knochenoberfläche weg auf eine 2. Grenzfläche ermöglichten.

Kapitel 2
IMPLANTATION

2.1 Einleitung

2.1.1 Chirurgische Einflüsse

Implantationskräfte und Knochenschädigung

Bereits während der Implantation werden wichtige Grundlagen für den späteren Erfolg von Hüftimplantaten gelegt. Der genauen Dosierung von Schlagkräften zur exakten Positionierung des Implantats ohne Überbelastung des Knochens kommt dabei eine besondere Bedeutung zu. Nach dem aktuellen Stand der Technik erfolgt der überwiegende Teil von Operationen ohne Rückmeldung über die aufgewendete Schlagkraft an den Chirurgen. Weitestgehend ungeklärt ist die Frage ob bereits beim Implantieren der Prothese durch Fräsen oder Aufschlagen eine Vorschädigung des Knochens durch Mikrofrakturen auftritt, welche die mechanische Kompetenz gegen Überlast verringert (Hahn u. a., 1994; Hahn u. a., 1995).

Implantationskräfte und Primärstabilität

Bei unzementierten Prothesen wird die Primärstabilität durch Aufschlagen einer Keilform auf den zuvor gefrästen Knochenkonus erreicht (Abbildung 1.2 mitte). Eine Entscheidung über die Größe der aufzuwendenden Implantationskräfte und der daraus resultierenden Übermaße zwischen Knochen und Implantat kann nur anhand der damit einhergehenden Primärstabilität getroffen werden. Ein Rotationstest um die Implantatsymmetrieachse dient zur Analyse der Scherkapazität an der Grenzfläche zwischen Knochen und Implantat und ist ein Indikator für Primärstabilität.

Implantationswinkel und Setzverhalten

Neuere Studien bei zementierten Oberflächenersätzen zeigten eine deutliche Abhängigkeit der Überlebensrate von chirurgischen Variationen wie der Zementierungsart, den Zugangswegen, Notching des Schenkelhalses und nicht vollständig gesetzten Implantaten (Morlock u. a., 2006; Mont und Schmalzried, 2008; Marker u. a., 2007; Morlock u. a., 2008; Long und

Bartel, 2006; Long u. a., 2009; Nunley u. a., 2009; Beaule u. a., 2006). Ein noch ungeklärter Teilaspekt dieses Spektrums ist die Frage ob nicht axiale Schlagkräfte, welche von der Implantatsymmetrieachse abweichen, einen Einfluss auf die finale Positionierung des Implantats haben. Ursache für nicht axiale Schlagkräfte kann zum Beispiel das eingeschränkte Sichtfeld des Chirurgen durch Weichteile besonders bei minimalinvasiven Techniken sein, wodurch keine akkurate Bestimmung der Schenkelhalsachse möglich ist. Die während der Implantation entstehenden Knochenbelastungen können anhand von literaturbasierten Versagensgrenzwerten als patologisch oder physiologisch eingeordnet werden (Morgan und Keavey, 2001; Bayraktar u. a., 2004; Anhang D). Der Beginn der plastischen Deformation wird in der Literatur gleichgesetzt mit dem Initiieren von ersten Knochenschädigungen durch Mikrofrakturen.

2.1.2 Knochendeformation

Plastische Deformation

Neben der Analyse des Setzverhaltens der Prothese ist auch die plastische Deformation und Abscherung des spongiösen Knochens während der Implantation von Interesse. Nach Überschreitung der Streckgrenze besitzt der Knochen eine reduzierte Steifigkeit von etwa 5% des E-Moduls, wodurch es zu einer geringeren Verbesserung des Press-Fits kommt (Chang u. a., 1999). Eine wichtige Fragestellung ist wie viel Prozent des aufgebrachten Press-Fits nach der Implantation durch plastische Verformung und Abscherung des Knochens verloren geht. Hochauflösende µCT Aufnahmen ermöglichen die Bestimmung der Abhängigkeit des erreichten Press-Fits von Strukturparametern des spongiösen Knochens (Tabor und Rokita, 2007; Ketcham und Ryan, 2004; David u. a., 2003; MacLatchy und Muller, 2002; Muller u. a., 1998).

Weitere wichtige Aspekte neben der irreversiblen Verformung (plastisch) des Knochens während des Press-Fits sind die zeitabhängigen Materialeigenschaften wie das Kriechen (Stress-Relaxation) unmittelbar nach der Implantation. Der Effekt der Stress-Relaxation beschreibt dabei das Nachlassen der Spannung des Knochens bei gleichbleibender weggesteuerter Belastung wie sie auch beim Press-Fit auftritt.

Press-Fit und Relativbewegung im µFE Modell

Neben dem Ausmaß der plastischen Deformation ist auch die direkte Schädigung des Knochens durch Mikrorisse von Bedeutung, da diese als Stimulator für den Knochenumbau fungieren aber auch die mechanische Kompetenz herabsetzen können (Lee u. a., 2002; Taylor und Lee, 2003; Wang und Niebur, 2006). Da die Messergebnisse nur begrenzt Auskunft über die internen Beanspruchungen des Knochens in Form von Spannungen und Dehnungen während der Implantation geben, sind numerische Modelle hier vorteilhaft. µ-FE Modelle spongiösen Knochens basierend auf hochauflösenden µCT Aufnahmen bilden die detaillierte dreidimensionale Architektur des Schwammgewebes ab und sind zu diesem Zweck besonders geeignet. Ebenfalls von Interesse sind die Relativbewegungen zwischen Implantat und Knochen, da sie direkte Rückschlüsse auf die Primärstabilität zulassen.

Analytisches Trabekelmodell

Im Vergleich zu individualisierten hochauflösenden µFE Modellen erlauben idealisierte analytische Modelle von einzelnen Trabekeln allgemeingültigere Aussagen. Um die Verringerung des Press-Fits bei Abscherung von Trabekeln zu ermitteln und ein grundsätzliches Erklärungsmodell für die zuvor beobachteten Phänomene zu liefern, sind analytische Balkenmodelle geeignet.

2.2 Methoden

2.1.3 Chirurgische Einflüsse

2.1.3.1 Implantationskräfte und Knochenschädigung

Ziel dieser Teilstudie war die experimentelle Bestimmung der Versagenslast des Schenkelhalses von humanen Femurpräparaten nach Implantation von zementierten Oberflächenersatzprothesen mittels hohen (> 10kN) und niedrigen Schlagkräften (<4 kN).

Die einzige bisher publizierte Studie, welche die Größe von Implantationskräften auf der femoralen Seite quantifizierte, macht Angaben zur maximalen Implantationskraft von bis zu 20 kN (Kohan u. a., 2007). Im Rahmen der hier vorliegenden Arbeit wurden Implantationskräfte, welche der subjektiven Einschätzung eines Chirurgen unterlagen (leicht, mittel und stark) aufgezeichnet. Ergebnisse dieser Krafteinschätzung ergaben Maximalwerte von bis zu 10 kN. Entsprechend dieser Messwerte wurden die Präparate gepaart in zwei Versuchsgruppen, eine mit schwachen (0-4 kN) und eine mit starken Schlagkräften (>10 kN) unterteilt. Insgesamt wurden 8 humane Femurpaare (Uniklinikum Köln) mit einem Medianalter von 45 Jahren (Spanne: 37-74 Jahre) untersucht und vorab radiologisch erfasst (CT Philips M 8000 Brilliance 4, Best, Niederlanden, Auflösung: 0,4mm), um Vorschädigungen und geometrische Anomalitäten auszuschließen. Die Mineraldichte (BMD) der Präparate wurde anschließend mit einem Kalibriernormal (QRM GmbH, Möhrendorf, Germany, Anhang G) basierend auf den CT Daten bestimmt (Amira 3.0, Mercury Computer Systems, Chelmsford, MA, USA). Entsprechend den klinischen Richtlinien wurden Implantate (ASR, DePuy, International) mit passender Größe für jeden Femur ausgewählt und mit Hilfe der hochviskosen Zementiertechnik (SmartSet HV, DePuy, International) in einer leicht valgischen[5] Position implantiert. Die Implantatgrößen variierten im Kappenaußendurchmesser zwischen 45 mm und 57 mm mit einem Median von 51 mm. Jedes Implantat wurde dabei mit 15 Schlägen unter Verwendung eines Standardhammers (Gewicht: 660g) je nach Gruppe stark (F>10 kN) oder schwach (F<4 kN) eingeschlagen und anschließend mit weniger als 2 kN vollständig gesetzt. Vorab durchlief der Operateur eine Trainingsphase zur reproduzierbaren Einhaltung der geforderten Schlagkräfte. Als Messsystem diente ein zeitlich hochauflösendes System, bestehend aus

---

[5] Anatomische Bezeichnung der Orientierung eines femoralen Hüftimplantates hin zur vertikalen Schaftachse

Stößel mit integriertem Kraftsensor (Kistler, 9726 A20000, Abtastrate 60 kHz, max. Kraft 26.5 kN, Winterthur, Schweiz; Abbildung 2.1 links), um die Schlagkräfte während der in vitro Oberflächenersatzoperation zu quantifizieren.

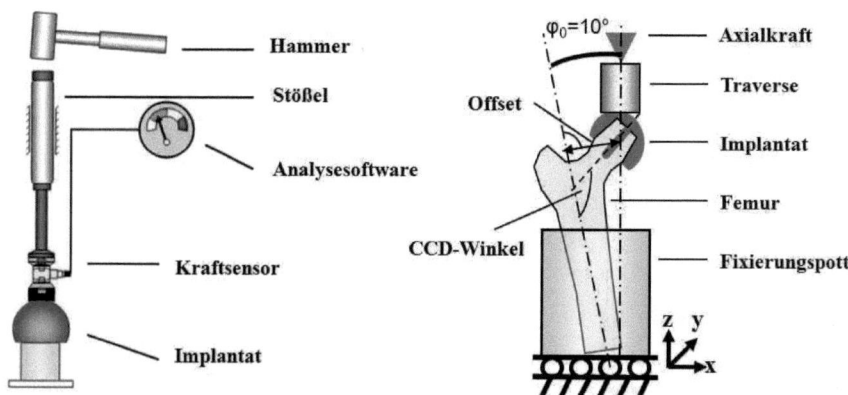

Abbildung 2.1: Die Komponenten des Impaktionskraftmesssystems mit Kraftsensor und Stößel (links); Versuchsaufbau zur Bestimmung der Versagenslast (in Vitro) mit den entsprechenden Randbedingungen (rechts).

Mit Hilfe eines Verstärkers (Power Supply/Coupler, Type: 5118B, Kistler Instrument Corp., Amherst. NY, USA) sowie eines AD-Wandlers mit USB Schnittstelle (NI USB-9215A) und einer Messsoftware (Labview 7.1), beide von National Instruments (Corporation, Austin, USA), wurden die analogen Daten digitalisiert, an den PC übermittelt und ausgewertet. Anschließend erfolgte die Weiterverarbeitung und Reduzierung der Rohdaten sowie die Bestimmung relevanter Schlagparameter mit einem benutzerdefinierten in Matlab generierten ‚M.File' (Matlab 7.04, MathWorks Massachusetts, USA). Als Ausgangsvariablen dienten die mittlere maximale Schlagkraft aller Schläge sowie die Summe der Impulse, welche ein Maß für die in das System eingebrachte Energie bis zum Setzen des Implantats darstellen. Zur Vermeidung der Analyse von nicht relevanten Ereignissen zwischen den Schlägen wurde ein Schwellwertfilter mit einem Grenzwert von 0,5 kN eingesetzt, der alle Daten unterhalb dieser Grenze entfernte. Zur Analyse der K-Draht und Implantatposition wurden während und nach der Implantation Röntgenaufnahmen (C-Bogen, Philips Siremobil 4N BV25, Hamburg, Deutschland) angefertigt. Ergänzend erfolgte die Messung des CCD - Winkels, Implantat-Pinwinkels, Offset Abstandes und des Schenkelhalsdurchmessers anhand der Röntgenaufnahmen (Schema, Abbildung 2.1 rechts). Für die mechanische Testung wurden die Präparate

Kapitel 2 Implantation

unterhalb des kleinen Trochanters mit einem bei Raumtemperatur aushärtenden Polymer (RenCast FC 53 Polyol/FC 53 Isocyanate; Huntsman, Salt Lake City, UT, USA) in Metallzylinder eingebettet (Abbildung 2.1 rechts). Zur Abbildung physiologischer Belastungsbedingungen (Bergmann u. a., 2001) wurde ein Fixierungswinkel des Schaftes von 9° Abduktion und 9° posteriorer Inklination entsprechend der ISO Standards (7206-4; 1989) und als distale Einspannung ein in XY-Richtung frei beweglicher Tisch gewählt. Anschließend wurden die Präparate in einer Materialprüfmaschine (MTS 858, MTS Systems, Eden Prairie, MN, USA) weggesteuert (10 cm/min) axial bis zum Versagen belastet (Abbildung 2.1 rechts) und Röntgenaufnahmen der Frakturmuster aufgenommen. Zur Analyse der Unterschiede der Mittelwerte der stark und schwach impaktierten Gruppe bzw. der männlichen und weiblichen Präparate wurde ein Mann-Witney-Test herangezogen mit vorherigem Test auf Normalverteilung der Daten (Shapiro Wilk; SPSS Version 15.0.1 für Windows, SPSS, Chicago, Ill, USA). Außerdem wurde die Korrelation der Versagenslast mit den unabhängigen Variablen (BMD, Alter, Schenkelhalsdurchmesser, Offset und CCD Winkel) durch den Spearman-Koeffizienten bestimmt.

2.1.3.2 Primärstabilität

Ziel dieser Teilstudie war die Bestimmung des maximalen Abscherungswiderstandes unzementierter Oberflächenersatzimplantate gegen Momente um dessen Symmetrieachse und der Vergleich mit physiologisch auftretenden Grenzwerten (Bishop u. a., 2008).

Experiment

Für diese Studie wurden unzementierte Prototypimplantate (ASR DePuy, International) mit Kappenaußendurchmessern von 43-51mm und zwei Oberflächenprofilen (Kontaktfläche Knochen-Implantat) unterschiedlicher Wellenlänge λ (Rib λ = 2mm, Ztt λ = 1mm) verwendet (Abbildung 2.2). Alle Femurpräparate (n=7; UKE Hamburg, Institut für Rechtsmedizin) wurden bis zur mechanischen Testung tief gefroren (-25°C) und mindestens 2 Stunden vor Verwendung im Wasserbad aufgetaut. Anschließend erfolgte die Resektion distal des kleinen Trochanters (EXAKT 300, Diamandsäge, Norderstedt, Deutschland) und die Einbettung in ein Polymer (RenCast FC 53 Polyol/FC 53 Isocyanate; Huntsman, Salt Lake City, UT, USA) mit der Schenkelhalsachse parallel zur Eingusszylindersymmetrieachse (Abbildung 2.3, links). Die anschließende Fräsung der Präparate mit chirurgischen Instrumenten (ASR DePuy, International) erfolgte durch den Operateur gemäß Herstellerangaben.

Kapitel 2   Implantation

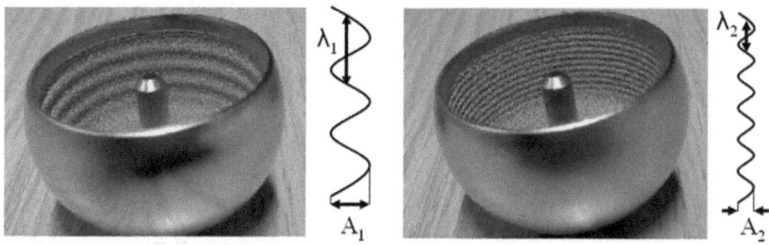

Abbildung 2.2: Darstellung der Profilformen unzementierter Oberflächenersatzimplantate mit Wellenlänge λ und Amplitude A; grobes Profil „Rib" λ_1=2mm (links), A_1=1mm; feines Profil „Ztt" λ_2=1mm (rechts), A_2=0,5mm (Konuswinkel: 3,5°; Außendurchmesser: 43 – 51 mm).

Während der Präparation und mechanischen Testung wurden alle Präparate mit Ringerlösung befeuchtet um einer Austrocknung vorzubeugen. Unmittelbar vor der Implantation wurde die Prothese leicht auf den Knochenkonus aufgesetzt und der Abstand zwischen Unterlage und Prothesen-Pol mit einem Messschieber (analog, Präzision 0,01 mm, Gammertingen, Deutschland) ermittelt. Die Prothesen wurden dann unter konstanter kinetischer Energie (Fallhöhe = konstant) mit Hilfe eines frei schwingenden Impulshammers implantiert, bis keine Setzbewegung mehr messbar war (Abbildung 2.3 links).

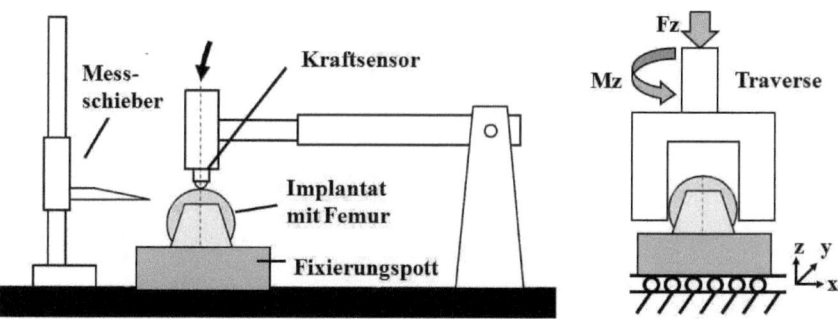

Abbildung 2.3: Versuchsaufbau für die Implantation von Oberflächenersätzen auf humane Femurpräparate mit Pendelarm und Messschieber (links); Versuchsaufbau für den Drehmomenttest mit radialen Fixierungsklemmen (3 Stück im Winkel von 120° versetzt, rechts).

Zur Anwendung realistischer Kräfte wurde zuvor ein typischer chirurgischer Hammerschlag (ca. 2kN) gemessen und das Hammerpendel entsprechend zur Erreichung dieser Kraft konfiguriert. Die Messung und Umwandlung der Spannungssignale sowie die Berechnung der Schlagkräfte erfolgte wie in Kapitel 2.1.1.1 beschrieben mit Hilfe eines Kraftsensors und A/D Wandlers sowie der Messsoftware Labview. Als Ausgangsvariablen wurden die maximale gemessene Schlagkraft, der Setzweg der Prothese sowie das maximale Drehmoment um die Implantatsymmetrieachse bis zum Durchrutschen der Implantatkappe bestimmt. Zur Durchführung des Drehmomenttests wurden alle implantierten Präparate mit Hilfe einer Klammer am Äquator fixiert und in eine Materialprüfmaschine eingespannt (MTS 858, MTS Systems, Eden Prairie, MN, USA). Die Testung erfolgte durch Applikation eines reinen Momentes Mz (winkelgesteuert; 0,4 Nm/s) um die Symmetrieachse des Implantats unter einer konstanten axialen Last Fz von 1 kN bis zum Durchrutschen der Prothese an der Knochen-Grenzfläche (Abbildung 2.3, rechts). Zum statistischen Vergleich der verschiedenen Implantatgrößen und Oberflächenprofile wurden abhängig von der Normalverteilung der Daten sowohl parametrische (ANOVA) als auch nichtparametrische (Kruskal-Wallis) Mittelwertvergleiche vorgenommen.

Analytisches Modell

Ergänzend zu den Experimenten wurden analytische Berechnungen zur Abschätzung der maximalen Drehmomente für die verschiedenen erreichten radialen Übermaße, welche sich aus unterschiedlichen Implantationskräften ergeben, durchgeführt. Dazu wurde ein idealisiertes homogenes isotropes Material des humanen Knochens angenommen und der E-Modul entsprechend den Literaturwerten für eine mittlere Knochendichte (0,35 g/cm³) von spongiösem Gewebe berechnet (Gleichung 1; Carter u. a., 1977).

$$E - Modul = 2875 * BMD^3 \quad [g/cm^3] \tag{1}$$

Das Modell geht von einer Konusform mit einem Verjüngungsgrad von 3,5° für die Kräftegleichgewichtsberechnung sowie anschließend von einer ideal zylindrischen Kontaktfläche zwischen Knochen und Implantat für die Berechnung der Scherkapazität aus (Abbildung 2.4). Das übertragbare Torsionsmoment berechnet sich proportional zur effektiven mittleren Kontaktfläche zwischen Implantat und Knochen sowie dem Reibkoeffizienten μ (Gleichung 2).

$$T = 2\pi r^2 h \mu \sigma \tag{2}$$

Die Kontaktspannung kann proportional zur wirkenden maximalen Implantationskraft und antiproportional zur Kontaktfläche berechnet werden (Gleichung 3).

$$\sigma = F\left[\frac{1}{2\pi rh} \cdot \frac{1}{\mu\cos(\varphi_1) + \sin(\varphi_1)}\right] \tag{3}$$

Eine detaillierte Herleitung der Gleichungen (2) und (3) befindet sich im Anhang B. Mit Hilfe dieses Modells wurde die rotatorische Primärstabilität für verschiedene Implantationskräfte abgeschätzt. Außerdem wurde eine Sensitivitätsstudie mit variierendem Radius (15mm; 20mm; 25mm) und Konuswinkel (3,5°; 4,5°; 5,5°) durchgeführt.

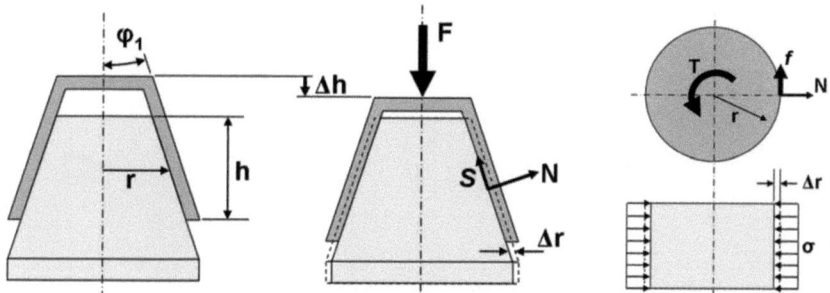

Abbildung 2.4: Modellskizze des analytischen Modells zur Berechnung der Grenzflächenkräfte und übertragbaren Drehmomente (F = Implantationskraft, r = mittlerer Konusradius, Δr = radiales Übermaß, h = effektive Kontaktflächenhöhe, Δh = Setzweg, φ_1 = 3,5° Konuswinkel, S = Scherkraft, N = Normalkraft, T = Torsionsmoment, f = Tangentialkraft, σ = Kontaktspannung).

2.1.3.3 Implantationswinkel und Setzverhalten

Ziel dieser Teilstudie war die Ermittlung der Endposition (Setzweg, Verkippung) des Implantats und der daraus resultierenden Knochenbelastung (interne Dehnung) bei Variation des Implantationskraftwinkels unter konstanter Schlagkraft.

Experiment

Für die Implantation von unzementierten Prototyp-Oberflächenersätzen (DePuy International; Kapitel 2.1.1.2; Abbildung 2.2) auf zuvor gefräste konische Polyurethanschaumproben (General Plastics, FR-6700, 15 PCF, Tacoma, Washington, USA) wurde das Hammer Set-Up aus Kapitel 2.1.1.2 mit einer Abtastrate von 10 kHz verwendet. Der Pendelarm wurde dabei aus einer vertikalen Position frei fallen gelassen um einen konstanten Energieeintrag mit resultierenden Kräften von ca. 2 kN zu realisieren, was bei axialer Implantation genügte um eine

Kapitel 2 Implantation

ausreichende Primärstabilität (Torsionsmoment > 8 Nm, Bishop et al., 2008) zu erreichen (Kapitel 2.2.1.2). In allen Tests wurde eine Prothese mit 47 mm Durchmesser unter Implantationswinkeln φ_2 von 0°, 15°, 30° und 45° aufgeschlagen (Abbildung 2.5, links), bis die Setzbewegung im Bereich der Messgenauigkeit stagnierte. Im weiteren Studienverlauf erfolgte die Implantation erneut auf Schaumproben und auch auf zwei humane Femora (nur axial, n=1) unter identischen Implantationswinkeln mit einer rampenförmigen Krafteinleitung.

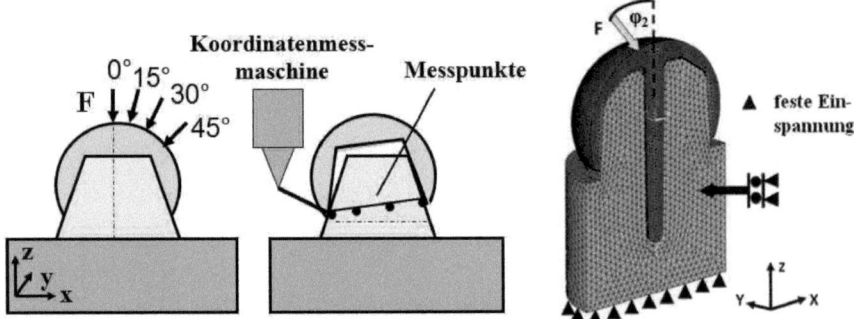

Abbildung 2.5: Experimenteller Versuchsaufbau mit Schaumblock, Implantat und Fixierungspott für verschiedene Implantationswinkel φ_2 von 0° - 45° (links); Verkippte Prothese mit Messpunkten am unteren Prothesenrand (mitte); Finite Elemente Halbmodell mit Randbedingungen (rechts).

Bei den Schaumblockmessungen betrug die Anzahl der Proben pro Winkelkonfiguration jeweils 5 Stück (n=5). Die Lastapplikation und Aufnahme der Kraft-Weg-Kennlinie wurde mit einer Materialprüfmaschine (kraftkontrolliert, 50 N/s, Fmax = 2000 N; MTS Bionix 858.2, Eden Prairie, USA) realisiert. Die Messung des Prothesenverkippungswinkels erfolgte mit Hilfe einer Koordinatenmessmaschine (Mitutoyo BHN 305, Neuss, Deutschland) durch Abtastung des unteren Implantatrandes vor und nach der Implantation. Dabei diente das globale Koordinatensystem der ebenen Auflagefläche des Messsystems als Referenz für die Änderung des Implantatwinkels (Abbildung 2.5, Mitte). Berechnet wurde die Änderung der Steigung einer Ausgleichsgeraden durch die Messpunkte des Konusrandes in der Verkippungs-Ebene XZ (Abbildung 2.5, Mitte). Die experimentellen Ergebnisse der Prothesenverkippung und des Setzweges für variierende Implantationsmethoden und -winkel wurden mit Hilfe eines univariaten ANOVA Tests mit Post-Hoc-Bonferroni (SPSS 13.0, 2004, Illinois, USA; α = 0.05) verglichen.

Kapitel 2   Implantation

Finite Elemente Modell

Ein dreidimensionales isotropes homogenes Finite-Elemente Halbmodell eines konisch gefrästen Schaumblocks mit zugehörigem Oberflächenersatz (Durchmesser = 47 mm, Konuswinkel = 3.5°) wurde für diesen Studienteil entsprechend den Experimenten modelliert (Ansys 10.0, Canonsburg, USA; Abbildung 2.5 rechts). Die Materialparameter für das Pulyurethanmaterial wurden gemäß den Herstellerangaben gewählt (General Plastics, FR-6700, 15 PCF, E = 155 MPa, ν = 0.3) und das Modell anhand der experimentellen Daten (Verkippung, Setzweg) des rampenförmigen Experimentes validiert. Zusätzlich wurde ein Modell spongiösen Knochens (E = 500 MPa; Wirtz u. a., 2000) mit homogenen isotropen Eigenschaften erstellt, um die internen Dehnungen während der Implantation zu erfassen. Prothese und Femur wurden jeweils mit linearen Tetraederelementen (70.000 bzw. 35.000) vernetzt (Bild 2.5 rechts) und die Konvergenz des Netzes bezüglich des Setzweges mit dieser Elementdichte erreicht. Als Kontaktformulierung zwischen Prothese und Femur diente eine oberflächenbasierte Option (Surface to Surface, Anhang C) mit einem Reibkoeffizienten von 0,4 basierend auf Reibexperimenten (Grant u. a., 2007). Die Implantationssituation vor der Krafteinleitung wurde realisiert durch Aufsetzen des Implantats auf den gefrästen Konus ohne initiales Übermaß. Anschließend wurden statische Simulationen mit Implantationskraftwinkeln φ_2 von 0° (axiale Richtung) bis 45° zur Implantatachse in Intervallen von 7,5° durchgeführt. Dabei wurde die Prothese rampenförmig weggesteuert auf den Modellkonus mit einem Verschiebungsvektor senkrecht zur Implantataußenoberfläche (Abbildung 2.5, links) implantiert. Nach Entfernung der Implantationskraft wurden der Verkippungswinkel (Änderung der Implantatsymmetrieachse) der Prothese sowie die Setzbewegung (Verschiebung entlang der Schaumkonusachse) im Schaummodell aufgezeichnet. Für das Knochenmodell wurde zusätzlich während des Kraftmaximums die totale von Mises Dehnung aller Knochenkonuselemente ermittelt. Unter Berücksichtigung von Studien, welche den kompressiven Yield-Punkt von humanen Spongiosapräparaten des Femurs bestimmten, wurden Mikrodehnungen (μStrain) von über 8500 als Indikator für potentielle Knochenschädigung angenommen (Morgan und Keaveny, 2001; Anhang D).

Kapitel 2 Implantation

2.1.4 Knochendeformation

2.1.4.1 Plastische Deformation

Ziel der Teilstudie war die Bestimmung der Scher- und Normalkräfte sowie der Scher- und Normaldeformation während der Implantation anhand von µCT Aufnahmen.

Zur experimentellen Untersuchung von irreversiblen Abriebs- und Deformationsvorgängen des Knochens, welche während der Implantation auftreten können, wurde ein in vitro Versuchsaufbau entwickelt (Abbildung 2.6, rechts). Zu diesem Zweck wurden jeweils 8 kubische Proben mit einer Kantenlänge von 10mm jedes Femurs einer 86 jährigen Patientin (UKE Hamburg, Institut für Rechtsmedizin) aus dem Kontaktbereich Knochen-Implantat (Abbildung 2.6, links) mit einer Bandsäge (EXAKT 300, Diamandsäge, Norderstedt, Deutschland) entnommen. Vor der Einbettung in POM (Polyoxymethylen) Zylinder mit Hilfe eines Polymers (Technovit 4100, Heraeus Kulzer GmbH, Wehrheim, Deutschland) wurden alle Proben auf der Kontakt abgewandten Seite mit 4 Tantalmarkern (Tantalum Marker Ø=1mm, Tilly Medical Products AB, Lund, Schweden) ausgestattet (Abbildung 2.6, Mitte), um die Registrierung der pre- und post-experimentellen CT Daten zu ermöglichen.

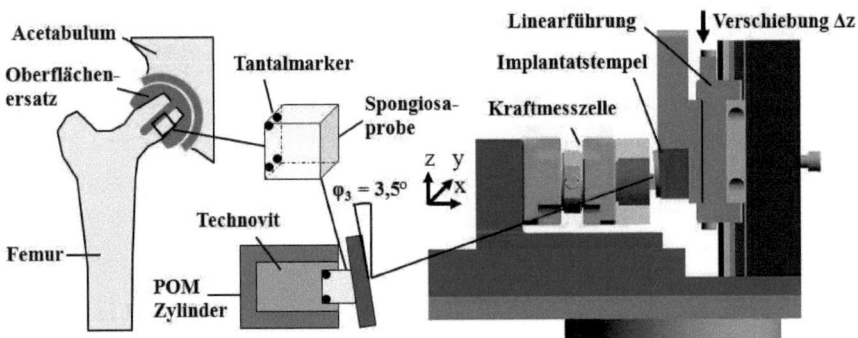

Abbildung 2.6:   Entnahmestelle der Knochenproben am proximalen Femur (links); Knochenprobe mit Tantalmarkern (mitte); Versuchsaufbau des Press-Fit Simulators mit Bestandteilen und Randbedingungen (rechts, Anhang F).

Vor und nach der mechanischen Testung wurden von jeder Probe µCT Aufnahmen (Scanco 40, SCANCO Medical AG, Deutschland) mit einer Auflösung von 35µm erstellt (Experimentelle Unfallchirurgie UKE, Hamburg). Anhand dieser CT Daten wurden anschließend durch Superpositionierung der pre- und post-experimentellen Datensätze die plastische Oberflächendeformation in Scher- und Normalenrichtung sowie das Knochenvolumen bestimmt. Während der Experimente wurde ein Stempel mit einer beschichteten Porocoat (Ra = 29,5µm, DePuy, International) oder polierten (Ra = 2,0µm) Oberfläche (Abbildung 2.7) tangential zur Knochenprobe unter einem Winkel von 3,5° implantiert (Abbildung 2.6; V = 0.05 mm/sec = 0.5 % ε/sec; (Wang u. a., 2007)).

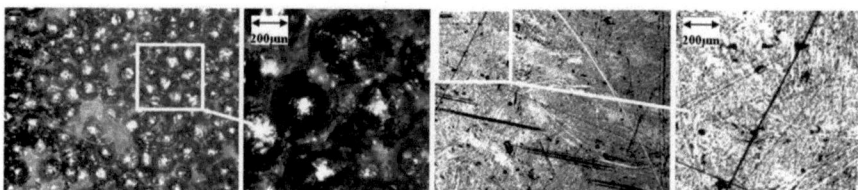

Abbildung 2.7: Mikroskopaufnahmen (Fokusvariationsmikroskopie, Alicona Imaging GmbH, Grambach, Österreich) einer Porocoat (links) und polierten (rechts) Oberfläche mit einer 5'fachen Vergrößerung (maximale Auflösung lateral: 2,2µm; vertikal: 410nm) und einem Bereichsausschnitt von 1mm.

Dadurch wurde ein variables Übermaß zwischen Knochen und Implantat von 25 - 100µm für die Proben der linken und von 100 - 400µm für die Proben der rechten Femurseite erzeugt. Bezogen auf die gesamte Probentiefe ergaben sich bei 100 µm bzw. 400 µm Übermaß Dehnungen von 1% (10000 µStrain) bzw. 4% (40000 µStrain), was in der Literatur bereits als pathologische Überlastung (ab 4000 µStrain) des Knochens aufgeführt wird (Frost, 2003; Morgan und Keaveny, 2001). Dennoch liegen die klinisch eingesetzten Übermaße bei unzementierten TEP und Hüftpfannen in einem Bereich von 1-2 mm. Insgesamt wurden jeweils 4 Proben jedes Femurs paarweise (Übermaß links: 25, 50, 75, 100µm rechts: 100, 200, 300, 400µm) mit einer polierten oder einer Porocoat Oberfläche getestet. Für die rechte Femurseite wurden zusätzlich die Scher- und Normalkräfte während der Implantation mit Hilfe einer Dreikomponentenkraftmesszelle aufgezeichnet (AMTI, Massachusetts, USA, Auflösung: 0.2 N). Die Entlastung der Proben vor dem post-experimentellen CT Scan erfolgte normal zur Kontaktoberfläche. Zur Ermittlung des Knochenvolumens (Bone Volume / Total Volume = BV/TV) wurde jeweils eine Probe jedes Femurs (ohne mechanische Belastung) mit Hilfe der Archimedis Methode nach einem vorgegebenen Protokoll vermessen (Sharp u. a., 1990, Anhang E). Anhand des gemessenen Volumens wurde in der folgenden CT Datenanalyse ein Segmentierungsschwellwert ermittelt (4000 Hounsfield-Units HU), welcher die Angleichung des segmentierten Volumens an die Messwerte ermöglichte. Dazu wurde der CT Datensatz in

Kapitel 2 Implantation

Matlab (Matlab, 7.0.4, MathWorks Massachusetts, USA) importiert und iterativ für jeden HU Schwellwert das Verhältnis vom segmentierten zum Gesamtvolumen (BV/TV) berechnet. Das Post-Processing der CT Daten erfolgte dann mit der Software Amira 3.0 (Mercury Computer Systeme, Chelmsford, MA, USA). Zunächst wurden die CT Daten (prä und post-experimentell) anhand der in den Knochenproben enthaltenen Tantalmarker mit Hilfe einer Best-Fit Abstandsminimierung basierend auf dem ‚Root-Mean-Square-Error' der Marker-Oberflächen durch eine affine Transformation (Translation, Rotation) ohne Skalierung superpositioniert (Gleichung 4).

$$XYZ' = [R_i] \cdot XYZ + T_i \qquad (4)$$

Die post-experimentellen (nach Implantation) Koordinaten der Markerschwerpunkte (XYZ) [3x1] werden dabei mit Hilfe einer kombinierten Rotationsmatrix [R_i] [3x3] rotiert und anschließend mit einem Translationsvektor Ti [3x1] translatorisch bewegt, bis der Abstand zu den prä-experimentellen Koordinaten (XYZ') [3x1] minimal wird. Anschließend wurde die Kontaktfläche der segmentierten Datensätze des Knochens parallel zur XY-Ebene des globalen Koordinatensystems ausgerichtet (Abbildung 2.8, links).

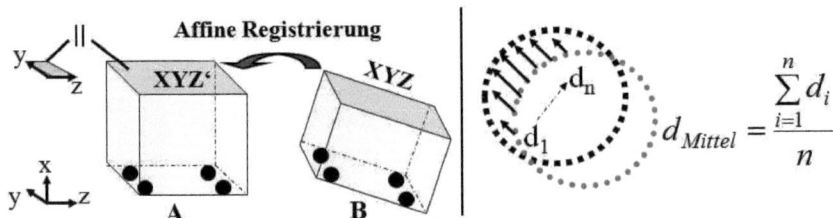

Abbildung 2.8: Schematische Darstellung der CT-Daten-Ausrichtung (affine Transformation) durch Best-Fit der Markeroberflächen (A = prä-experimentell, B = post-experimentell) und Ausrichtung parallel zum globalen Koordinatensystem (links); Schematische Abstandsbestimmung der Markeroberflächenpunkte (rechts).

Um Veränderungen der Abstände der Tantalmarker (Deformation) auszuschließen, welche zu einer Verfälschung der Messergebnisse führen würden, wurden die Differenzen der gelabelten Markeroberflächen im prä- und post-experimentellen CT Scan bestimmt (Abbildung 2.8, rechts). Die Deformation der Oberfläche nach der Implantation und Entlastung wurde mit einem Distanzmodul (Surf-Distance) in Amira ermittelt, welches den kürzesten Abstand korrespondierender Oberflächenpunkte berechnet. Dabei berücksichtigt der Algorithmus außerdem die lokale Gestalt der Oberflächen und sucht korrespondierende Punkte nur innerhalb von Oberflächenarealen mit ähnlichen Eigenschaften. Das Ergebnis ist ein mittlerer Verformungsvektor, der die Deformation der Gesamtoberfläche beschreibt. Zusätzlich wurde in 9 Schichten (d=0,7mm) parallel zur Kontaktoberfläche der Knochenvolumenanteil am Gesamtvolumen (BV/TV) sowie die permanente Deformation bestimmt. Als Ausgangsgrößen der Kraftmessungen dienten der Kraft-Zeit-Verlauf und die maximalen Kräfte in Scher- und Normalenrichtung sowie deren Verhältnis zueinander. Um den Einfluss des Einbettungspolymers (Ureol, Technovit) auf die Schersteifigkeit zu untersuchen wurde an Polyurethanproben (n=5) ein den Humanexperimenten identischer Versuch durchgeführt. Ein statistischer Vergleich der Ergebnisgruppen erfolgte jeweils mit einem Mann-Witney-U Test. Neben den Ausgangsvariablen der plastischen Deformation, der Implantationskraft, der Knochendichte und des Volumenanteils (BV/TV) wurde außerdem die Abweichung der Trabekelhauptausrichtung der Knochenprobe von der Senkrechten zur Kontaktoberfläche mit dem ‚Mean Intercept Length MIL' Verfahren bestimmt (Smit u. a., 1996). Zusätzlich wurde bei jeder Probe zentral ein quaderförmiges Volumen (5*5*2 mm) rekonstruiert um die wichtigsten Knochenarchitekturparameter (Anhang J) wie Knochenoberfläche zu Gesamtvolumen (BS/BV), Trabekelanzahl (Tr.N.), Trabekeldicke (Tr.Th.), Separation (Tr.Sp.), Konnektivität (Conn.), Structure Model Index (SMI) und den Grad der Anisotropie (DA) zu bestimmen. Mit Hilfe dieser Daten erfolgte eine Korrelation mit den abhängigen Variablen (Knochendeformation, Implantationskraft) unter Verwendung des Spearman Korrelations-Koeffizienten (SPSS Version 15.0.1 für Windows, SPSS, Chicago, Ill, USA).

2.1.4.2 Stress Relaxation

In diesem Studienteil sollte die Fragestellung geklärt werden wie viel Prozent des Press-Fits nach der Implantation durch Stress-Relaxation verloren gehen.

Zur Untersuchung dieses Sachverhalts wurde wiederum der Versuchsaufbau aus Kapitel (2.1.2.1) mit einer 3d Kraftmessdose verwendet. Um den Einfluss des Set-Ups auf die Ergebnisse zu minimieren wurde der POM Zylinder durch einen Metallzylinder ersetzt und die Proben auf einem Aluminiumuntersatz mit einem Polymer (Technovit) im Zylinder fixiert. Als Präparate dienten 16 humane kubische Knochenproben (Kantenlänge 10mm) eines Femurpaares (UKE Hamburg, Institut für Rechtsmedizin), welche aus den gleichen Regionen mit einer Bandsäge entnommen wurden wie im Studienteil (2.1.2.1). 12 Stunden vor jeder Testung wurden die Proben aufgetaut und während der Belastung kontinuierlich mit Ringerlösung befeuchtet. Bei allen Tests wurde ein polierter Implantatstempel unter einem Winkel von 3,5° weggesteuert (1mm/sec) verfahren, bis ein nominales Übermaß von 100µm erreicht wurde. In Gruppe A (n=8) erfolgte nach der Implantation eine Wartezeit von 50min bei konstantem Übermaß. In Gruppe B (n=8) erfolgte zuerst die Implantation und dann jeweils viermal nach 10min weggesteuerter Wartezeit (Übermaß = konstant; Δs=0) die Ansteuerung des unmittelbar nach der Implantation erreichten Kraftwerts. Damit sollte der Einfluss des Setzens einer Prothese auf die möglicherweise nachlassenden Relaxationseigenschaften untersucht werden. Um den Einfluss des Testaufbaus zu bestimmen wurden für beide Tests Messungen mit einer Metallprobe im Zylinder durchgeführt. Dabei wurde zu jedem Messzeitpunkt die prozentuale Relaxation des Metallaufbaus, bezogen auf den Anfangsmaximalkraftwert, von der prozentualen Relaxation der Set-Ups mit Knochenprobe subtrahiert. Dadurch konnten die Messwerte für die Knochenmessungen bezüglich des Relaxationsverhaltens des Versuchsaufbaus zeitlich synchronisiert korrigiert werden.

2.1.4.3 Press-Fit und Relativbewegung im µFE-Modell

Ziel dieser Studie war die Ermittlung der internen Knochenbelastung sowie der Relativbewegung zwischen Implantat und Knochen für variierende Grenzflächenparameter wie Übermaß, Reibkoeffizient und Implantationsmethode.

In dieser Teilstudie sollte der Einfluss der wichtigsten Press-Fit-Parameter wie des Reibkoeffizienten an der Kontaktoberfläche, des Übermaßes zwischen Implantat und Knochen sowie der Knochenstruktur und der Implantationsmethode untersucht werden. Zu diesem Zweck wurden µCT Daten (isotrope Auflösung: 0.035 mm, Scanco 40, SCANCO Medical AG, Deutschland) von zwei kubischen Präparaten mit dem größtmöglichen Unterschied des BV/TV Verhältnisses und der Architektur der Trabekel (Abbildung 2.9) aus der Vorgängerstudie (Kapitel 2.1.2.1) ausgewählt. Zur Minimierung des Rechenaufwands wurde ein kubischer Teilbereich der Kontaktzone der Proben mit einer Kantenlänge von 5mm segmentiert und die Auflösung von 0,035 mm auf 0,07 mm vergröbert (Abbildung 2.9 und 2.10 links). Konvergenzstudien bezüglich der Architekturparameter des Knochens ergaben, dass eine Kantenlänge von 5 mm für spongiösen Knochen ausreichend ist, um die Homogenität der Material- und Architektureigenschaften zu garantieren (Smit u. a., 1996). Anhand des in der Vorgängerstudie bestimmten Schwellwertes (HU = 4000) wurden beide Proben segmentiert um das Knochenvolumen von der Umgebung zu isolieren (Amira 3.0, Mercury Computer Systeme, Chelmsford, MA, USA).

Kapitel 2   Implantation

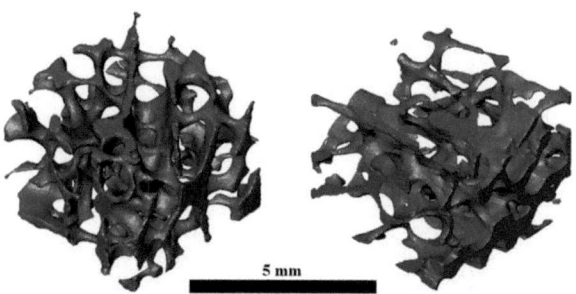

Abbildung 2.9: Oberflächen (Triangulierung) einer dichten intakten Probe spongiösen Knochens des Femurkopfes (BV/TV = 0,224; links) und einer porösen Probe mit Defektstellen (BV/TV = 0,189; rechts).

Die Erstellung der Oberflächentriangulierung erfolgte nach dem ‚Marching Cube' Algorithmus (Pu u. a., 2008; Teferi, 2007). Anschließend wurden die Oberflächendatensätze mit etwa 100000 linearen Tetraederelementen (Solid 45) vernetzt und im Bereich der Kontakt abgewandten Seite in allen Freiheitsgraden eingespannt (Altair-Hypermesh 7.0, HyperWorks Michigan, USA, Abbildung 2.10 rechts). Aufgrund der stark porösen Struktur der Oberfläche wurden Optimierungskriterien zur Verbesserung der Elementqualität angewendet (Smoothing, Repair, Remove inner Vertices, Amira 3.0). Als Material diente ein elastisches homogenes isotropes Gesetz mit einem E-Modul von 17 GPa und einer Poissonzahl von 0,3 (Pistoia u. a., 2001). Außerdem sollte der Einfluss eines plastischen Materialverhaltens mit Hilfe eines bilinearen Werkstoffmodels abgeschätzt werden (Yield Punkt: 0,85% Dehnung, (Morgan und Keaveny, 2001); Tangentenmodul: 5% des E-Moduls, (Bayraktar u. a., 2004)). Der Implantatstempel wurde durch eine 1 mm dicke Titanplatte (E-Modul: 135 GPa Poissonzahl: 0,3) auf der Kontaktseite modelliert und mit linearen Quaderelementen (Solid 45) vernetzt. Die Konvergenz des Modells wurde bezüglich der maximalen Implantationskraft erreicht, jedoch nicht für die maximalen Spannungen und Dehnungen. Aufgrund der starken Strukturierung der Proben kommt es bei einer höheren Elementdichte immer wieder zu Veränderungen der Netzgeometrie besonders an scharfen Trabekelkanten. Um die Bewegung während der Implantation aufzubringen und die dafür erforderlichen Reaktionskräfte zu bestimmen wurden die oberen Knoten des Stempels durch rigide Balkenelemente (MPC 184) mit einem Zentrumsknoten gekoppelt (Abbildung 2.10 rechts). Für die Kontaktpaarung zwischen Implantatstempel und Knochen diente eine ‚Oberfläche zu Oberfäche' Formulierung mit ‚Large Sliding' Elementen (Reibkoeffizient: 0,4-0,82; Contact174, Target170; Ansys 11.0, Ansys

Inc., Philadelphia, USA), welche für Reibkontakte mit großen Bewegungen geeignet ist (Viceconti u. a., 2000).

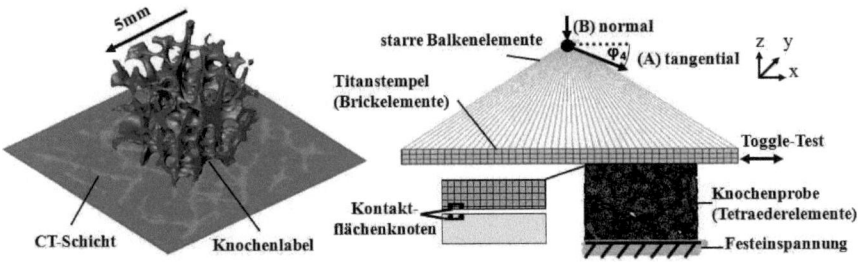

Abbildung 2.10: CT-Datensatz mit ausgeschnittener segmentierter Knochenprobe (links); Mikro FE Modell mit Implantatstempel (Titan) sowie Randbedingungen (rechts).

Dabei wurden auf der Knochenseite die obersten Trabekelenden mit Oberflächenelementen überzogen. Als Kontaktalgorithmus wurde die ‚Penalty' Methode (Anhang C) ausgewählt, da sie für große Modelle geeignet ist und jede Verletzung der Kontaktbedingung durch eine Vergrößerung der virtuellen Arbeit bestraft. Diese Methode besitzt den Vorteil, dass der Kontaktdruck sowie die Spannungen des darunterliegenden Elementes unverändert bleiben, solange die Penetration der Oberflächen nicht zu einer Änderung der Kontaktfläche führt. Die Kontaktsteifigkeit wurde so justiert, dass die mittlere Durchdringung bei maximaler Belastung weniger als 5 μm betrug. Um den Einfluss der Press-Fit Parameter zu studieren, wurden das Übermaß (50-200μm) sowie der Reibkoeffizient (0,4 poliert, 0,6 Plasma gesprüht, 0,8 Porocoat; (Grant u. a., 2007)) variiert. Die Verwendung eines numerischen Modells erlaubte außerdem die Variation der Implantationsmethode durch klassisches Aufscheren unter einem Winkel φ_4 von 3,5° zur Oberfläche (Abbildung 2.10 A) und durch Aufschrumpfen normal zur Oberfläche (Abbildung 2.10 B). Als Ausgangsgrößen dienten die Implantationskraft und die Knochendeformation der Oberfläche in Normalen- und Scherrichtung sowie die internen Knochendehnungen und die Dehnungsenergie als Indikator für plastische Deformation und Mikrofrakturen der Trabekel (Morgan und Keaveny, 2001). Um Aussagen über die Primärstabilität treffen zu können wurde der Implantatstempel mit physiologischen Kräften belastet, welche anhand der Kontaktfläche eines herkömmlichen Oberflächensatzes skaliert wurden (20 N; Skalierungsfaktor = 100; Bergmann u. a., 2001). Dabei wurde die Relativbewegung anhand der Verschiebungen von korrespondierenden Oberflächenknoten mit dem geringsten Abstand bestimmt (Spears u. a., 2001, Abbildung 2.10 rechts). In diesem Studienteil wurden zusätzlich zu den zwei bereits vorhandenen Knochenmodellen noch zwei weitere Proben hinzugezogen (n=4) und nach den gleichen Kriterien einem Pre-Processing unterzogen.

2.1.4.4 Analytisches Trabekelmodell

Das Ziel dieser Studie war die Ermittlung des Press-Fits für verschiedene Reibkoeffizienten und Übermaße bei Aufscherung oder Aufschrumpfung eines Implantats.

Um die Phänomene des Press-Fits im Detail zu studieren bietet es sich an ein idealisiertes analytisches Modell einzelner Trabekel zu erstellen. In einer Studie von Miller (Miller und Fuchs, 2005) wurde bereits der Einfluss der Trabekelform auf die Flexibilität von Trabekeln untersucht. Das in dieser Arbeit angewendete Modell geht von einem auf der linken Seite fest eingespannten Trabekel aus, welcher auf der rechten Seite nur in horizontaler Δx Richtung frei verschieblich ist (Abbildung 2.11 rechts). Die im Balkenelement auftretenden internen Kräfte sind nur kompressiv und es liegt keine Biegung vor. Während der Implantation wird ein keilförmiges Implantat (Konuswinkel: 3,5°) auf den konusförmig gefrästen Knochen aufgeschlagen. Über die Beziehung des Tangens kann dann aus dem angenommenen radialen Übermaß zwischen Knochen und Prothese die axiale Implantatverschiebung berechnet werden (Abbildung 2.4, Kapitel 2.1.1.2). Diese Verschiebung tritt an der Grenzfläche Knochen Implantat auf und wird je nach Reibungskoeffizient mit einem Faktor zwischen 0 und 1 skaliert. Bei einem Reibungskoeffizienten von 0 treten neben rein kompressiven Lasten aufgrund der konischen Kontaktfläche auch Kräfte in Scherrichtung auf.

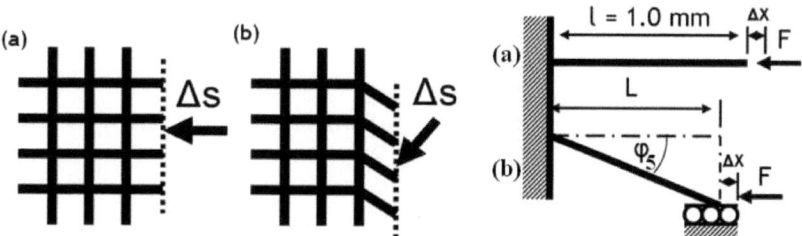

Abbildung 2.11: Idealisiertes orthogonales Trabekelnetzwerk mit Implantation durch (a) Aufschrumpfen und (b) Aufscheren (links); Analytisches Balkenmodell (rechts).

Bei einem Konuswinkel von 3,5° betragen diese weniger als 5% der Normalkräfte und werden deshalb in diesem Modell nicht berücksichtigt. In dem hier verwendeten Modell wird mit einer Trabekellänge von 1mm und einem Trabekeldurchmesser von 125µm gearbeitet

(Hildebrand u. a., 1999). Der Abscherungswinkel des Trabekels φ₅ während der Implantation wurde dann aus der axialen Verschiebung der Grenzfläche Δy, der Trabekellänge l und dem Reibfaktor μ berechnet (Gleichung 5).

$$\varphi_5 = \mu * \mathrm{atan}(\frac{\Delta y}{l}) \tag{5}$$

Unter der Voraussetzung, dass alle Verschiebungen (Δy =Δz=0) außer der horizontalen Δx Null sind, ergibt sich die aufgewendete Kontaktkraft F eines zuvor um den Winkel φ₄ abgescherten Trabekels dann nach Gleichung (6).

$$F = \left[\left(\frac{EA}{L}\right)\cos^2 \varphi_5 + \left(\frac{12EI}{L^3}\right)\sin^2 \varphi_5\right]\Delta x \tag{6}$$

Die verwendeten Größen sind dabei die Kontaktkraft F, der E-Modul E = 10 GPa (Pistoia u. a., 2001), die Querschnittsfläche mit R = 62,5 μm (A=π*R²), die Länge des Trabekels l = 1 mm, die projizierte Trabekellänge L, das Trabekelflächenträgheitsmoment I = π*D⁴/64, die horizontale Verschiebung Δx sowie der Trabekelabscherungswinkel φ₅. In dieser Studie wurden das aufgewendete Übermaß zwischen Knochen und Implantat von 0 bis 200 μm in 100 Schritten sowie der Reibkoeffizient von 0,4 auf 1,0 in 4 Schritten variiert. Der Reibkoeffizient von 1 entspricht dann einer vollständigen Haftung der Grenzfläche zwischen Knochen und Implantat. Als Ausgangsvariablen wurden der Abscherungswinkel, die projizierte Trabekellänge und die Kontaktkraft am Trabekelende gewählt, welche direkten Einfluss auf die Primärstabilität haben.

2.2 Ergebnisse

2.2.1 Chirurgische Einflüsse

2.2.1.1 Implantationskräfte und Knochenschädigung

Die radiologischen Untersuchungen vor der Implantation anhand von CT-Daten zeigten keine knöchernen Anomalitäten oder Zysten bei den verwendeten Präparaten. Die gemessene Knochenmineraldichte (BMD) lag im Median bei 0,28 g/cm³ und variierte zwischen 0,12 g/cm³ und 0,47 g/cm³. Der erreichte Inklinationswinkel (CCD) wurde im Median mit 139° (136°-143°) gemessen. Für die Schlagkräfte während der harten Implantation wurden maximale Kräfte von bis zu 20 kN und bei der schwachen Implantation von bis zu 3,5 kN bestimmt. In der hart impaktierten Gruppe betrug die Median-Maximalkraft 11,3 kN (9,07 – 14,15 kN), während sie in der schwach implantierten Gruppe bei 1,37 kN (0.91 – 1,90 kN) lag (Tabelle 2.1).

Tabelle 2.1: Präparatparameter und Versagenslast für alle 8 Femurpaare, gegliedert in die High (Hüfte 1-8 oben) und Low (Hüfte 1-8 unten) Impact Gruppe.

Hüfte	Ge-schlecht	Alter [Jahre]	Kappen-größe [mm]	Schenkel-halsdicke [mm]	CCD-Winkel [°]	Pin-winkel [°]	Offset [mm]	BMD [g/cm³]	Impact	Schlag-kraft [kN]	Versagens-last [kN]
1R	M	40	53	38	125	138	41	0,19	stark	14,15	8,08
2L	W	45	45	30	118	141	38	0,47	stark	12,49	6,54
3R	M	45	53	35	120	140	41	0,28	stark	12,50	9,83
4L	M	39	53	36	122	140	39	0,31	stark	11,80	9,83
5R	M	53	51	36	120	139	40	0,28	stark	10,80	9,80
6L	W	68	49	34	115	141	33	0,33	stark	9,26	5,85
7R	M	37	57	41	126	141	45	0,20	stark	9,07	9,67
8L	W	74	51	35	116	136	39	0,12	stark	9,27	4,39
Mittel		50,1	51,5	35,6	120,3	139,5	39,5	0,27		11,17	8,00
Std		13,9	3,5	3,2	4,0	1,8	3,4	0,11		1,87	2,16
1L	M	40	51	39	128	137	40	0,18	schwach	1,86	8,35
2R	W	45	45	31	118	143	34	0,42	schwach	1,90	8,79
3L	M	45	53	36	120	137	42	0,22	schwach	1,54	15,30
4R	M	39	53	36	124	138	37	0,32	schwach	1,05	11,40
5L	M	53	51	37	118	138	37	0,28	schwach	1,21	14,16
6R	W	68	49	33	116	142	31	0,35	schwach	0,91	6,69
7L	M	37	57	40	125	138	46	0,22	schwach	1,55	9,69
8R	W	74	51	35	118	139	38	0,15	schwach	1,20	5,24
Mittel		50,1	51,3	35,9	120,9	139,0	38,1	0,27		1,40	9,95
Std		13,9	3,5	2,9	4,3	2,3	4,6	0,09		0,37	3,49

Die Median-Summe der Impulse von 10 aufeinanderfolgenden Schlägen, welche als Maß für die eingebrachte Energie angesehen werden kann, entsprach in der schwach impaktierten Gruppe 0,68 Ns (0,46 – 1,059 Ns) und in der hart impaktierten Gruppe 7,04 Ns (5,57 – 8,79

Ns), was einem Anstieg von mehr als 1000 % bedeutet. Die Versagenslast in der hart implantierten Gruppe 8,87 kN (4,39 – 9,83 kN) war signifikant niedriger als in der schwach implantierten Gruppe 9,24 kN (5,24 – 15,3 kN) (Tabelle 1; p=0,03). Prozentual unterschieden sich beide Gruppen beim paarweisen Vergleich der Frakturlasten hinsichtlich des Medians um 15%. Eines der Femurpaare zeigte nahezu identische Versagenslasten, während bei allen anderen Präparaten der Unterschied im Median 1,21 kN (0,017 – 5,47 kN) betrug. Alter, BMD, Schenkelhalsdurchmesser, CCD Winkel und Offset hatten keinen Einfluss auf die Versagenslast, wenn die Ergebnisse für beide Geschlechter zusammen betrachtet wurden (0.06 < p < 0.84). Die Versagenslast männlicher Präparate war signifikant höher als bei den weiblichen (männlich: 9,82 kN (8.08 – 15.30 kN), weiblich: 6,19 kN (4,39 – 8,79); p=0,001). In der Gruppe der weiblichen Präparate gab es eine hohe Abhängigkeit der Versagenslast vom Alter (R^2 = 0,837; p=0,038), der Knochenmineraldichte (R^2=0,829; p=0,042) und dem Schenkelhalsdurchmesser (R^2=0,812; p=0,05). In der Gruppe der männlichen Präparate war die Korrelation für das Alter (R^2=0,412; p=0,229), die Knochendichte (R^2=0,687; p=0,028) und den Schenkelhalsdurchmesser (R^2=0,638; p=0,047) dagegen weniger ausgeprägt. In 15 Fällen trat eine Fraktur des Schenkelhalses mit 2 vertikalen Scherfrakturen (vom medialen zum lateralen Implantatrand) und 13 subkapitalen[6] Frakturen auf. Die Scherfrakturen am Rand der Implantatkappe wurden beidseitig bei Paar 8 detektiert, welches gleichzeitig die geringste Knochendichte (0,116 und 0,149 g/cm^3) und das höchste Alter (74 Jahre) aufwies. In einem Fall trat eine subtrochantere Schaftfraktur unterhalb des großen Trochanters auf, jedoch ohne Beschädigung des Schenkelhalses. Da die Versagenslast des Schenkelhalses theoretisch noch höher lag als die des Schaftes, wurden die Ergebnisse in die Studie mit eingeschlossen.

2.2.1.2 Primärstabilität

Ein Großteil der Setzbewegung (>2mm) trat während des 1. Schlages auf. Bereits nach dem 4. Schlag traten nur noch vernachlässigbare Verschiebungen auf (Δs < 0,1mm). Der Gesamtsetzweg unterschied sich dabei jedoch deutlich zwischen den Präparaten mit einem Wertebereich von 1,5 – 3,3 mm (Tabelle 2.2).

---

[6] Schenkelhalsfraktur ausgehend vom lateralen Implantatrand mit Verlauf bis zum distalen medialen Schenkelhals

Tabelle 2.2: Implantationskraft, Setzweg sowie erreichtes Drehmoment für alle Präparate und Oberflächen (Radius der Wellen des Oberflächenprofils: Ztt=0,5mm; Rib=1mm) einschließlich der Ergebnisse des analytischen Modells.

Implantat-profil	Kappenaußen-durchmesser	Experiment				Modell	Differenz
		Setzweg	Implantat-ionskraft	Torsions-winkel	Rotations-moment	Rotations-moment	Rotations-moment
	[mm]	[mm]	[N]	[°]	[Nm]	[Nm]	[%]
Ztt	51	2,5	2233	7,4	34,0	44,2	29,9
Rib	51	1,5	2277	10,4	42,3	45,1	6,6
Ztt	47	3,0	2237	16,9	43,1	40,0	7,2
Rib	47	1,3	1983	11,3	32,4	35,5	9,7
Rib	47	3,3	1743	14,4	41,4	31,2	24,7
Ztt	43	1,8	2057	11,8	34,2	33,3	2,6
Rib	43	1,8	1945	6,4	25,9	31,5	21,7
Mittelwert	47,0	2,2	2068	11,2	36,2	37,3	14,6
Std	3,3	0,8	195	3,7	6,3	5,9	10,6

Beim Einschlagen streuten die maximalen Schlagkräfte etwa 25% um den Mittelwert von 2068 N und es zeigten sich mit jedem Schlag ansteigende Kräfte. Die Implantationskräfte waren etwas größer für die Ztt-Oberfläche und stiegen mit wachsendem Implantatdurchmesser, wobei der Unterschied zwischen den Oberflächen nicht signifikant ausfiel (p = 0,48). Die maximalen Drehmomente variierten zwischen 25,9 und 43,1 Nm (Mittelwert: 36,2 Nm ± 6,3) und lagen damit deutlich über den experimentell ermittelten maximalen Reibmomenten von 8 Nm für Metall-Metall Großkopfprothesen während eines Gangzyklus (Bishop u. a., 2008). Zwischen den verschiedenen Oberflächen gab es keine signifikanten Unterschiede (p = 0,9). Die Ergebnisse des analytischen Modells zeigten trotz fehlender individueller Knochendichtedaten der Präparate im Mittel eine Abweichung des maximalen berechneten Drehmomentes von weniger als 15% gegenüber den experimentellen Daten (Tabelle 2.2). Damit kann das Modell für eine Abschätzung der notwendigen Implantationskräfte, die zur Erreichung der Rotationsstabilität notwendig sind, angewendet werden. Die Abschätzung nach Gleichung 2 ergab, dass bereits mit etwa 500 N (F = σ*A) Implantationskraft ein Press-Fit erreicht werden kann, der eine Mindestrotationsstabilität von 10 Nm gewährleistet. Das analytische Modell zeigte, dass das übertragbare maximale Torsionsmoment mit wachsendem Konuswinkel und Radius unter der Annahme eines wegkontrollierten konstanten Implantationssetzweges (Anhang B, Gleichung 24) ansteigt.

2.2.1.3 Implantationswinkel und Setzverhalten

Experimente

Der Verkippungswinkel der Prothese wurde mit wachsendem Implantationskraftwinkel für beide Implantationsmethoden (Schlagen, Aufpressen) auf bis zu 1,5° vergrößert (Schlagen p = 0.015, Aufpressen p = 0.165). Der axiale Setzweg der Prothese verringerte sich hierbei ebenfalls für beide Implantationsmethoden (Aufschlagen p = 0.038, Aufpressen p = 0.020, Tabelle 2.3). Die Reduzierung des Setzweges für 45° Implantationswinkel im Vergleich zur 0° axialen Implantation betrug beim Aufpressen bis zu 2 mm und beim Aufschlagen bis zu 1 mm. Die Post-Hoc-Analyse ergab einen signifikanten Unterschied zwischen 0° und 15° Implantationswinkel beim Aufschlagen und zeigte für größere Implantationswinkel keine weitere Reduzierung im Vergleich zum Aufpressen (Tabelle 2.3). Für eine axiale Implantation bei 0° war der Setzweg für das Aufschlagen und Aufpressen vergleichbar. Der direkte Vergleich beider Methoden zeigte lediglich signifikante Unterschiede (p = 0.043) bei 45° Implantationswinkel. Bezüglich des Setzweges bei axialer Implantation durch Aufpressen unter Berücksichtigung der Standardabweichung waren die Experimente mit PU-Schaum als Knochenersatzmaterial (4,91±1,35mm) vergleichbar mit denen an humanen Femur-Präparaten (4,18±0,52mm).

Finite Elemente Modell

Der simulierte ansteigende Verlauf des Implantat-Verkippungswinkels für das numerische Schaummodell korrespondierte gut mit den experimentellen PU-Schaum Ergebnissen beim Aufpressen mit einer mittleren Abweichung von 0,11° (13%, Tabelle 2.3).

Tabelle 2.3: Mittelwerte und Standardabweichungen für das Setz- und Verkippungsverhalten der experimentellen (PU-Schaum, Human) sowie der numerischen Implantationen.

Kraftangriffs-winkel	Setzweg			Verkippungs-winkel			Schädigung
	Exp. Schaum	Exp. Schaum	Numerisch	Exp. Schaum	Exp. Schaum	Numerisch	Numerisch
	Aufschlagen	Aufpressen	Aufpressen	Aufschlagen	Aufpressen	Aufpressen	Aufpressen
[°]	[mm]	[mm]	[mm]	[°]	[°]	[°]	[%]
0°	4,58±0,49	4,91±1,35	4,11	0,60±0,38	0,59±0,37	0,18	0,00
15°	3,66±0,40	4,16±0,77	3,84	0,72±0,40	0,63±1,23	0,84	2,20
30°	3,90±0,60	3,55±0,40	3,11	0,93±0,36	1,71±1,13	1,58	7,49
45°	3,73±0,48	3,18±0,21	2,57	2,16±1,24	1,60±0,63	1,50	12,92

Genauso wie für die Verkippung wurde mit wachsendem Implantationswinkel eine verringerte Setzbewegung beobachtet, wobei die numerischen Absolutwerte im Mittel um 0.38 mm

(14%) größer als beim experimentellen Aufpressen ausfielen (Tabelle 2.3). Die Dehnungen an der Kontaktzone (Knochen-Implantat) zeigten bei axialer Implantation nur leicht erhöhte Werte am proximalen und distalen Konusrand. Die Maximalwerte betrugen dabei 0.7% (7000 µStrain) und lagen damit noch im elastischen Deformationsbereich (Abbildung 2.12). Implantationswinkel von mehr als 15° erhöhten die maximalen Dehnungen auf mehr als 1,1% (11000 µStrain) und verursachten damit potentielle Schädigungen mit bemerkenswerten Anstiegen am distalen und proximalen Konusrand (Abbildung 2.12).

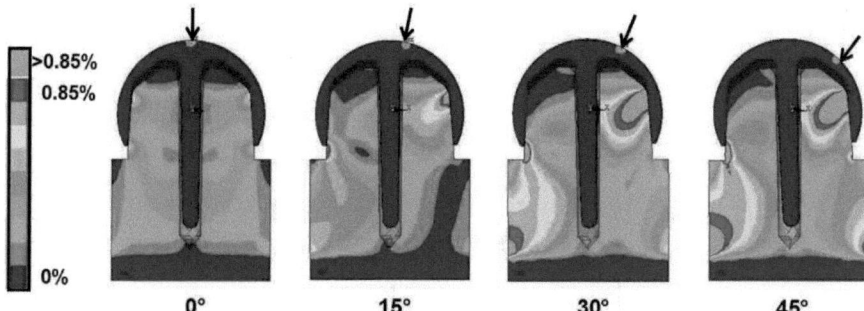

Abbildung 2.12: Maximale totale von Mises Dehnung bei der Implantation für das homogene isotrope Knochenmodell (E=500 MPa, v=0,12) für variierende Implantationswinkel (Zonen mit plastischer Dehnung sind in grau dargestellt).

Weniger als 2% der Elemente im gesamten Femurmodell wurden über die plastische Dehnungsgrenze von 8500 µStrain beansprucht, wenn der Implantationswinkel geringer als 15° war. Für größere Winkel stieg der Wert potentiell geschädigter Knochenanteile auf über 13% bei einem Implantationswinkel von 45° (Tabelle 2.3).

2.2.2 Knochendeformation

2.2.2.1 Plastische Deformation

Die Ergebnisse des Polymervergleichs zur Einbettung der Knochenproben zeigten mittlere Schersteifigkeiten von 670,55±150,6 N/mm für Technovit und 568,57±124,1 N/mm für Ureol (p=0,398). Um die Dehnung im Einbettungsmaterial und Versuchsaufbau möglichst gering zu halten wurden alle Versuche mit Technovit durchgeführt. Die Analyse der Markeroberflächenabstände im prä- und post-experimentellen CT Scan zeigte im Median Unterschiede von 11,95 µm (Min: 1,0 µm, Max: 181,3 µm) für alle Testungen wobei diese nicht vom Übermaß abhängig waren ($R^2 = 0,112$; p = 0,679). Bei Eliminierung eines Ausreißers (181,3 µm) ergab

Kapitel 2   Implantation

sich eine mittlere Oberflächendifferenz von 11,13 µm (±42,72). Aufgrund der maximalen Abweichung von 181 µm wurde dieser Datensatz anhand eines Best-Fits der Knochenoberfläche auf der undeformierten Kontakt abgewandten Seite ausgerichtet. Die Analyse der CT Daten der einzelnen Proben ergab eine mittlere Dichte spongiösen Knochens von links: 0,50 ± 0,06 g/cm³ und rechts: 0,54 ± 0,06 g/cm³ (p = 0,282). Wie erwartet steigen die Implantationskräfte in Scher- und Normalenrichtung mit wachsenden Übermaßen für beide Oberflächenbeschichtungen an (Tabelle 2.4). Es wird deutlich, dass die Scherkräfte bei der Porocoat Oberfläche wesentlich stärker (84,77 N ± 66,03 N) und für Übermaße von 400 µm in den Bereich der Normalkräfte anwachsen (Tabelle 2.4, Abbildung 2.13), während sie für die polierte Oberfläche um etwa 60% geringer sind (33,66 N ± 19,85; p = 0,189). Die Normalkräfte, welche ein direktes Maß für den Press-Fit zwischen Implantat und Knochen darstellen, sind für beide Oberflächen nicht signifikant unterschiedlich (p=0,278). Das Verhältnis der Normalkräfte zu den während der Implantation aufgewendeten Scherkräften beträgt bei der polierten Oberfläche 5,59 ± 2,4 und bei der Porocoat Oberfläche 1,1 ± 0,06. Korrespondierend mit den Kraftwerten stieg auch die irreversible Deformation in Scher- und Normalenrichtung mit wachsenden Übermaßen an. Im Mittel war die Scherdeformation für die Porocoat Oberfläche (15,85 µm ± 14,04 µm) etwa doppelt so groß wie für die polierte Oberfläche (8,16 µm ± 11,72 µm; p = 0,21). Entsprechend fiel die Normaldeformation für die Porocoat Oberfläche (Mittel: 5,88 µm ± 2,15 µm) etwas geringer aus als für die polierte Oberfläche (8,31 µm ± 4,17 µm; p = 1,66).

Tabelle 2.4: Implantationskräfte sowie plastische Deformation der Knochenoberfläche in Scher- und Normalenrichtung zur Implantatoberfläche (0-100µm linke, 100-400µm rechte Femurseite).

Übermaß	Implantationskräfte				plastische Deformation			
	Scherung		Normal		Scherung		Normal	
	poliert	PoroCoat	poliert	PoroCoat	poliert	PoroCoat	poliert	PoroCoat
[µm]	[N]	[N]	[N]	[N]	[µm]	[µm]	[µm]	[µm]
25	x	x	x	x	3,90	0,06	9,57	8,12
50	x	x	x	x	4,13	10,53	2,29	9,21
75	x	x	x	x	3,36	17,26	9,00	4,57
100	x	x	x	x	36,72	44,45	10,94	3,34
100	17,17	16,72	83,88	17,93	6,80	0,61	9,26	7,37
200	16,95	52,56	76,64	60,58	1,42	22,70	7,01	5,59
300	43,98	100,34	401,03	103,15	1,85	14,50	3,19	3,56
400	56,56	169,44	216,46	192,41	7,07	16,69	15,22	5,32
Mittelwert	33,66	84,77	194,50	93,52	8,16	15,85	8,31	5,88
Standardabw.	19,85	66,03	151,95	74,55	11,72	14,04	4,17	2,15

Kapitel 2   Implantation

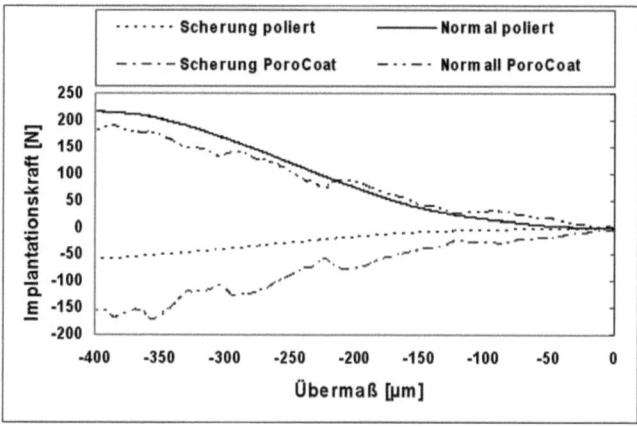

Abbildung 2.13: Exemplarischer Verlauf der Implantationskraft in Scher- und Normalenrichtung zur Kontaktfläche für wachsende Übermaße von 0-400 µm.

Vernachlässigt man den Ausreißer bei 25 µm Übermaß zeigt die polierte Oberfläche ein mittleres Verhältnis von Normal- zu Scherdeformation nach der Entlastung von 1,62 ± 1,5 im Vergleich zur Porocoat behandelten Oberfläche 0,57 ± 0, 43. Eine Reduktion der plastischen Gesamtdeformation mit wachsender Tiefe von der Oberfläche ausgehend wurde nur für größere Übermaße (>75µm) mit Ausnahme der Scherdeformation bei der polierten Oberfläche festgestellt. Die Scherdeformationen in allen Schichten sind bei der polierten Oberfläche, mit Ausnahme von 100µm Übermaß, im Bereich unter 5µm, während diese bei der Porocoat Beschichtung an der Oberfläche, außer für 25µm Übermaß, über 10µm lagen (Abbildung 2.14). Ein Großteil der Verformung tritt bei der Porocoat Oberfläche in Scherrichtung auf, während diese bei der polierten Oberfläche in etwa gleich groß wie die Normaldeformation ist (Abbildung 2.14, C, D, F). Aufgrund der Limitierung der Genauigkeit der Markerpositionen treten bei den Werten für die Normaldeformation starke Schwankungen auf, da diese für Werte unter 10µm im Bereich der Messgenauigkeit liegen. Die Analyse des Knochenvolumens (BV/TV) in 9 Tiefenschichten von der Oberfläche ausgehend, ergab leicht ansteigende Werte von 0,2 auf 0,3. Mit einer Ausnahme wurden bei allen Proben keine signifikanten Unterschiede des (BV/TV) Wertes vor und nach der Implantation berechnet ($p > 0,05$).

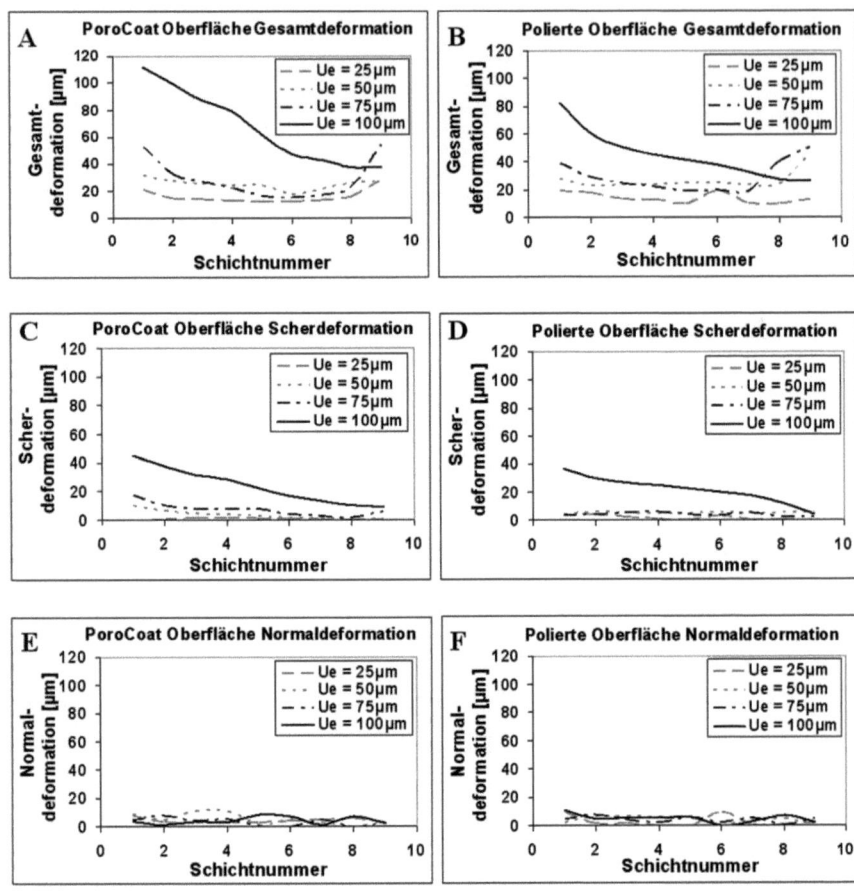

Abbildung 2.14: Plastische Gesamt-, Scher- und Normaldeformation (Ue = nominales Übermass) der Proben in 9 Tiefenschichten (Schichtdicke = 0,7mm) von der Oberfläche ausgehend für die Studie von 25 – 100 µm (A, C, E = Porocoat; B, D, F = poliert).

Sowohl mit 0-100μm als auch mit 100-400μm Übermaß zeigte sich eine deutliche Abhängigkeit der Scherdeformation von der Trabekelausrichtung MIL ($R^2 = 0,38 - 0,72$; Tabelle 2.5).

Tabelle 2.5: Korrelationskoeffizienten zwischen den abhängigen Variablen (Deformation, Implantationskraft) und den Knochen-Strukturparametern sowie dem Übermaß (A) 25-100μm und (B) 100-400μm (graue Zellen mit p Werten < 0,05).

		(A) Scher-Deformation	(A) Normal-Deformation	(B) Scher-Deformation	(B) Normal-Deformation	(B) Scher-Kraft	(B) Normal-Kraft
Übermaß	R^2	0,88	-0,15	-0,31	0,21	-0,10	-0,43
	p	0,00	0,72	0,46	0,62	0,82	0,29
BV/TV	R^2	0,08	0,04	0,06	-0,21	0,21	0,65
	p	0,86	0,93	0,90	0,62	0,61	0,08
BS/BV	R^2	-0,28	0,23	-0,23	0,66	-0,17	-0,30
	p	0,50	0,58	0,58	0,07	0,69	0,47
Conn.D.	R^2	-0,38	0,38	0,05	0,71	-0,02	0,43
	p	0,35	0,35	0,91	0,05	0,96	0,29
SMI	R^2	-0,09	-0,13	0,12	0,28	0,02	-0,69
	p	0,84	0,77	0,79	0,50	0,96	0,06
Tb.N.	R^2	-0,15	0,37	-0,08	0,28	-0,02	0,60
	p	0,72	0,37	0,86	0,51	0,96	0,12
Tb.Th.	R^2	0,27	-0,24	0,23	-0,68	0,17	0,36
	p	0,52	0,57	0,58	0,07	0,69	0,38
Tb.Sp.	R^2	0,06	-0,29	0,02	-0,12	-0,10	-0,57
	p	0,90	0,48	0,96	0,79	0,82	0,14
DA	R^2	0,03	0,37	-0,60	-0,38	-0,33	-0,10
	p	0,95	0,37	0,12	0,36	0,42	0,82
MIL	R^2	0,38	-0,35	-0,72	0,33	-0,47	-0,23
	p	0,35	0,40	0,04	0,42	0,24	0,59
BMD	R^2	-0,04	0,14	0,47	-0,44	0,57	-0,09
	p	0,92	0,75	0,24	0,28	0,14	0,84

Besonders deutliche Korrelationen zeigten sich für 100-400μm Übermaß für die Scherdeformationen und Scherkraft bezüglich MIL ($R^2 = 0,47 - 0,72$), DA ($R^2 = 0,33 - 0,6$) und BMD ($R^2 = 0,47 - 0,57$). Die Deformation in Normalrichtung war dagegen bei allen Übermaßen stärker von der Konnektivität abhängig ($R^2 = 0,38-0,71$). Für 100-400μm Übermaß zeigte sich auch ein deutlicher Einfluss von Volumen- BV/TV ($R^2 = 0,2-0,65$) bzw. Porositätsvariablen BS/BV ($R^2 = 0,3-0,61$) sowie der Trabekeldicke ($R^2 = 0,36-0,677$).

2.2.2.2 Stress Relaxation

Die Proben relaxierten im Mittel 24% der aufgebrachten Normalkraft nach 40min statischer Belastung mit konstantem Übermaß (100μm; Tabelle 2.6).

Kapitel 2 Implantation

Tabelle 2.6: Stress-Relaxation der untersuchten Knochenproben nach 50 min. statischer weggesteuerter Wartezeit (nominales Übermaß = 100 µm).

Probe	BMD [g/cm³]	Relaxation[%] 100s	500s	1000s	1500s	2000s	2500s
P1	0,5	6,2	8,6	9,7	10,4	11,0	11,2
P2	0,5	15,4	21,3	23,4	24,3	25,1	25,5
P3	0,6	15,5	20,3	22,5	24,0	25,0	25,6
P4	0,4	28,3	36,1	39,1	40,5	41,9	42,5
P5	0,4	12,2	20,0	23,9	26,1	28,1	29,4
P6	0,5	8,0	10,5	12,1	12,8	13,2	13,7
Mittel	0,5	14,3	19,4	21,8	23,0	24,1	24,6
St.Abw.	0,1	7,8	9,8	10,4	10,8	11,2	11,3

Die stufenförmige Belastung jeweils auf den Anfangskraftwert zeigte, dass die Stress Relaxation von anfangs 20% bei Stufe 1 auf 5% bei Stufe 5 verringert werden kann (Abbildung 2.15).

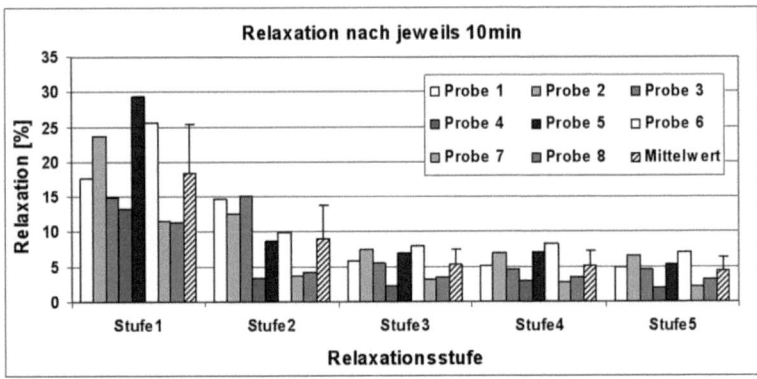

Abbildung 2.15: Stress-Relaxation nach jeweils 10 min statischer Belastung für jede der 5 Belastungsstufen (Anfangsübermaß Stufe 1 = 100µm; Wiederbelastung für Stufe 2-5 auf den Kraftwert bei Stufe 1).

Zwei Präparate wurden von der Analyse ausgeschlossen, da Probleme bei der Messaufnahme entstanden.

2.2.2.3 Press-Fit und Relativbewegung im µFE-Modell

Das Verhältnis aus der Reaktionskraft zwischen Scher- und Normalenrichtung war bei allen Modellen und Variationen konstant (0,4; 0,6; 0,8) und entsprach damit genau den vorgegebenen Reibwerten. Die Scher- und Normalkräfte bei der dichten Knochenprobe lagen um mehr als 50% über denen der porösen Probe (Scherkräfte: +59,89% ± 6,19%, Normalkräfte: +60,38% ± 6,32%). Erwartungsgemäß stiegen die Scherkräfte für beide Modelle mit wachsendem Übermaß (R^2=0,628; p=0,001) und Reibkoeffizienten (R^2=0,367; p=0,035) an. Die Analyse der Normalkräfte ergab keine Abhängigkeit vom Reibkoeffizienten (R^2=0,017; p=0,47) aber vom aufgewendeten Übermaß (R^2=0,667; p=0,0002). Im Gegensatz zu den Ergebnissen für die Scherkräfte bei der dichteren Probe wurde die maximale Normalkraft zwar ebenfalls beim höchsten Übermaß (200µm) aber beim niedrigsten Reibkoeffizienten von 0,4 erreicht. Die Deformationen an der Knochenoberfläche waren in Scherrichtung für alle Übermaße und Reibkoeffizienten bei der dichten Probe um 45,67% ± 10,92 größer als bei der porösen Probe. In Normalenrichtung zeigte dagegen die porösere Probe um 52,47% ± 29,68% erhöhte Deformationen. Korrespondierend mit den Kraftwerten stiegen auch die Scherdeformationen bei beiden Proben mit wachsendem Übermaß (R^2=0,72; p<0.001) und Reibkoeffizienten (R^2=0,467; p=0,011). Die Normaldeformation zeigte ähnlich wie die Kraftwerte nur eine Abhängigkeit vom Übermaß (R^2=0,3; p< 0,001) und nicht vom Reibkoeffizienten (R^2=0,112; p=0,864). Die Normaldeformation war wie die Normalkraft für die dichte Probe beim höchsten Übermaß und niedrigsten Reibkoeffizienten am höchsten. Generell ergab sich ein höheres Normal- zu Scherdeformationsverhalten für die weniger dichte Knochenprobe im Vergleich zur dichteren Probe. Außerdem zeigte sich ein klarer Anstieg des Verhältnisses von Normal- zu Scherdeformation um mehr als 100% mit abnehmenden Reibkoeffizienten bei beiden Knochenmodellen (Abbildung 2.16).

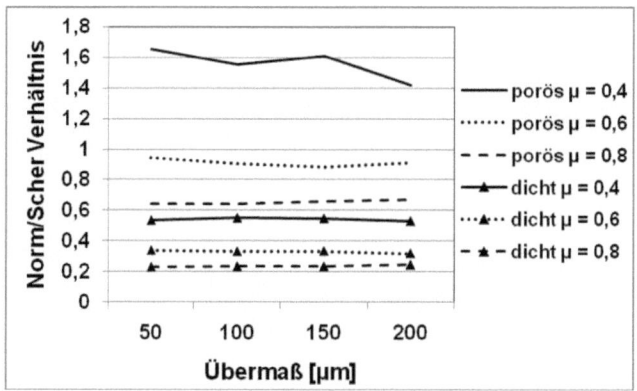

Abbildung 2.16: Verhältnis aus Normal- zu Scherdeformation der dichten und porösen Knochenprobe für verschiedene Übermaße und Reibkoeffizienten.

Kapitel 2 Implantation

Im Vergleich zur dichteren Knochenprobe zeigte die weniger dichte Probe mit wachsendem Übermaß ein abnehmendes Normal- zu Scherdeformationsverhältnis für Reibkoeffizienten von 0,6 und 0,8. Das Übermaß zeigte sich bei den internen Dehnungen für die Scherimplantation erneut als wichtiger Einflussparameter (R^2=0,78; $p < 0,001$), während der Reibkoeffizient eine untergeordnete Rolle spielte (R^2=0,32; p=0,064). Die Knochenschädigung bei der Scherimplantation im Vergleich zur Normalimplantation (Aufschrumpfen), ist für beide Knochenproben und alle Übermaße um mehr als 50% erhöht (Tabelle 2.7).

Tabelle 2.7: Anteil an Knochenvolumen mit Dehnungen über die plastische Belastungsgrenze von 0,85% berechnet mit einem elastischen Materialgesetz.

Scherimplantation	Übermaß	50µm	100µm	150µm	200µm
	Reibung	[%]	[%]	[%]	[%]
porös	0,4	0,08	1,50	3,15	4,06
	0,6	0,15	2,68	6,11	15,11
	0,8	0,28	4,84	11,56	17,78
dicht	0,4	0,14	3,28	10,57	19,64
	0,6	0,26	6,43	14,58	28,47
	0,8	0,58	10,30	24,38	29,88
Normalimplantation	Übermaß	50µm	100µm	150µm	200µm
	Reibung	[%]	[%]	[%]	[%]
porös	0,4	0,01	0,78	3,21	2,81
	0,6	0,01	0,82	1,30	1,47
	0,8	0,03	0,91	3,41	5,54
dicht	0,4	0,14	0,99	4,23	6,49
	0,6	0,11	0,99	4,25	6,48
	0,8	0,10	4,40	4,40	10,08

Der Unterschied war bei der rauen Oberfläche größer als bei der polierten Oberfläche (71% vs. 56%). Beim Aufschrumpfen zeigte sich ebenfalls das Übermaß als maßgebender Faktor, wohingegen die Reibung einen geringere Rolle spielte (Reibung: R^2=0,2; p=0,173; Übermaß: R^2=0,834; $p < 0,001$). Die Knochenschädigung bei der Schrumpfimplantation wurde somit auch bei Oberflächen mit geringem Reibkoeffizienten um mehr als 50% im Vergleich zur Scherimplantation reduziert. Die maximale Volumenschädigung trat beim Übermaß von 200µm und Reibkoeffizienten von 0,8 auf und betrug bei der dichteren Probe beim Aufschrumpfen 10% im Vergleich zum Aufscheren 30%. Für alle Übermaße und Reibkoeffizienten war die Knochenschädigung sowohl beim Aufschrumpfen als auch beim Aufscheren etwa um 55% höher bei der dichten Probe (Tabelle 2.7). Der mittlere Kontaktdruck war nach der Implantation beim Aufscheren größer als beim Aufschrumpfen (0,53±0,12 MPa vs. 0,46±0,006 MPa), verringerte sich bei physiologischer Belastung jedoch deutlich (Aufschrumpfen: 0,42±0,045 MPa; Aufscheren: 0,41±0,047 MPa). Die Dehnungsenergie, welche als Maß für die Vorspannung der Trabekel angesehen werden kann, ist beim Aufscheren (0,597±0,021) um etwa 85% größer als beim Aufschrumpfen (0,089±0,023). Der exemplarische Vergleich zwischen einem elastischen und plastischen Materialgesetz zeigte bei den Reaktionskräften und Deformationen für die dichte Probe Unterschiede von weniger als 1 %, während die poröse Probe im plastischen Modell Unterschiede von 50% aufwies. Die Relativbewegung zwischen Implantat und Knochen lag für die 4 Knochenmodelle bei beiden Implantationsmethoden und für alle Übermaße unter 100 µm. Für die Scherimplantation ergab sich jedoch ein ansteigender Verlauf mit wachsenden Übermaßen auf Werte über 40 µm, während dieser bei der Implantation durch Aufschrumpfen auf Werte unter 10 µm abnahm (Abbildung 2.17). Bei 50µm Übermaß und Implantation durch Aufschrumpfen wurde ein Ausreißer mit 70µm Relativbewegung registriert, der von der weiteren Auswertung ausgeschlossen wurde.

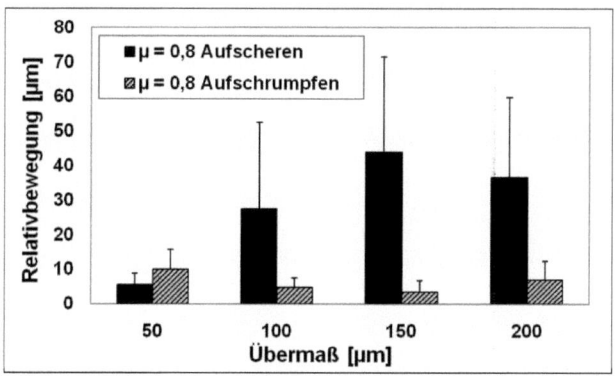

Abbildung 2.17: Mittlere Relativbewegung an der Grenzfläche zwischen Implantatstempel und Knochenprobe für variierende Übermaße und Implantationsmethoden bei einem Reibkoeffizienten von 0,8 (Porocoat).

2.2.2.4 Analytisches Trabekelmodell

Die projezierte Trabekellänge verringert sich mit wachsendem Reibkoeffizient, während der Trabekelscherwinkel (φ_5) in gleichem Maße zunimmt (Abbildung 2.18 links). Die geringste Abscherung der obersten Trabekelschicht mit Winkeln von weniger als 30° wird demnach mit einer polierten Oberfläche erreicht, während sehr raue Beschichtungen wie Porocoat ($\mu=0,8$) zu einer starken Abscherung von mehr als 50° bei Übermaßen über 100µm führen (Abbildung

Kapitel 2   Implantation

2.18). Das höchste Ausmaß der Abscherung von mehr als 60° wird bei Haftung der Knochenoberfläche auf dem Implantat erreicht. Unter der Annahme eines elastischen Materials wurde ein linearer Anstieg der Kontaktkraft beim Aufschrumpfen des Implantats erreicht (Abbildung 2.18 rechts). Mit wachsendem Reibkoeffizient verlaufen die Kennlinien zunehmend degressiv und es kommt bereits ab einem Übermaß von 50 µm zu einem verringerten Anstieg der Kontaktkraft. Für sehr raue Oberflächen mit einem Reibkoeffizient über 0,6 tritt ab 100µm Übermaß eine Stagnation beziehungsweise im Fall der Haftung (µ=1) eine Abnahme der Kontaktkraft auf.

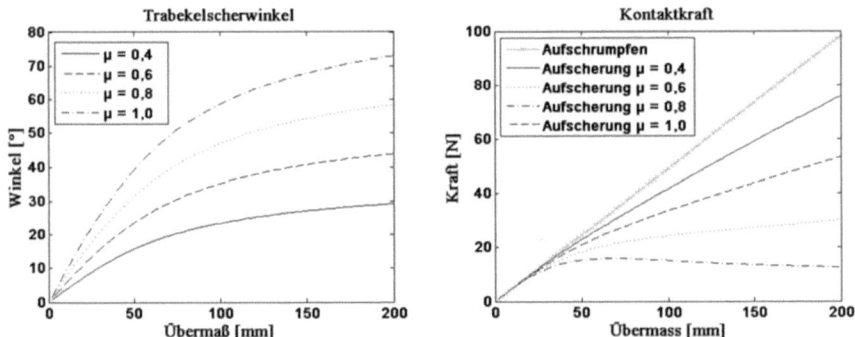

Abbildung 2.18: Ergebnisse des analytischen Balkenmodells: Abscherungswinkel beim Aufscheren (links) und Kontaktkraft zwischen Trabekel und Implantat für das Aufschrumpfen und Aufscheren des Implantats (rechts).

Kapitel 2   Implantation

2.3 Diskussion

2.3.1 Chirurgische Einflüsse

Implantationskräfte und Knochenschädigung

Die in der Frakturstudie gemessenen Knochendichtewerte korrelieren gut mit Werten für gesunden spongiösen Knochen in der Literatur (Wirtz u. a. 2000). Mit einem Median-Inklinationswinkel der Prothese von 139° (mittlere Abweichung vom CCD Winkel: 18,7°) wurde bei allen Präparaten die größtmögliche valgische Position, ohne den Schenkelhals zu Notchen, erreicht. Diese Technik wird in zahlreichen Studien als die stabilste Konfiguration empfohlen, um Schenkelhalsversagen vorzubeugen (Long und Bartel, 2006; Vail u. a., 2008). Die Maximalkraftergebnisse während des Einschlagens zeigten, dass durch den Chirurgen reproduzierbar die Schwellwerte von 4 kN (schwach) und 9 kN (hart) eingehalten wurden. Noch ungeklärt sind die Zusammenhänge zwischen eingebrachter Schlagenergie (Impuls) in Kombination mit sehr hohen Schlaggradienten und der resultierenden Knochenschädigung. Dennoch liegt die Vermutung nahe, dass diese beiden Parameter neben der Maximalkraft einen Einfluss auf die Knochenschädigung haben.

Die Frakturlast sank mit hohen Implantationskräften. Dies könnte ein Indiz dafür sein, dass zu hohe Implantationskräfte bereits zu einer Vorschädigung des Knochens führen können (Morlock u. a., 2006). Insgesamt lagen jedoch die Versagenslasten beider Gruppen deutlich über den maximalen physiologischen Maximalkräften von z.B. 3,5 kN beim Treppensteigen (Bergmann, 2001). In wie weit zyklische Belastungen, wie sie im Alltag auftreten, zu einem Risswachstum und Versagen bei wesentlich geringeren Lasten führen könnten, ist derzeit ungeklärt.

Die niedrigere Versagenslast bei weiblichen Präparaten sowie die stärkere Korrelation mit Alter und Knochendichte zeigt, dass ältere Frauen übereinstimmend mit anderen Studien ein erhöhtes Risiko bei diesem Implantattyp aufweisen (Mont und Schmalzried, 2008, Australisches Hüftregister 2006).

Primärstabilität

Die Bestimmung des Abscherungswiderstandes in Torsion als Mass für Primärstabilität entspricht nicht den physiologischen Belastungsbedingungen, stellt jedoch eine einfache Möglichkeit dar, die Scherkapazität der Knochen-Implantat-Grenzfläche zu quantifizieren.

Kapitel 2   Implantation

Die individuelle Knochenmineraldichte (BMD) und Struktur, welche in verschiedenen Knochensteifigkeiten resultiert, könnte ein Grund für die variierenden Setzwege bei gleicher Impulsstärke sein. Durch das Aufschlagen des Implantats nahmen die Kontaktfläche sowie der Kontaktdruck zwischen Prothese und Knochen stetig zu. Dadurch können bei reduzierter Setzbewegung höhere Kräfte übertragen werden. Für die in dieser Studie untersuchten Präparate und Implantationskräfte (2kN, entspricht mittelstarkem Hammerschlag) wurde das physiologisch auftretende Torsionsmoment bei Metall-Metall Großkopfprothesen von 8 Nm um mehr als das Dreifache überschritten (Bishop u. a., 2008). Die theoretisch minimal notwendigen Implantationskräfte zur Erreichung der Mindestprimärstabilität von 8 Nm, wurden mit einem analytischen Modell ermittelt und auf 500 N abgeschätzt.

Die in dieser Studie verwendeten Implantationskräfte liegen weit unter dem Kraftschwellwert von 4 kN welcher in Kapitel 2.2.1.1 als obere Grenze für die weich implantierte Femurgruppe verwendet wurde. Mit dem verwendeten linear elastischen Knochenmodell mittlerer Dichte wurde bei 2 kN Implantationskraft ein radiales Übermaß von etwa 125 µm errechnet, was deutlich geringer ist als zum Beispiel für Press-Fit Hüftpfannen (Übermaß > 0,5mm; Spears u. a., 1999; Spears u. a., 2000; Spears u. a., 2001; Udofia u. a., 2007).

Trotz fehlender präparatspezifischer Knochendichtewerte wurden die experimentell ermittelten Torsionsmomente mit weniger als 15% Abweichung mittels des analytischen Modelles bestimmt. Ein Grund dafür könnte in der kraftgesteuerten Implantation liegen, welche unabhängig von der Präparatdichte nur von den Grenzflächenparametern Implantatradius, Konuswinkel und Reibkoeffizient (Anhang B, Gleichung 23) beeinflusst, zu einem Kräftegleichgewicht zwischen Implantationskraft und Knochen-Implantat-Widerstand führt. Für alle untersuchten Messgrößen wurden jedoch keine signifikanten Unterschiede zwischen verschiedenen Oberflächen festgestellt. Die Sensitivitätsanalyse ergab eine leicht steigende Primärstabilität bei wachsendem Radius und Konuswinkel im weggesteuerten Modus (Anhang B, Gleichung 24). Klinisch sind der Variation dieser beiden Parameter jedoch durch den begrenzten geometrischen Spielraum enge Grenzen gesetzt.

Implantationswinkel und Setzverhalten

Die Untersuchung des Setzverhaltens des unzementierten Oberflächenersatzes zeigte eine gute Übereinstimmung der Ergebnisse mit PU-Schaumproben und humanen Femora bei 0° Implantationswinkel. Dies erlaubt die Formulierung von klinischen Schlussfolgerungen basierend auf PU-Schaum-Experimenten und reduziert somit die Notwendigkeit von Untersuchungen an Humanpräparaten. Das FE-Modell zeigte ähnliche Ergebnisse wie die PU-Schaum

Experimente für Verkippungswinkel und Setzerhalten mit Abweichungen von weniger als 15%. Wachsende Implantationswinkel führten zu einem klaren Anstieg des Verkippungswinkels und verursachten asymmetrische Dehnungsmuster. Da der Anteil von Knochengewebe mit Dehnungen über 8500 µStrain für Implantationswinkel von mehr als 15° sprunghaft von 2% auf 7,5% ansteigt, sollte eine derartige Abweichung von der axialen Kraftrichtung klinisch vermieden werden, um das potentielle Frakturrisiko zu minimieren. Verlaufsstudien mit versagten zementierten Oberflächenersätzen zeigten, dass neben der Knochenqualität der Patienten auch die falsche Implantatpositionierung eine mögliche Ursache von Schenkelhalsfrakturen sein könnte (Siebel u. a., 2006; Morlock u. a., 2006).

In Verbindung mit einer Reduzierung des Setzweges um ~1 mm, welche bei 15° Implantationswinkel auftritt, wird das Übermaß zwischen Knochen und Implantat in diesem System um 60 µm verringert. Da die Primärstabilität direkt vom Übermaß und dem resultierenden Kontaktdruck sowie der Kontaktfläche abhängt (Anhang B, Gleichung 22), würde diese durch unvollständiges Setzen reduziert werden. Eine Limitierung dieser Studie stellt die Verwendung von isotropen homogenen Knochenersatzmaterialen dar, welche nicht die inhomogene und anisotrope Struktur von humanem Knochen wiedergeben. In vergleichbaren Studien wurden jedoch immer wieder Knochenersatzmaterialien aufgrund ihrer reproduzierbaren Eigenschaften verwendet, um die Intervariabilität zwischen natürlichen Präparaten als Störfaktor auszuschließen (Baleani u. a., 2001). Zusammenfassend wird festgestellt, dass der Implantationswinkel möglichst nicht von der Implantatachse abweichen sollte, um eine ausreichende Primärstabilität zu gewährleisten und die Überlastung des Knochens zu minimieren.

2.3.2 Knochendeformation

Plastische Deformation

Anhand der mittleren Unterschiede der Markeroberflächenabstände wurde die Genauigkeit des angewendeten µCT basierten Positionierungsverfahrens abgeschätzt. Die Unterschiede der Markeroberflächenabstände lagen im Median bei 12 µm und damit im Bereich der resultierenden plastischen Deformation bei niedrigen Übermaßen von 25-50 µm vor allem für die betragsmäßig kleinere Normaldeformation. Es wurde jedoch in den Datensätzen keine Abhängigkeit des Abstandsfehlers vom Übermaß festgestellt.

Die verwendeten Knochenpräparate zeigten mit 0,5 g/cm³ eine der Population entsprechende mittlere gesunde Knochendichte (Wirtz u. a., 2000). Durch die starke Oberflächenrauheit der Porocoat Beschichtung wird bis zu 50% der Implantationskraft in Scherkräfte umgewandelt.

Dennoch zeigten beide Oberflächen (poliert, Porocoat) nahezu gleiche Normalkräfte bei identischen Übermaßen. Verwendet man das Verhältnis von wirkender Normalkraft zu aufgewendeten Scherkräften als Gütemaß für den Press-Fit, erreicht die polierte Oberfläche mit 5,6 wesentlich höhere Werte als die Porocoat Beschichtung mit 1,1. Generell ist ein möglichst großes Verhältnis mit geringen Scherkräften während der Implantation vorteilhafter, da die Scherkräfte zu einer zusätzlichen Knochenschädigung führen können. Tendenziell verhalten sich die plastischen Deformationen ähnlich wie die Implantationskräfte. Auch hier ist das Verhältnis von Normal- zu Scherdeformation für die polierte Oberfläche mit 1,62 deutlich größer als für die Porocoat Oberfläche mit 0,57. Insgesamt kann also die aufgewendete Implantationskraft bei Oberflächen geringerer Rauheit wesentlich effektiver in Normalkräfte, welche maßgeblich zum Press-Fit beitragen, umgesetzt werden. Ein wichtiger Aspekt ist jedoch die Primärstabilität nach der Implantation, welche maßgeblich durch einen hohen Reibkoeffizienten und die daraus resultierenden Scherkräfte bestimmt wird. Hier gilt es einen Kompromiss zwischen klinischer Implantierbarkeit und Primärstabilität zu finden oder auf alternative Implantationsverfahren zurückzugreifen.

Die Analyse der tieferen Knochenschichten zeigte, dass die größte Deformation bei hohen Übermaßen an der Oberfläche in Scherrichtung auftritt und besonders stark bei der Porocoat Oberfläche ausgeprägt ist. Für die Normaldeformation wurde nur in den oberen Schichten eine abnehmende Tendenz festgestellt, wobei hier die Beeinflussung durch die Messungenauigkeit der Marker berücksichtigt werden muss. Bezüglich des Knochenvolumenanteils am Gesamtvolumen (BV/TV) wurden in den einzelnen Schichten keine signifikanten Unterschiede vor und nach der Implantation festgestellt. Dies deutet darauf hin, dass es zu keiner nennenswerten Kompaktierung des spongiösen Knochens während des Press-Fits kommt. Die mit Abstand von der Kontaktfläche leicht ansteigenden Werte spiegeln die natürliche Verdichtung des Trabekelnetzwerkes zum Zentrum des Oberschenkelkopfes wieder.

Die Korrelation der plastischen Deformation in Scherrichtung zeigte eine deutliche Abhängigkeit von Anisotropieparametern (DA) sowie der Abweichung der Trabekelausrichtung (MIL) zur Flächennormalen des Implantatstempels. Demnach besitzen Proben mit großen Variationen in der Trabekellänge und Ausrichtung eine größere Neigung zur Abscherung während des Press-Fit Vorgangs. Die Deformation in Normalenrichtung hängt dagegen stärker von Porositätsparametern (BV/TV, BS/BV) und der Trabekeldicke sowie Konnektivität ab. Daraus folgt, dass Knochenproben mit einer starken Vernetzung der Trabekel sowie einer dichten Volumenstruktur und geringerer Porosität eine höhere Widerstandsfähigkeit gegen plastische Deformation in Press-Fit Richtung aufweisen. Je größer die Abweichung der Trabekel von der Flächennormalen, desto größer fiel die plastische Scherdeformation bei leicht sinkender Normaldeformation aus.

Die Analyse der Stress-Relaxation nach der Implantation zeigte, dass bis zu 25% des aufgewendeten Press-Fits bereits nach einer Standzeit von 40min verlorengehen. Diese Ergebnisse verdeutlichen, dass beim Press-Fitting von unzementierten Implantaten neben der plastischen Knochendeformation auch die Relaxation als wesentlicher Mechanismus berücksichtigt werden muss. Bei stufenförmiger Belastung alle 10min wurde die finale Relaxation nach der 5. Belastung auf 5% gesenkt. Damit ergeben sich theoretisch Möglichkeiten der stufenweisen Implantation von unzementierten Prothesen um das Ausmaß der Relaxation und damit die Abweichung vom gewünschten Press-Fit in Grenzen zu halten. Dies ist allerdings klinisch nur in einem Bereich von 5-10min sinnvoll da durch längere Operationszeiten das Infektionsrisiko ansteigt.

Press-Fit und Relativbewegung im µFE Modell

Das Verhältnis aus Scherkräften zu Normalkräften ergab identische Werte entsprechend den in der Simulation verwendeten Reibkoeffizienten an der Kontaktfläche und dient damit als indirekte Überprüfung der Korrektheit der Randbedingungen des numerischen Modells. Aufgrund der dichteren Trabekelstruktur weist die dichte Probe eine höhere Struktursteifigkeit auf, was zu einem größeren Deformationswiderstand und höheren Reaktionskräften bei gleichem Deformationsweg führt. Die Ergebnisse der Parametervariation zeigen, dass mit steigendem Übermaß und Reibkoeffizienten zwar die Scherkräfte kontinuierlich anwachsen, die Normalkräfte, welche für den Press-Fit verantwortlich sind, aber ab einem Übermaß von über 100µm für Reibkoeffizienten unter 0,6 (polierte oder plasmagesprühte Oberflächen) gleich oder größer sind als bei Porocoat Oberflächen µ=0,8.

Dieser Sachverhalt zeigte sich besonders deutlich bei dem dichteren gesunden Knochen mit einer homogenen Trabekelarchitektur. Dies deutet daraufhin, dass ein effektiver Press-Fit bei größeren Übermaßen (>100µm) mit rauen Oberflächen kompromittiert wird. Da es sich um ein elastisches Modell handelt, welches durch den Implantatstempel in Normalenrichtung definiert verformt wird, kann ein vom Reibkoeffizienten unabhängiges Übermaß (Normaldeformation) hergestellt werden. Die Scherdeformation ist dagegen direkt vom Übermaß und Reibkoeffizienten abhängig, da beide Parameter die Scherkraft bestimmen. Ein größeres Normal- zu Scherdeformationsverhalten bei der porösen Probe deutet daraufhin, dass diese aufgrund des geringeren Kontaktdrucks, welcher zu kleineren Scherkräften führt, weniger in Scherrichtung deformiert wird. Übereinstimmend mit den experimentellen Ergebnissen nimmt das Ausmaß der Scherdeformation im Vergleich zur Normaldeformation mit wachsendem Reibkoeffizienten zu und führt zu einem weniger effektiven Press-Fit. Ähnlich wie für wachsende Reibkoeffizienten führt auch ein größeres Übermaß zu erhöhten Scherdeformationen bei der porösen Knochenprobe, da diese aufgrund der geringeren Struktursteifigkeit leichter verformt werden kann. Durch Eliminierung von Scherkräften während der Implantation wird die Knochenschädigung bei gleichem Übermaß um mehr als 50% vermindert. Aufgrund der dichteren Architektur weist die dichte Knochenprobe eine größere Schädigung auf, da mehr Volumen und eine bessere Konnektivität unter den Trabekeln zu einer verbesserten Lastübertragung führen. Allerdings war der Einfluss plastischer Materialeigenschaften bei der porösen Probe deutlich ausgeprägter als bei der dichten Probe. Mit der Implantation durch Aufschrumpfen wurde die Relativbewegung für wachsende Übermaße deutlich vermindert, während die Scherimplantation zu einer Vergrößerung mit wachsenden Übermaßen führte. Ein Grund dafür könnte die Durchbiegung und Vorspannung von einzelnen Trabekeln während der Scherimplantation sein. Dadurch kommt es eher zu einer Entladung der Vorspannung (Abrutschen an der Grenzfläche) bei Aufbringung von physiologischen Belastungen.

Analytisches Trabekelmodell

Das analytische Modell kann herangezogen werden, um die Abscherungsvorgänge an der Grenzfläche zwischen Knochen und Implantat zu erklären. In Übereinstimmung mit den Kraftmessungen und dem numerischen Knochenmodell ist die Normalkraft (Press-Fit) unter Wegsteuerung größer bei Verwendung eines niedrigen Reibkoeffizienten. Das Modell zeigt darüber hinaus, dass für sehr hohe Reibkoeffizienten (>0,7) und Übermaße (>100µm) keine Steigerung des Press-Fits an der Knochenoberfläche mehr erreicht werden kann. Dies ist gleichzusetzen mit einer kompletten Abscherung der äußeren Trabekelschicht und könnte eine Erklärung für die Ergebnisse einer experimentellen Studie an humanem Knochen sein, in der das Torsionsmoment von unzementierten femoralen Oberflächenersätzen bei Erhöhung des Übermaßes von 170µm auf 420µm nicht weiter gesteigert werden konnte (Gebert u. a., 2009). Eine Limitation des Modells stellt die Beschränkung auf die äußerste Trabekelschicht und die Verwendung von elastischen Materialeigenschaften dar. In einem 3d Modell ist der zu erwartende Einfluss abgescherter Trabekel geringer, da hier Knochen in tiefer liegenden Schichten ebenfalls eine elastische Widerstandskraft und einen Beitrag zum Press-Fit leistet.

Kapitel 2　　Implantation

Klinische Bedeutung

Die Ergebnisse dieser Teilstudien haben gezeigt, dass bei Verwendung von niedrigen Implantationskräften (F<4 kN) eine signifikant höhere Versagenslast des Schenkelhalses erreicht wird als mit hohen Schlagkräften (>10 kN). Dies verdeutlicht die Notwendigkeit im klinischen Alltag Implantatsysteme und Operationstools zu entwickeln, die eine Implantation mit niedrigen Schlagkräften oder die Vermeidung von Schlagkräften ermöglichen.

Dies scheint klinisch realisierbar, da im Torsionsversuch rechnerisch bereits mit einer Implantationskraft von 500 N eine ausreichende Knochen-Implantat-Scherkapazität erreicht wurde, um die physiologischen Reibmomente von Metall-Metall Grosskopfhüftprothesen aufzunehmen (Bishop u. a., 2008). In vivo Gelenkmessungen in instrumentierten Hüftprothesen zeigten axiale Kräfte von etwa 2 kN beim normalen Gehen (Bergmann u. a., 2001). Daraus läst sich schließen, dass allein die physiologische Belastung während des Gehens zu einem Setzen der Prothese und zu einer ausreichenden Primärstabilität führen könnte. Zur Vermeidung von Schlagkräften wäre es demnach denkbar das Implantat statisch bis zu etwa 1.5-2.0 kN auf den Knochen aufzupressen und die anschließende physiolgische Gelenkbelastung für das endgültige Setzen des Implantats auszunutzen.

In einer weiteren Teilstudie konnte gezeigt werden, dass schräge Implanationskräfte, welche im Operationssaal unter eingeschränkter Sicht, Zeitdruck oder bei nicht planmäßigem Verlauf der Operation auftreten können, zu einem unvollständigen Setzen der Prothese führen. Dadurch verkantet das Implantat und es kommt zu einer unphysiologischen Belastung sowie zu einer verringerten Primärstabilät. Auch hier könnte das reprodzierbare Aufpressen des Implantats entlang der Konussymmetreachse mit hilfe einer Vorrichtung von Vorteil sein.

Messungen des zeitabhängigen Verhaltens des Knochens unter Belastung ergaben Verluste des Anpressdrucks von etwa 25% nach etwa 1h. Durch das statische Einpressen des Implantats und anschließende physiologische Belastung während des Gehens könnte die Stress-Relaxation des Knochens durch ein fortschreitendes Setzen des Implantats ausgeglichen werden. So zeigten die Ergebnisse nach der fünften Belastung auf den Anfangskraftwert und zehnminütiger Relaxationszeit nur noch eine Relaxation um etwa 5%.

Ein weiteres Potential liegt in der Vermeidung von Scherkräften während der Implantation, welche durch ein radiales Aufschrumpfen des Implantats vermieden werden könnten. Sowohl die Knochenschädigung als auch die Primärstabilität konnten im numerischen Modell durch eine radiale Implantation im Vergleich zum axialen Aufschlagen deutlich verbessert werden.

Kapitel 3
RELATIVBEWEGUNG

3.1 Einleitung

Im Vergleich zu zementierten Implantaten, welche durch den Zement formschlüssig (Interlock) im Knochen verankert werden, wird die Primärstabilität in unzementierten Prothesen durch einen Press-Fit an der Grenzfläche zwischen Knochen und Implantat erreicht. Dabei spielen sowohl formschlüssige (Oberflächenprofil, Konusform) als auch kraftschlüssige Faktoren (Kontaktdruck) sowie die Knochenqualität (Mineraldichte BMD) des Patienten eine wichtige Rolle. Um das Ziel der knöchernen Integration (Einwachsen) des Knochengewebes in die strukturierte Implantatoberfläche zu gewährleisten, sind eine Reihe von Randbedingungen einzuhalten. Dazu gehört, dass der offene Spalt zwischen Knochen und Implantat weniger als 100µm breit ist und die Relativbewegung auf Werte unter 50µm stabilisiert wird (Burke u. a., 1991; Jasty u. a., 1992). Im Falle der Überschreitung dieser Grenzwerte bildet sich bevorzugt fibröses Binde- bzw. Knorpelgewebe, während bei Unterschreitung die Entstehung spongiösen Knochens gefördert wird. Dadurch kann es zu einer fortwährenden Relativbewegung und Migration des Implantats bis hin zur Lockerung kommen, welche beim Patienten Schmerzen verursacht.

Für die präklinische Evaluierung von unzementierten Implantaten dienen in erster Linie experimentelle in Vitro Messungen an Humanpräparaten oder in Vivo Versuche an Tiermodellen. Im Rahmen von Tierversuchen wurden maximale Schwellwerte der Relativbewegung für das Einwachsen von Knochen ermittelt, welche im Bereich von 20µm bis 50µm liegen (Burke u. a., 1991; Aspenberg u. a., 1992; Bragdon u. a., 1996; Jasty u. a., 1997). Dabei wird die Relativbewegung als die auf den Implantatstempel aufgebrachte Bewegungsamplitude definiert und der Anteil von Knochengewebe (fibröses Bindegewebe, fibröses Knorpelgewebe, trabekulärer Knochen) an der Grenzfläche nach der Testphase histologisch analysiert (Jasty u. a., 1997). In einigen Studien wird die mechanische Kompetenz der Implantat-Knochen Verbindung auch mit Hilfe von Auszugs- oder Rotationstests nach einer festgelegten in Vivo Standzeit im Körper der Testtiere ermittelt (Tsukeoka u. a., 2005; Ferguson u. a., 2008). Vorteile

Kapitel 3 Relativbewegung

dieser Messungen sind die Integration aller in Vivo auftretenden mechanischen und biologischen Randbedingungen im lebenden Organismus. Nachteilig könnten sich die anatomischen und biomechanischen Unterschiede zwischen Tieren und Menschen auswirken. Bei in Vitro Versuchen an humanen Femurpräparaten werden dagegen für physiologische Alltagsbelastungen die Relativbewegungen zwischen Implantat und Knochen an definierten Stellen mit Hilfe von Linearwandlern gemessen (Baleani u. a., 2000; Cristofolini u. a., 2007). Für die vorgegebenen Lastfälle und Implantattypen können Aussagen über die unmittelbare post-operative Primärstabilität getroffen werden, während die Berücksichtigung der Gewebereaktion in Vitro nicht möglich ist. Weiterhin sind diese Verfahren auf wenige ausgewählte Messpunkte beschränkt, welche in den meisten Fällen abseits der eigentlich zu untersuchenden Grenzfläche liegen. In einer numerischen patientenspezifischen Studie wurde gezeigt, dass die Korrelation der simulierten Relativbewegung basierend auf 2 Messpunkten an Implantat und Knochen keinen nennenswerten Zusammenhang mit den direkt an der Grenzfläche Knochen-Implantat berechneten Ergebnissen lieferte (Tarala u. a., 2009). Bei üblichen Messungen mit Lineartransducern (LVDT's) wird die Relativbewegung durch Koordinatentransformation von der Messstelle auf die Grenzfläche Knochen-Implantat ohne Berücksichtigung der Knochendeformation bestimmt, wodurch es zu einer Überschätzung der Bewegungsamplitude kommt. Eine mögliche Alternative stellt die Simulation der Implantat-Knochen Verbindung mit Hilfe der Finite Elemente Methode dar, welche die exakte Bestimmung der Relativbewegung zwischen korrespondierenden Diskretisierungsknoten an der Grenzfläche ermöglicht (Spears u. a., 2001). Unter der Voraussetzung, dass die Modelle durch einen experimentell durchführbaren Versuch validiert werden können, erlauben sie detaillierte Aussagen über die mechanischen Vorgänge während der physiologischen Belastung. So wurden bereits mit geometrisch idealisierten Zylindermodellen Parameterstudien realisiert, welche die Variation der wichtigsten Grenzflächenparameter (Reibkoeffizient, Übermaß, Knochen E-Modul) untersuchten (Ramamurti u. a., 1997; Helgason u. a., 2008).

Neben Modellen, welche auf reinen Reibkontakten (Coulomb) mit Press-Fit basieren, gibt es auch Ansätze das Einwachsen des Knochens in das Implantat durch eine fortschreitende rigide Kopplung korrespondierender Oberflächenareale zu simulieren (Spears u. a., 2000). Dadurch kann der Knocheneinwuchs über der Zeit anhand von Schwellwerten nachgebildet werden. Neuere Ansätze verfolgen außerdem die Theorie der Gewebedifferenzierung nach Pauwels um die Entwicklung des undifferenzierten Gewebes nach der Operation anhand der mechanischen Reize vorherzusagen (Carter und Wong, 1988; Liu und Niebur, 2008; Puthumanapully u. a., 2008).

Kapitel 3 Relativbewegung

Im Rahmen dieser Studie soll ein FE-Modell des humanen proximalen Femurs mit Oberflächenersatz verwendet werden, welches sowohl die Reibung als auch den Press-Fit berücksichtigt und das Knocheneinwachsen iterativ durch rigide Kopplung von Oberflächenarealen simuliert. Für übliche Press-Fit Konditionen mit Übermaßen von 1-2mm wird der periimplantäre Knochen bereits irreversibel plastisch verformt. Diesem Sachverhalt soll in der aktuellen Studie durch ein nichtlineares plastisches Materialmodell Rechnung getragen werden.

3.2 Methode

3.2.1 FE-Modellerstellung

Für diese Studie wurde ein 3 dimensionales Modell des proximalen Femurs anhand von CT Daten (Schichtdicke: 1mm, Voxelgröße: 0,4mm; Siemens Emotion Duo, Hamburg, Deutschland) eines männlichen Patienten (Alter: 45 Jahre, mittlerer BMD-Wert: 0,54 g/cm^3) erstellt. Die Geometrie des Femurs wurde mit Hilfe eines einheitlichen Segmentierungsschwellwertes gelabelt (Amira 3.0, Mercury Computer Systems, Chelmsford, MA, USA) und anschließend oberhalb des großen Trochanters resektiert, da die Relativbewegung zwischen Implantat und Knochen unter Belastung nicht durch den distalen Femur beeinflusst wird. Im nächsten Schritt erfolgte die Fräsung des Knochens virtuell (Rinoceros 3.0 McNeel Seattle, USA) und die Positionierung eines unzementierten 47mm Durchmesser Prototyp-Oberflächenersatzes (ASR, Depuy, International, Anhang A) entsprechend klinischer Standards. Implantat und Femur wurden dann mit linearen Tetraeder-Elementen vernetzt (Altair-Hypermesh 7.0, HyperWorks Michigan, USA), da diese bei der Modellierung des proximalen Femurs genaue Ergebnisse bei vertretbarem Rechenaufwand liefern (Ramos und Simoes, 2006). Als Randbedingung während der Implantation und Lastapplikation wurden die Knoten am distalen Femurende in allen Freiheitsgraden eingespannt (Abbildung 3.1 A, C).

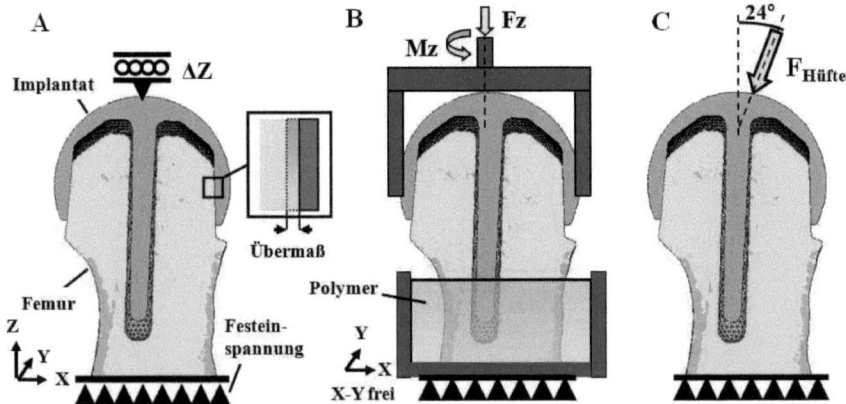

Abbildung 3.1: Finite Elemente Modell mit ASR Implantat und Femur sowie Randbedingungen A: Implantationsprozess und Übermaßdefinition B: Drehmomenttest C: Physiologische Belastung.

Kapitel 3 Relativbewegung

Die numerische Konvergenz des Modells bezüglich der maximalen Implantationskraft und der maximalen Relativbewegung wurde mit 60.000 Elementen für den Femur und 40.000 Elementen für das Implantat erreicht. Zur realitätsnahen Abbildung der inhomogenen Knochenmineraldichteverteilung wurde jedem Element individuell durch eine 3 dimensionale Interpolation anhand des überlagerten CT-Datensatzes ein Helligkeitswert (Houns-Field) zugewiesen (Matlab, 7.0.4, MathWorks Massachusetts, USA, Anhang G; Gotzen u. a., 2003). Die Umrechnung der Helligkeitswerte in die Knochenmineraldichte erfolgte nach einer Berechnungsvorschrift von Lotz (Lotz u. a., 1990). Mit Hilfe einer Potenzfunktion (Gleichung 7) von Carter für spongiösen und kortikalen Knochen wurde anschließend die Mineraldichte in Steifigkeitswerte (E-Modul) transformiert (Anhang H), während für die Poissonzahl ein konstanter Wert (Spongiosa: 0,12; Kortikalis: 0,3) verwendet wurde (Carter und Hayes, 1977).

$$E - Modul = 2875 * BMD^3 \text{ [MPa]} \tag{7}$$

Zur Abbildung der nichtlinearen Knocheneigenschaften wurde für den spongiösen Knochen ein bilineares plastisches Materialgesetz an 6 diskreten Dichtewerten modelliert (0,2 – 1,0 g/cm³, Tabelle 3.1). Dieses basierte auf dem E-Modul und einem isotropen Yield-Punkt von 0,85% Dehnung sowie einem Tangentenmodul von 5% des E-Moduls (Chang u. a., 1999; Morgan und Keaveny, 2001). Für Elemente mit einer Mineraldichte zwischen den diskreten Stützstellen erfolgte eine lineare Interpolation der Spannungs-Dehnungs-Kennlinie. Der Oberflächenersatz aus CoCr wurde mit einem homogenen Material (E-Modul: 195 GPa, Poisson: 0,3) entsprechend den Herstellerangaben (DePuy, International) modelliert. Da nur mit einem patientenspezifischen Modell gearbeitet wurde, sollte der Einfluss der inhomogenen Dichte und E-Modulverteilung mit einem rein homogenen Modell verglichen werden. Dazu wurde ebenfalls das nominale Übermaß von 40µm auf 200µm sowie die Materialeigenschaften (elastisch, plastisch) variiert. Im homogenen Modell wurden die mittleren E-Modulwerte separat für Kortikalis und Spongiosa anhand der mittleren Dichtewerte berechnet, wobei ein BMD-Schwellwert von (0,95g/cm³) für die Separierung beider Gewebe verwendet wurde. Zur Abbildung der Kontaktbedingung zwischen dem mit Porocoat beschichteten Implantat und dem Knochen diente eine Oberfläche zu Oberfläche Formulierung (Ansys 11.0, Philadelphia, USA) mit ‚Large Sliding Elementen' und einem Coulomb-Reibkoeffizienten von 0,8 (Grant u. a., 2007; Viceconti u. a., 2000). Die verwendete Kontaktsteifigkeit betrug dabei 1 GPa und führte zu einer mittleren Penetration der Grenzflächen von weniger als 5 µm, was einem Anteil von unter 5% am maximal aufgewendeten Übermaß entspricht.

Tabelle 3.1: Kennwerte des dichteabhängigen bilinearen isotropen plastischen Materialmodells (kinematic hardening) für spongiösen Knochen.

Apparente Dichte	Yield Spannung	Tangenten Modul
[g/m³]	[MPa]	[MPa]
0,20	0,26	1,53
0,45	2,13	12,50
0,56	4,25	25,00
0,64	6,38	37,50
0,71	8,50	50,00
0,76	10,63	62,50
0,81	12,75	75,00

3.2.2 Implantation der Prothese

Um ein exaktes nominales Übermaß zwischen Knochen und Prothese zu erzeugen, wurden die Knoten der Kontaktfläche des Knochens radial in die gewünschte Position verschoben. Für die Implantation wurde die Prothese ausgehend von null Übermaß (Line to line) durch Translation am Pol axial auf den Knochenkonus bis zur Zielposition aufgepresst und die Implantationskraft, der Kontaktdruck sowie die plastische Deformation aufgezeichnet (Abbildung 3.1, links). Aufgrund der Implantation wurde ein resultierendes effektives Übermaß, welches durch die Knochendeformation vom nominalen abweicht, berechnet (Gleichung 8). Die Berechnung erfolgte unter Verwendung der axialen Komponente der mittleren relativen Scherbewegung zwischen Knochen- und Implantatoberfläche. In Gleichung 8 bezeichnen die Variablen $\Delta Z_{Implant}$ und $\Delta Z_{Knochen}$ jeweils die mittlere Verschiebung der Implantat- und Knochenkontaktfläche und $\varphi_6 = 3{,}5°$ den Implantatkonuswinkel.

effektives Übermass = $(\Delta Z_{Implantat} - \Delta Z_{Knochen}) * \tan(\varphi_6)$ (8)

Um den Einfluss der chirurgischen Variationen, welche während der Implantation auftreten können, zu studieren, wurde der Implantationswinkel von 0° bis 15° (7,5° Schritte) variiert. Dabei wurde die Prothese unter Kraftkontrolle mit einem nominalen Übermaß von 50µm (Kraftvektor senkrecht zur Implantatoberfläche) implantiert und die plastische Oberflächendeformation sowie die Relativbewegung aufgezeichnet. Die numerische Simulation erlaubte es außerdem einen Vergleich zwischen der klassischen Implantation durch Aufscheren des Implantats und einer Alternative durch radiales Aufschrumpfen vorzunehmen. Bei letzterer Variante befand sich die Prothese initial bereits in der Zielposition, während das Übermaß durch Herstellung des radialen Kräftegleichgewichts numerisch eliminiert wurde.

3.2.3 Modell Validierung

Für die Validierung des Finite Elemente Modells wurden experimentelle Daten einer Vorgängerstudie, die von dem gleichen Präparat stammen, bei einer vorgegebenen Implantatkonfiguration herangezogen (Gebert u. a., 2009). Anhand dieser Ergebnisse für ein festgelegtes nominales Übermaß (170 µm) wurde die experimentell ermittelte Moment-Winkel-Kennlinie mit der numerisch berechneten verglichen. In der Studie von Gebert u. a. wurde der proximale Femur ebenfalls unterhalb des kleinen Trochanters resektiert und in ein Zweikomponentenharz (RenCast FC 53 Isocyanate/ FC 53 Polyol, E = 1150 MPa, Huntsman Advanced Materials, Duxford, UK) eingebettet. Die Schenkelhalsachse wurde dabei parallel zur Achse der Materialprüfmaschine (MTS 858, MTS Systems, Eden Prairie, MN, USA) ausgerichtet (Abbildung 3.1 B). Unter einer axialen Vorlast Fz von 1000 N erfolgte dann die Applikation eines reinen winkelgesteuerten Momentes Mz um die Schenkelhalsachse auf die standardmäßig implantierte Prothese (ASR, Durchmesser 47 mm, nominales Übermaß 170µm). Die Testung wurde erst abgebrochen nachdem es zu einem vollständigen Abrutschen der Prothese an der Knochenoberfläche kam. Der Versuchsaufbau einschließlich der Einbettung in ein Polymer wurde in der Momentensimulation berücksichtigt, um die experimentellen Bedingungen realitätsnah abzubilden (Abbildung 3.1 B). Im Finite Elemente Modell wurde das Moment durch eine rigide Kopplung der Prothese mit einem Zentrumsknoten auf der Implantatsymmetrieachse ebenfalls unter einer Axiallast von 1000 N weggesteuert eingeleitet. Während der Lasteinleitung erfolgte die Aufzeichnung des Widerstandsmomentes sowie der Kontaktparameter (Kontaktstatus: contact, near contact, sliding) um den Zeitpunkt des Abrutschens zu detektieren. Zur analytischen Überprüfung der Ergebnisse wurde das Modell aus Abschnitt 2.1.1.2 (Anhang B) herangezogen und mit den geometrischen Implantatdaten (Durchmesser 47mm, Konuswinkel: 3,5°, mittlerer Radius Rm = 19,25mm, Kontakthöhe H = 18,3mm) sowie dem mittleren E-Modul des Knochenpräparates (354 MPa) gerechnet.

3.2.4 Relativbewegung

Die physiologische Belastung erfolgte unter Verwendung von zwei statischen Lastfällen basierend auf in Vivo Messdaten für Laufen und Treppensteigen eines Durchschnittspatienten (Bergmann u. a., 2001). Während der Belastung wurde die kombinierte Scher- und Normal-

Kapitel 3 Relativbewegung

Relativbewegung an der Grenzfläche Knochen-Implantat ausgehend von den Verschiebungen im FE Modell zwischen der Entlastung des Gelenkes (Schwungphase) und der Maximallast (Standphase) für einen Gangzyklus mit Hilfe einer Matlab-Routine berechnet (Matlab, 7.0.4, Massachusetts, USA; Spears u. a., 2001). Relativbewegungen unter 50 µm wurden dabei als Grenzwert angenommen, ab dem Knocheneinwuchs auf das Implantat möglich ist (Burke u. a., 1991). Ergänzend wurden 50 Gangzyklen simuliert, um das iterative Einwachsen des Knochens, für Areale mit weniger als 50µm Relativbewegung, durch Umschaltung von Coulomb Reibung in einen gebondeten Zustand nachzubilden. Dies erlaubte die Bestimmung des Kontaktflächenanteils, welcher stabilen Knocheneinwuchs erfahren hat (Spears u. a., 2000). Außerdem wurde der Einfluss des Setzverhaltens durch physiologische Kräfte während des Gehens für 5 aufeinanderfolgende Gangzyklen simuliert. Zur Untersuchung der Sensitivität wurden die unabhängigen Variablen Knochenqualität (BMD: natürlich: 100%; 75%; osteoporotisch: 50%), Reibkoeffizient (poliert: 0,4; plasmagesprüht: 0,6; Porocoat: 0,8) und Übermaß (40, 80, 120, 160, 200µm) im elastischen Modell variiert. Dabei wurde die Reduzierung der Knochenqualität durch Skalierung der Mineraldichte jedes Elementes der Kortikalis und Spongiosa um einen einheitlichen Faktor realisiert. Anschließend wurde mit den Ergebnissen der Relativbewegung als abhängiger Variable eine multiple Regressionsanalyse (Multiple Regression, v15.0.1, SPSS Inc., Illinois, USA) durchgeführt, um die wichtigsten unabhängigen Variablen zu identifizieren. Da die Beziehung zwischen unabhängigen und abhängigen Variablen einen nichtlinearen Verlauf zeigte, wurden alle Daten zuvor logarithmisch transformiert.

3.3 Ergebnisse

3.3.1 Implantation der Prothese

Die plastische Deformation des Knochens an der Kontaktfläche begann ab einem effektiven Übermaß von 30μm beim Aufscheren (A) und ab etwa 60μm beim Aufschrumpfen (B) entlang der distalen Ränder des Femurkonus (Abbildung 3.2).

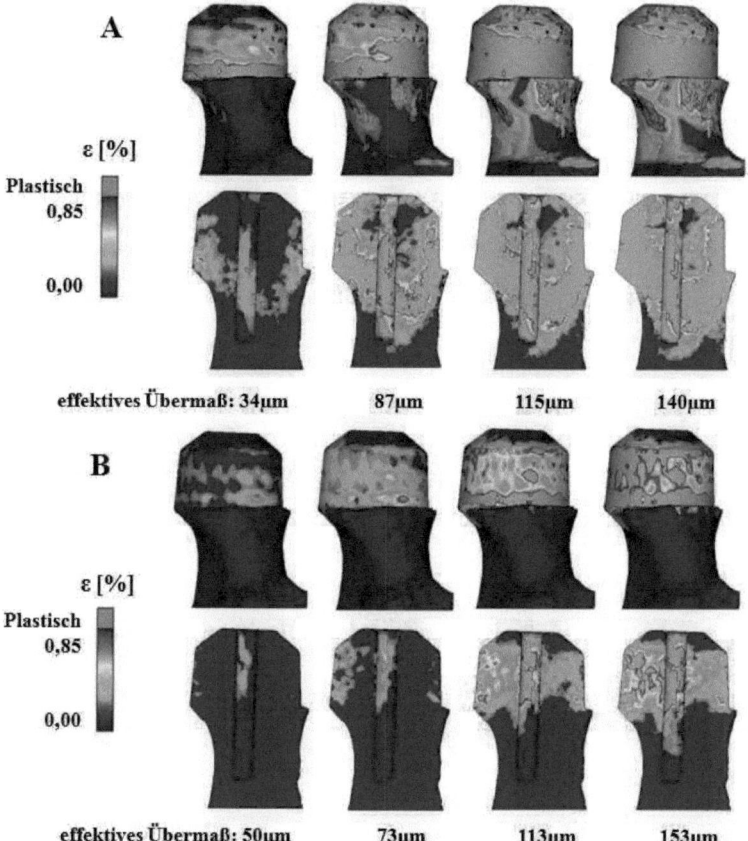

Abbildung 3.2: Totale von Mises Dehnung (graue Bereiche = plastische Knochendeformation) an der Kontaktfläche in der Frontalsicht (oben) und im Zentrum des Femurs als Frontalschnitt (unten) für das Aufscheren (A) und Aufschrumpfen (B) des Implantats.

Während der Implantation durch Aufscheren kommt es zu einer Abscherung der äußeren radialen Knochenschicht zum distalen Konusende, wodurch sich das effektive Übermaß um 17% (elastisches Modell) bzw. 30% (plastisches Modell) verringert. Die Regressionsgerade bei Korrelation des nominalen geplanten mit dem effektiven erreichten Übermaß, zeigte dementsprechend für das elastische Modell einen Anstieg von 0,83 und für das plastische Modell von 0,7. Für Übermaße ab 87µm breitete sich die plastische Deformation beim Aufscheren auch am proximalen Konusrand aus und pflanzte sich am distalen Konusrand ins Zentrum des Schenkelhalses fort, während sie beim Aufschrumpfen für Übermaße bis über 100µm auf den distalen Konusrand beschränkt bleibt. Ab 115µm Übermaß wurde die Knochenoberfläche beim Aufscheren bis zu 75% und große Teile des proximalen Schenkelhalses plastisch verformt (Tabelle 3.2; Abbildung 3.2).

Tabelle 3.2: Linear interpolierte Ergebnisgrößen des Implantationsvorgangs für A = Aufscheren und B = Aufschrumpfen des Implantats bei wachsenden nominalen Übermaßen.

Übermaß			Implantations-kraft		Kontaktdruck			plastische Deformation	
A	A	A	A	A	A	A	B	A	B
nominal	effektiv elast.	effektiv plast.	elast.	plast.	elast.	plast.	plast.	plast.	plast.
[µm]	[µm]	[µm]	[N]	[N]	[MPa]	[MPa]	[MPa]	[%]	[%]
0	0	0	0	0	0,00	0,00	0,00	0	0
20	17	17	989	989	0,30	0,30	0,36	0	0
40	34	34	2389	2389	0,75	0,75	0,70	14	0
60	51	49	3788	3630	1,20	1,20	1,01	32	3
80	67	63	5187	4529	1,65	1,56	1,28	48	11
100	84	77	6587	5299	2,11	1,86	1,50	63	21
120	101	91	7986	6055	2,56	2,09	1,69	75	32
140	117	105	9385	6911	3,01	2,24	1,83	85	45
160	134	118	10785	7984	3,46	2,29	1,94	94	57

Beim Aufschrumpfen liegt der prozentual plastisch verformte Oberflächenanteil für ein ähnliches Übermaß unter 30% und die plastische Verformung breitete sich erst ab etwa 125µm Übermaß gleichmäßig ins Zentrum des Knochenkonus aus. Der im FE-Modell errechnete Kontaktdruck zwischen Implantat und Knochen sowie die Implantationskraft waren nicht sensitiv bezüglich des Materialgesetzes (elastisch, plastisch) für effektive Übermaße unter 80µm. Für größere Übermaße erfolgte ein linearer Anstieg der Implantationskräfte und des Kontaktdrucks im elastischen Modell, während im plastischen Modell die Zunahme einen zunehmend degressiven Verlauf annahm (Tabelle 3.2). Der Verlauf des Kontaktdrucks beim Aufschrumpfen (plastisch) verläuft dagegen gleichmäßig degressiv mit etwas geringeren Werten als beim Aufscheren (B plastisch, Tabelle 3.2). Bei der Implantation mit nicht axialen

Kapitel 3   Relativbewegung

Schlagkräften (F = const.) stieg der Anteil plastisch verformter Oberflächenelemente von 12,2% (axial: 0°) auf 27,8% (schräg: 15°) an. Korrespondierend mit steigendem Implantationswinkel vergrößerte sich auch die Relativbewegung von 37µm (axial: 0°) auf 118µm (schräg: 15°).

3.3.2 Modellvalidierung

Der Vergleich zwischen den experimentell und numerisch bestimmten Moment-Winkel-Kennlinien zeigte eine gute Übereinstimmung der Steifigkeiten für beide FE-Modelle (elastisch, plastisch) bei kleinen Verdrehwinkeln ($\tau<1,0°$, Abbildung 3.3 links). Für Verdrehwinkel von weniger als 2° findet noch keine nennenswerte Änderung des Kontaktstatus der Kontaktelemente statt (Abbildung 3.3 rechts).

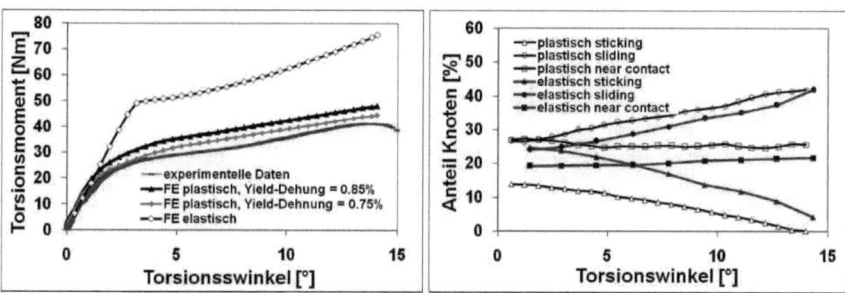

Abbildung 3.3:   Torsionsmoment-Winkel-Verlauf für die experimentell und numerisch (elastisch, plastisch) bestimmten Daten (links); Kontaktstatus der Oberflächenelemente des Femurs im numerischen Modell (rechts).

Der Gesamtanteil an Knoten im Zustand 'Sticking', 'Sliding' und 'near Contact' ergibt nicht 100%, da die Kontaktfläche am Implantat und Knochenkonus als Sicherheit distal und proximal erweitert wurde, um eine Materialdurchdringung an den Konusrändern zu verhindern. Der prozentuale Restanteil von Knoten entfällt dementsprechend auf die Kontaktbereiche im Zustand ‚Far Open'. Für größere Verdrehungswinkel ($\tau>1°$) zeigt das plastische Materialgesetz einen zunehmend degressiven Verlauf, der gut mit den experimentellen Werten übereinstimmt. Im elastischen Modell kommt es dagegen zu einem linearen Anstieg der Moment-Winkel-Kennlinie, bis zu einem Winkel von 2,5° ab dem das Abrutschen des Implantates einsetzt (Abbildung 3.3, rechts). Dementsprechend sinkt der Anteil von Knoten im Zustand ‚Sticking' im elastischen Modell von 25% auf 4% bei steigenden Anteil von rutschenden Knoten im Bereich von 2,5° bis 14° Verdrehungswinkel (Abbildung 3.3, rechts). Das Abrutschen der Kontaktflächen im plastischen Modell beginnt ab einem Winkel von 2° wobei die Änderung der Kontaktzustände mit einer geringeren Änderungsrate erfolgt (Abbildung 3.3, rechts). Dagegen bleibt der Anteil von Knoten im Zustand ‚Near Contact' bei beiden Modellen für alle Winkel nahezu konstant, da sich die effektive Überdeckungsfläche beim Torsionstest nicht ändert. Mit dem literaturbasierten Yield Punkt von 0,85% Dehnung wird eine maximale Abweichung zwischen Experiment und Simulation von 15% erreicht. Eine Erhöhung der Genauigkeit wurde nur mit dem Modell basierend auf einem geringeren Yield Punkt (0,75% Dehnung) erreicht. Aufgrund der Vergleichbarkeit und Übereinstimmung mit den literaturbasierten Materialkennwerten wurden alle Berechnungen mit einem Yield Punkt von 0,85% Dehnung durchgeführt (Morgan u. a., 2001). Das analytische Modell basierend auf einem linear elastischen Materialgesetz ergab für das maximal übertragbare Drehmoment einen Wert von 52,3 Nm und lag damit in guter Übereinstimmung mit dem numerischen elastischen Modell kurz vor dem Beginn des Abrutschvorgangs (Abbildung 3.3 links).

3.3.3 Relativbewegung

Im Bereich zwischen 0µm und 60µm Übermaß lag die Relativbewegung im plastischen Modell beim Treppensteigen etwa 30% über der beim Gehen (Abbildung 3.4).

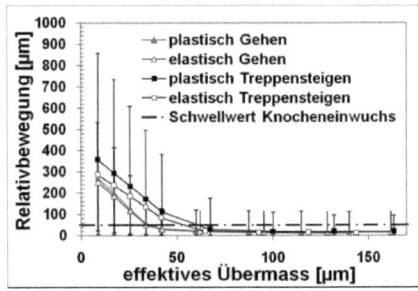 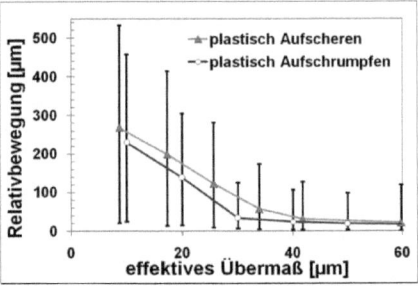

Abbildung 3.4: Mittelwert und Streuweite der Relativbewegung für variierende Übermaße: Vergleich eines elastischen und plastischen Materialmodells für Gehen und Treppensteigen (links); Vergleich der Implantationsmethoden Aufschrumpfen und Aufscheren im plastischen Modell (rechts); Alle Variationen für gesunden Knochen und Porocoat-Beschichtung µ=0,82).

Für Übermaße von mehr als 60µm stabilisierte sich jedoch die Relativbewegung nach einem Gangzyklus für Gehen und Treppensteigen auf Werte unter 50µm (Abbildung 3.4). Dieses Übermaß wurde mit Implantationskräften zwischen 3000 und 4000 N erreicht (Tabelle 3.2).

Kapitel 3   Relativbewegung

Eine weitere Steigerung des Übermaßes von 60µm auf 115µm führte nur zu einer geringen Verbesserung der Primärstabilität. Der Anteil von Kontaktknoten mit weniger als 50µm Relativbewegung vergrößerte sich in diesem Bereich lediglich von 85% auf 95%. Der Vergleich der Implantationsmethoden Aufscheren und Aufschrumpfen zeigte im Anfangsbereich bis 40µm Übermaß eine um 30µm verringerte Relativbewegung beim Aufschrumpfen. Außerdem zeigte die Implantation durch Aufschrumpfen eine etwas homogenere Verteilung der Relativbewegung mit geringeren Ausmaßen am distalen Konusrand (Abbildung 3.5 unten).

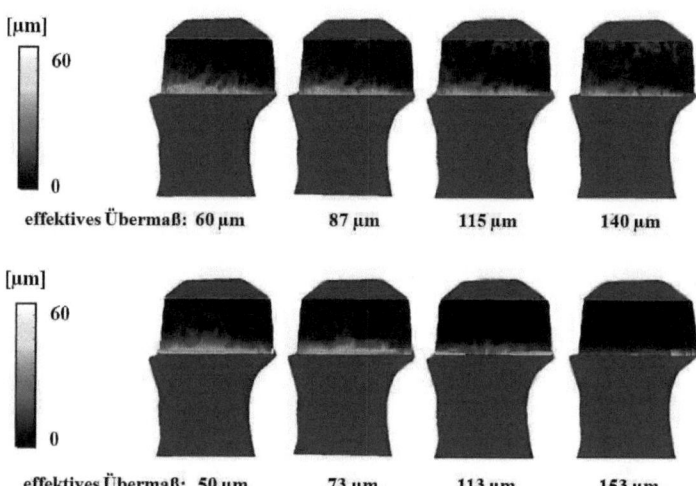

Abbildung 3.5:   Relativbewegung während des 1. Gangzyklus an der Implantat (Porocoat)-Knochen Grenzfläche für verschiedene Übermaße im plastischen Modell (weiße Bereiche mit mehr als 60µm Bewegung), Implantation Oben: Aufscheren, Unten: Aufschrumpfen.

Die Untersuchung einer Folge von 5 aufeinanderfolgenden Gangzyklen bei einem nominalen Übermaß von 147µm machte deutlich, dass die Relativbewegung nach dem ersten Schritt um 8% und in den folgenden 4 Schritten mit nachlassender Steigung um dann insgesamt 16 % abnahm. Die starke Streuung der Relativbewegung kann durch einige Elemente am distalen Implantatrand erklärt werden, welche besonders große Bewegungen aufwiesen (Abbildung 3.5). Diese Regionen korrespondieren ebenfalls mit den Bereichen in denen die größte plastische Deformation des Knochens stattgefunden hat (Abbildung 3.2). Die Analyse des iterativen Knocheneinwuchsverhaltens zeigte, dass der Anteil von eingewachsenen Kontaktelementen mit mindestens 50% über alle Iterationszyklen konstant blieb, solange das Übermaß mehr

Kapitel 3   Relativbewegung

als 30µm betrug (Abbildung 3.6). Für geringere Übermaße von 10µm und 20µm befanden sich nach 50 Iterationen mindestens 30% der Kontaktelemente in einem gebondeten Zustand.

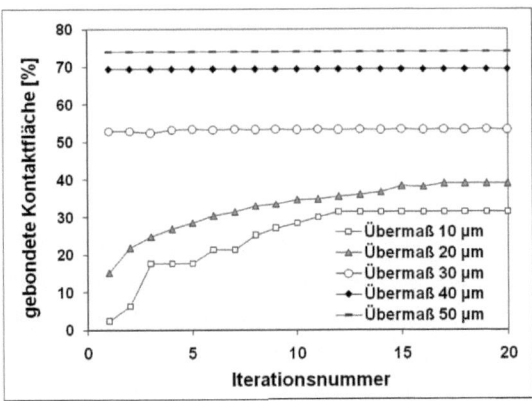

Abbildung 3.6: Iterativer Verlauf des Anteils von Kontaktknoten mit Knocheneinwuchs für variierende effektive Übermaße während des Gehens im plastischen Modell mit Porocoat beschichtetem Implantat.

Die standardisierten Koeffizienten der multi-linearen Regressionsanalyse identifizierten das Übermaß als einflussreichsten Faktor auf die Relativbewegung (β = 0,709), gefolgt von der Knochenqualität BMD (β = 0,514) und dem Reibungskoeffizienten (β = 0,345). Mit Integration jeder der untersuchten Variablen verbesserte sich der F-Wert des Modells signifikant (Modell 1: Übermaß, p=5,02e-8; Modell 2: Übermaß und BMD, p=2,05e-8; Modell 3: Übermaß, BMD und Reibung, p=7,9e-8). Das berechnete Regressionsmodell konnte dabei 88% der Variation in der Relativbewegung bei Verwendung aller drei unabhängigen Variablen erklären. Die Ergebnisse der Parametervariation für das elastische Modell während des Gehens zeigten außerdem, dass Knocheneinwuchs auch mit geringer Knochenqualität (Osteoporose) und niedrigem Reibkoeffizienten möglich ist, wenn das Übermaß mehr als 120µm beträgt (Tabelle 3.3). Die Variation der Materialformulierung (elastisch und plastisch) mit patientenspezifischer Dichteverteilung oder einfachen homogenen Eigenschaften zeigte Unterschiede in der Relativbewegung unter 10µm, wenn das Übermaß größer als 80µm war. Für die inhomogene Materialformulierung wurde kein Unterschied zwischen dem elastischen und plastischen Modell bei allen Übermaßen detektiert. Dagegen zeigte die homogene Formulierung eine vergrößerte Relativbewegung im plastischen Modell bei großen Übermaßen (>120µm).

Kapitel 3   Relativbewegung

Tabelle 3.3: Mittlere Relativbewegung [μm] zwischen Implantat und Knochen für variierende nominale Übermaße, Knochenqualitäten und Reibkoeffizienten während des Gehens (elastisches Modell); Graue Zellen signalisieren theoretischen Knocheneinwuchs.

100% gesunder Knochen	μ=0,39		μ=0,65		μ=0,82	
Übermaß [μm]	Mittel	Std.	Mittel	Std.	Mittel	Std.
40	53,0	47,3	19,6	14,0	15,0	10,0
80	16,0	9,9	10,0	4,8	9,0	3,8
120	11,0	5,6	7,4	3,9	7,2	3,2
160	9,0	4,1	7,6	3,2	7,3	3,1
200	8,0	3,9	6,9	3,3	6,7	3,2
75% Knochenqualität	μ=0,39		μ=0,65		μ=0,82	
Übermaß [μm]	Mittel	Std.	Mittel	Std.	Mittel	Std.
40	90,0	82,8	34,9	32,9	22,0	18,0
80	24,3	20,6	14,0	7,9	12,4	5,8
120	14,6	9,2	10,0	5,2	10,0	4,5
160	13,0	6,2	11,0	4,5	10,0	4,3
200	11,0	5,7	9,7	4,7	9,5	4,6
50% osteoporotischer Knochen	μ=0,39		μ=0,65		μ=0,82	
Übermaß [μm]	Mittel	Std.	Mittel	Std.	Mittel	Std.
40	149,7	134,6	66,2	69,8	43,0	41,4
80	54,0	59,3	22,2	14,4	19,5	10,0
120	22,8	17,4	16,7	8,6	15,6	7,5
160	19,9	10,0	17,1	7,4	16,0	7,1
200	17,0	9,3	15,5	7,6	15,2	7,4

3.4 Diskussion

In diesem Studienteil wurde die Relativbewegung an der Knochen-Implantat Grenzfläche für variierende Press-Fit Konditionen sowie der Knocheneinwuchs unter physiologischen Belastungsbedingungen simuliert. Dabei kam ein Finite-Elemente Modell mit Berücksichtigung der heterogenen Dichteverteilung sowie der nichtlinearen plastischen Materialeigenschaften des Knochens zum Einsatz, um die Implantation realitätsnah zu abzubilden. Die mittlere Relativbewegung für effektive Übermaße unter 60µm war während des Treppensteigens im plastischen Modell etwas größer als im elastischen. Für Übermaße von mehr als 60µm in gesundem Knochen mit einer ‚Porocoat' Implantatbeschichtung stabilisierte sich die Relativbewegung jedoch für beide Materialmodelle und Aktivitäten auf Werte unter 50µm. Dies erlaubte einem Anteil von mehr als 80% der Kontaktfläche das Einwachsen an der Grenzfläche während des Gehens (Burke u. a., 1991; Jasty u. a., 1992). Ein solches Übermaß wurde mit etwa 4 kN Implantationskraft erreicht, was in einem klinisch realisierbaren Bereich liegt (Kohan, 2007). Für Übermaße unter 60µm wurde nur eine begrenzte plastische Deformation des Knochens am Implantatrand beobachtet. Bei Übermaßen von mehr als 80µm entwickelte sich die plastische Deformation weiter in Richtung des Schenkelhalszentrums, was zu einem vergrößerten Frakturrisiko führen könnte (Schlegel u. a., 2010). Die Fraktur des Schenkelhalses ist die am häufigsten beobachtete klinische Versagensursache bei zementierten Oberflächenersätzen und wird vor allem mit Problemen während der Operation (Notching des Schenkelhalses, exzessive Zementierung, Traumatisierung des Knochens durch hohe Schlagkräfte) und der Patientenauswahl (geringe Knochendichte, kleine Schenkelhalsdurchmesser) in Verbindung gebracht (Morlock u. a., 2006; Morlock u. a. 2008; Zustin u. a., 2009).

Um die lokale Knochenschädigung zu minimieren wäre es denkbar die Implantationskraft auf die physiologischen Gelenkkräfte zu reduzieren (~2000 N; Bergmann, 2001). Für solche Implantationskräfte wurde ein Übermaß von 30-40µm im vorliegenden Modell erreicht, was zu einem simulierten Knocheneinwuchs von über 50% an der Knochenoberfläche führte. Außerdem zeigte die Simulation von 5 aufeinanderfolgenden Gangzyklen, dass es durch die physiologische Gelenkkraft selbst bei höheren Übermaßen (>100µm) zu einem weiteren Setzen und einer erhöhten Primärstabilität des Implantats kommt.

Die Relativbewegung war etwas größer beim Treppensteigen im Vergleich zum Gehen, was das notwendige Übermaß zur Erreichung der gleichen Primärstabilität um 20µm erhöhte. Die Erhöhung des Reibkoeffizienten führte zu mehr Stabilität, wobei diesem Vorgehen durch

Kapitel 3   Relativbewegung

Abrieb und Deformationsvorgänge während der Implantation Grenzen gesetzt sind (Kapitel 2.2.2.1; Gebert u. a., 2009). Zum Teil wurde diesem Sachverhalt durch Einbindung eines plastischen Materialgesetzes Rechnung getragen. Der Einfluss dieses Gesetzes im Vergleich zum elastischen Modell wurde jedoch bezüglich des Kontaktdrucks erst für Übermaße von mehr als 100µm und ab einer Implantationskraft von mehr als 6kN gezeigt. Diese Werte sind höher als alle physiologischen Lasten und könnten zur Beschädigung des Knochenvolumens sowie der Grenzfläche führen.

Die chirurgische Variation der Implantationskraftrichtung zeigte einen bemerkenswerten Einfluss auf die Primärstabilität und den Anteil potentiell geschädigten Knochens, wenn die Kraftrichtung von der axialen Implantatsymmetrieachse abweicht. Bei mehr als 15° Abweichung wurde eine um das dreifache erhöhte Relativbewegung im Vergleich zur axialen Implantation registriert, was die Bedeutung einer korrekten Implantation unterstreicht. Der Anteil plastisch verformten Knochens an der Grenzfläche vergrößerte sich ebenfalls um mehr als 50%. Die Abweichung von der axialen Implantationsrichtung sollte deshalb vermieden werden, um das Risiko von intraoperativ verursachten post-operativen Kopf- und Schenkelhalsfrakturen zu minimieren.

Eine andere theoretische Alternative stellt die Implantation durch Aufschrumpfen dar, bei der für Übermaße bis 100µm nur der distale Konusrand plastisch verformt wird. Ein Voranschreiten der plastischen Schädigung ins Schenkelhalszentrum wurde auch für sehr hohe Übermaße (>150µm) nicht beobachtet, was die Gefahr einer Schenkelhalsfraktur herabsetzen könnte. Bei Anwendung dieses Verfahrens könnten jegliche Scherkräfte, die zu einer weiteren Belastung des Knochens führen eliminiert werden. Die praktische Umsetzung des Aufschrumpfens setzt jedoch eine zweigeteilte Prothese oder unter Temperatureinfluss verformende Materialien (Shape-Memory-Alloys) voraus. Der Vergleich der Relativbewegung für beide Implantationsmethoden zeigte im Bereich von 0-40µm Übermaß eine um etwa 30µm verringerte Relativbewegung beim Aufschrumpfen und dementsprechend eine frühere Erreichung von Primärstabilität. Die Analyse der räumlichen Verteilung der Relativbewegung an der Kontaktfläche zeigte eine etwas homogenere Verteilung mit geringeren Maximalwerten am distalen Konusrand beim Aufschrumpfen.

Trotzdem das plastische Material besser geeignet schien die experimentelle Moment-Winkel-Kennlinie bei höheren Lasten ($\tau>2°$) abzubilden, war ein elastisches Material ausreichend zur Modellierung der kleineren Lastamplituden ($\tau<2°$). Eine Erklärung für die Abweichung des Modells von den Experimenten um 15% könnte der Verlust der Kontaktspannung aufgrund der „Stress-Relaxation" sein, welche im Bereich zwischen 17% und 20% liegt (Zilch u. a.,

Kapitel 3   Relativbewegung

1980). Demnach müsste das effektive Übermaß noch einmal um etwa 20% erhöht werden um unter Berücksichtigung der „Stress Relaxation" die gleiche Primärstabilität zu erreichen. Für physiologische Belastungen beim Gehen war das elastische Modell gleichwertig mit dem plastischen. Aufgrund von großen Relativbewegungen am distalen Implantatrand, kann in dieser Region für realisierbare Übermaße kein Knocheneinwuchs erwartet werden. Modifikationen im Implantatdesign unzementierter Prothesen könnten diese Region möglicherweise weiter stabilisieren (Kapitel 5).

Eine Limitierung der Studie ist der Umstand, dass nur ein einzelnes patientenspezifisches FE Modell verwendet wurde. Zur Generalisierung der Ergebnisse sind weitere Studien erforderlich, welche die anatomischen und densitometrischen Variationen für ein repräsentatives Patientenkollektiv berücksichtigen. Trotzdem die Variation der patientenspezifischen Knochenmineraldichte nicht modelliert wurde, konnte die Variation im Ausmaß der Mineraldichte durch Skalierung der Element-BMD-Werte berücksichtigt werden. Der Vergleich eines inhomogenen und homogenen Modells zeigte allerdings nur geringe Unterschiede bezüglich der Relativbewegung (<10µm) für realistische Übermaße (>80µm). Dies lässt den Schluss zu, dass die mittlere Knochendichte und der zugehörige E-Modul, wie im homogenen Modell verwendet, eine wichtigere Rolle für die Bestimmung der Primärstabilität spielt als die Modellierung der inhomogenen Materialverteilung.

Zudem wurde in dieser Studie ein Modell verwendet welches nicht die zeitabhängigen Materialeigenschaften wie ‚Stress-Relaxation' bzw. ‚Creep' berücksichtigt. In einer Arbeit von Zilch u. a. wurde für humane Spongiosaproben des Femurs eine mittlere statische ‚Stress-Relaxation' von etwa 17%, für vergleichbare Belastungen (2,5 MPa), wie sie während des Press-Fittings auftreten, nachgewiesen (Zilch u. a., 1980). Die experimentellen Ergebnisse der Stress-Relaxation, die in dieser Arbeit ermittelt wurden (Kapitel 2.2.2.2), ergaben mittlere Werte von 24%. Berücksichtigt man den linearen Anstieg des Kontaktdrucks für Übermaße bis 100µm, bedeutet dies die Notwendigkeit eines um 20% vergrößerten initialen Übermaßes zur Erreichung der gleichen Primärstabilität. Die zitierte Studie zeigte jedoch auch, dass bei einer erneuten Erhöhung der Spannung auf den Ursprungswert nur noch eine vernachlässigbare Relaxation von weniger als 6% auftritt. Dieser Sachverhalt würde bedeuten, dass es bei einer Implantation mit Kräften im Bereich der Gelenkbelastung zu einem Weiteren Setzen des Implantats bei physiologischen Aktivitäten kommt. Im klinischen Anwendungsbereich könnte es sinnvoll sein während der Implantation das Übermaß in zwei Schritten mit einem Zeitabstand von 5min bis zum Endmaß zu steigern, was durch stufenweises Aufschlagen realisierbar wäre. Auf der anderen Seite steigt der Kontaktdruck im plastischen Modell ab 100µm Übermaß zunehmend degressiv an, was in Verbindung mit der ‚Stress-Relaxation' keine nennenswerte Erhöhung des Press-Fits mehr erlaubt.

Für Belastungssituationen in einem physiologischen Bereich einschließlich der Implantation zeigte sich ein elastisches Modell als ausreichend zur Vorhersage der Primärstabilität in unzementierten Implantaten. Andere Anwendungen wie bei totalen Hüftendoprothesen (TEP), welche mehr als 200µm Übermaß verwenden, setzen dagegen nichtlineare Materialmodelle voraus. Die Studie zeigte, dass Primärstabilität in unzementierten femoralen Oberflächenersätzen mit moderaten Übermaßen und klinisch realisierbaren Implantationskräften erreichbar ist. Eine große Herausforderung besteht nun in der Bereitstellung von Fertigungs- und Fräsprozessen, da die aktuellen Toleranzen nicht ausreichen, um die in dieser Studie geforderten Übermaße zu erreichen.

Klinische Bedeutung

Die Ergebnisse des Kapitels `Relativbewegung`, unter Verwendung eines patientenspezifischen FE Models von Femur und Oberflächenersatz, bestätigen die Trends aus dem Kapitel `Implantation`. Mit moderaten Übermassen von etwa 50µm kann bei Alltagsaktivitäten die Relativbewegung auf Werte stabilisiert werden, die auf 80% der Implantat-Knochen-Kontaktfläche Knocheneinwuchs ermöglichen. Diese Übermasse können mit Implantationskräften von weniger als 4 kN erreicht werden und vermeiden damit eine Vorschädigung des Schenkelhalses. Ebenfalls konnte bestätigt werden, dass bei Implantationskräften im Bereich der physiologischen Gelenkkräfte während des Gehens eine ausreichende Primärstabilität (Relativbewegung ~50-60µm) erreicht wird, die auf etwa 50% der Knochen-Implantat-Grenzfläche Knocheneinwuchs ermöglicht.

Nach der Implantation mit Kräften von etwa 2000 N und einer wiederholten Belastung über fünf Gangzyklen kam es zu einem Setzen der Prothese. Übereinstimmend mit dem Kapitel `Implantation` zeigen diese Ergebnisse die Bedeutung der Ausnutzung des Setzverhaltens der Prothese unter physiologischer Belastung. Dadurch kann der Einfluss der Stress-Relaxation über die Zeit teilweise durch fortschreitendes Setzen der Prothese ausgeglichen werden.

Auch in diesem Studienteil wurde an einem realitätsnahen Knochen-Implantat-Modell die potenzielle Bedeutung der Implantation durch Aufschrumpfen der Prothese gezeigt. Unter gleichzeitiger Verringerung der plastischen Schädigung des Knochens konnte die Relativbewegung früher als beim Aufschlagen bei Übermassen von etwa 30µm auf Werte stabilisiert werden die Knocheneinwuchs ermöglichen.

Kapitel 4
REMODELING

4.1 Einleitung

Wie nahezu alle Gewebe im menschlichen Körper unterliegt auch Knochen einem Gleichgewicht zwischen kontinuierlichem Auf- und Abbau der Strukturmatrix. Frühe Studien von Frost u. a. zeigten, dass bei einer physiologischen Belastung (800 µStrain $< \varepsilon <$ 1500 µStrain) ein Gleichgewicht zwischen Knochen abbauenden (Osteoklasten) und aufbauenden (Osteoblasten) Zellen herrscht (Frost, 1996; Frost, 1998; Frost, 2003). Bei Überbelastung (>1500 µStrain) oder Unterbelastung (<800 µStrain) kommt es zu einem entsprechenden Modeling (Aufbau) oder Remodeling (Abbau) des Knochens. Die auf den Knochen wirkenden Signale gehen dabei von zyklischen dynamischen Kurzzeitbelastungen aus, wie sie während der typischen täglichen Aktivitäten (Gehen, Laufen, Treppensteigen) auftreten. Durch Einbringung von Implantaten in den menschlichen Körper, welche eine wesentlich höhere Steifigkeit aufweisen als der umgebene Knochen, kommt es zu einer Änderung der physiologischen Krafteinleitung. Je nach Implantattyp (TEP, Oberflächenersatz) werden mehr oder weniger große Bereiche des Knochens entlastet und es entsteht das sogenannte ‚Stress-Shielding' (Huiskes u. a., 1992; Taylor, 2006; Pitto u. a., 2008). Dieser Sachverhalt wird auch für femorale Oberflächenersatzprothesen angenommen, welche den natürlichen Kraftfluss vom superioren Kontaktbereich des Femurkopfes zur Peripherie bzw. bei Zementierung des Pins ins Kopfzentrum umleiten.

Unphysiologische Dehnungsverteilungen aufgrund unvollständig gesetzter Prothesen wurden als Versagensursache beim zementierten Oberflächenersatz identifiziert (Siebel u. a., 2006). Neuere Studien unter Verwendung der Finite Elemente Methode zeigten, dass direkt nach der Operation die höchsten Dehnungsraten am superioren Schenkelhals direkt unter dem Implantatrand auftreten (Watanabe u. a., 2000; Gupta u. a., 2006). Es wurde ebenfalls postuliert, dass es aufgrund des steifen Implantatmaterials unter der Kappe im superioren Femurkopfbereich zu ‚Stress Shielding' kommt, was zu einer resultierenden Knochenresorption und aseptischer Lockerung des Implantats führen kann.

Kapitel 4 Remodeling

Da alle bisher eingesetzten Oberflächenersatzimplantate (Birmingham Hip McMinn, ASR DePuy, Durom Zimmer, Cormet Corin) ähnliche Geometrien aufweisen, war das Ziel dieser Studie den Einfluss alternativer innerer Implantatdesigns auf die Spannungs- und Dehnungsverteilung sowie die Knochenumbildung (Remodeling) im proximalen Femur zu untersuchen.

Dafür wurden verschiedene Implantatdesigns mit variierender innerer Geometrie (zylindrisch, konisch,) sowie ein sphärisches Implantat, welches die subchondrale Knochenschicht intakt lässt, mit einem Standard ASR Design (DePuy, International) verglichen.

Ein besonderes Augenmerk wurde auch auf die Implantat-Knochen Kontaktregion (zementiert, unzementiert: line to line, Press-Fit) gelegt, welche die Lasteinleitung in den proximalen Femur nachhaltig beeinflusst. Eine numerische patientenspezifische Studie zeigte eine geringere Stimulierung der Knochenresorption im Femurkopf für eine unzementierte Birmingham-Hip Komponente im Vergleich zur zementierten Variante (Ong u. a., 2006). Dieser Umstand könnte ein vielversprechender Hinweis für die weitere Untersuchung unzementierter Oberflächenersatzprothesen sein. Ein Großteil der unzementierten Remodeling Studien verwendet einen ‚line to line' Fit ohne Übermaß zwischen Implantat und Knochen (Ong u. a., 2006). In dieser Studie soll außerdem der Einfluss des Press-Fits untersucht werden, welcher zu einer Vordehnung des Knochens an der Grenzfläche führt. Dabei wird erwartet, dass das mechanische Signal für Knochenaufbau wesentlich ausgeprägter als beim ‚line to line' Fit ist, und zu einem geringeren ‚Stress-Shielding' führt.

Um die Veränderungen in der Dichteverteilung des Knochens aufgrund von mechanischen Einflüssen vorhersagen zu können, wurden spannungs- und dehnungsbasierte Remodeling-Algorithmen in Kombination mit Finite Elemente Modellen vorgeschlagen. In einer Arbeit von Gupta u. a. wird der Unterschied der Dehnung jedes Elementes des behandelten und unbehandelten Knochens als Remodeling Signal verwendet, um Änderungen der Knochendichte zu berechnen (Gupta u. a., 2006). Die Arbeiten von Huiskes und Rietbergen schlagen dagegen die elastische Dehnungsenergiedichte des Knochens als Stimulus für die Knochenumbildung vor (Huiskes u. a., 1989; Huiskes u. a., 1992; Weinans u. a., 1992). Dabei wird die Dehnungsenergiedichte im unbehandelten Femur mit der im behandelten implantierten Femur verglichen und anhand eines Schwellwertes entschieden, ob es zu einer Dichteänderung kommt. Im Bereich innerhalb dieser Schwellwerte existiert demnach eine Totzone, in der ein Gleichgewicht zwischen auf- und abbauenden Prozessen angenommen wird.

Die Schwellwerte basieren zum großen Teil auf Tierexperimenten an Kaninchen und sind aufgrund unterschiedlicher Stoffwechselgeschwindigkeiten nicht direkt auf den Menschen übertragbar (Weinans u. a., 1993). Dennoch zeigten Weinans und Huiskes in einer Grundlagen orientierten Arbeit, dass der Schwellwert vorrangig einen Einfluss auf die Menge an resorbiertem Knochen und weniger auf die Verteilung der Resorption hat (Weinans u. a., 1992). Demnach sind qualitative Aussagen über die Verteilung der Resorptionszonen mit Hilfe dieses Algorithmus möglich, während quantitative Ergebnisse nur anhand weiterer Validierungsmessungen abgeleitet werden können. Hier bietet sich der Vergleich zwischen postoperativ erhobenen quantitativen CT Daten (QCT) von Patienten mit den Werten der simulierten Dichteänderung des Finite Elemente Modells über der Zeit an (Lengsfeld u. a., 2003; Lengsfeld u. a., 2005). Aufgrund von nicht vorhandenen Verlaufsdaten des Patienten kann eine quantitative Validierung in dieser Studie nicht vorgenommen werden.

4.2 Methode

4.2.1 Implantatgeometrien und Fixierungsvarianten

Insgesamt wurden in dieser Studie vier verschiedene Implantatdesigns mit zylindrischem (A), leicht (B) und stark (C) konischem sowie sphärischem (D) Design, welche von erfahrenen Chirurgen vorgeschlagen wurden, mit einer klassischen ASR Prothese (E) (Depuy, International) verglichen (Abbildung 4.1).

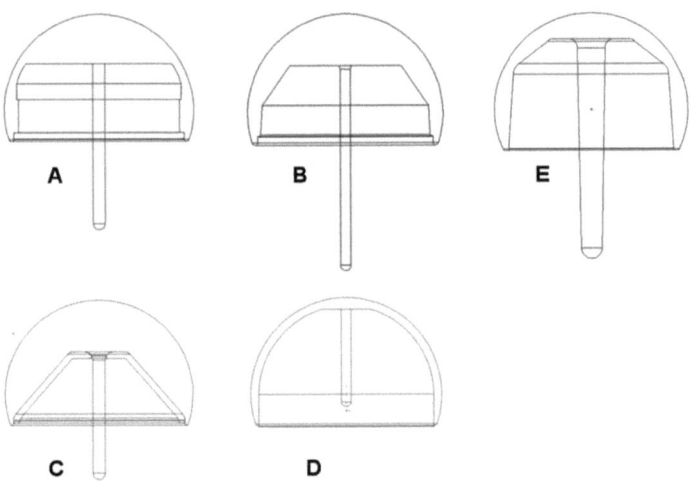

Abbildung 4.1: Oberflächenersatz mit verschiedenen Kappen-Innendesigns A: zylindrisch; B: leicht konisch; C: stark konisch; D: sphärisch; E: ASR Design.

Beim sphärischen Design wird im Vergleich zu den anderen Varianten die subchondrale Knochenschicht bewahrt und die Kappe auf den nur oberflächlich abgefrästen Kopf aufzementiert. Im Vergleich zur ASR besitzen alle anderen Designs wesentlich dünnere und kürzere Pins und benötigen dementsprechend kleinere Pinbohrungen (Abbildung 4.1). Außerdem ist die Wandstärke bei Design A, B und C verglichen mit dem ASR Design wesentlich stärker ausgeprägt, während die sphärische Variante die geringste Wandstärke aufweist. Dadurch kann die radiale Gesamtsteifigkeit der Implantate stark unterschiedlich ausgeprägt sein. Zur Analyse des Einflusses der Knochen-Implantat Kontaktbedingung wurde mit Ausnahme des sphärischen Designs (nur zementiert möglich) eine zementierte und unzementierte Variante mit ‚line to line' oder Press-Fit simuliert. Die unzementierten Press-Fit Varianten wurden mit einem radialen Übermaß von 100µm modelliert, während die ‚line to line' Versionen kein Übermaß aufwiesen. Das Übermaß in der Press-Fit Version wurde im ersten Lastschritt radial numerisch eliminiert, um eine genügende Primärstabilität zu gewährleisten. Da das stark konische Implantat mit einem Konuswinkel von 41° nicht selbsthemmend war, wurde hier nur die zementierte und unzementierte ‚line to line' Version simuliert. Als Kontaktbedingung zwischen Implantat und Knochen diente wiederum eine ‚Oberfläche zu Oberfläche' Formulierung (Ansys 11.0, Philadelphia, USA), welche bei der zementierten Variante vollständig fixiert und bei der unzementierten Ausführung mit Coulombscher Reibung für eine Porocoat Oberfläche (μ=0,8) modelliert wurde (Grant u. a., 2007). Für die zementierten Versionen wurde ein Zementmantel von ~2mm Stärke (E-Modul PMMA: 2000 MPa; Breusch u. a., 2005) und eine zusätzliche Zementpenetrationsschicht mit einer mittleren Steifigkeit zwischen Knochen und Zement (E-Modul: 1500 MPa) gleicher Dicke modelliert. Bei allen Modellen wurde die zentrale Pinbohrung überfräst und mit Kontaktelementen für einen Reibkontakt ausgestattet, um das Gleiten des Pins zu ermöglichen. Diese Methode wurde bereits in Kapitel 2.2.1.1 vorgeschlagen um übermäßige Implantationskräfte aufgrund des zusätzlichen Reibwiderstands des Pins zu vermeiden.

4.2.2 Modellerstellung und Muskelkräfte

Alle Implantatkomponenten wurden in einer neutralen Position orientiert (CCD Winkel = 135° Frontalebene, Anteversion = 10° Saggitalebene) und anhand der Schenkelhalsachse des Femurs ausgerichtet. Basierend auf den gleichen CT Daten (Alter: 45 Jahre, mittlerer BMD-Wert: 0,54 g/cm^3; Schichtdicke: 1.0 mm, planare Auflösung: 0.4 mm; Siemens Emotion Duo, Hamburg, Germany) wie im Kapitel 3 Relativbewegung wurde ein 3 dimensionales isotropes elastisches Finite Elemente Modell erstellt (Carter und Hayes, 1977), jedoch diesmal erst unterhalb des kleinen Trochanters resektiert (Abbildung 4.2 links). Es wurde ein identisches Materialmodell wie Kapitel 3.1.1 jedoch ohne plastische Eigenschaften verwendet, da die Remodeling-Theorie auf der elastischen Dehnungsenergiedichte basiert. Die Geometrie des Femurs wurde wiederum mit einem einheitlichen Schwellwert segmentiert und die Oberfläche anschließend geglättet (Amira 3.0, Mercury Computer Systems, Chelmsford, MA, USA). Die Vernetzung von Implantat und Femur erfolgte mit linearen Tetraederelementen (Altair-Hypermesh 7.0, Michigan, USA), wobei die inhomogene Knochenmineraldichte analog wie in Kapitel 3.1.1 mittels Interpolation an jedes Element zugewiesen wurde (Matlab, 7.0.4, Massachusetts, USA; Gotzen u. a., 2003, Abbildung 4.2 rechts). Die Konvergenz des Modells bezüglich der maximalen von Mises Spannung wurde mit 60.000 Femurelementen und

Kapitel 4 Remodeling

40.000 Prothesenelementen und insgesamt 64.320 Freiheitsgraden erreicht. Als Randbedingung wurden alle Knoten am distalen Schaftende in allen Freiheitsgraden eingespannt, während das Implantat nur durch die Kontaktbedingung (gebondet: zementiert; Reibung: unzementiert) stabilisiert wurde.

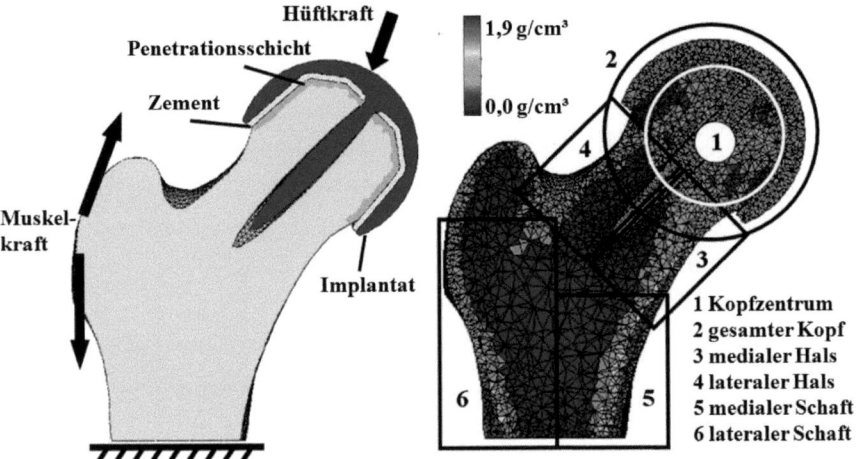

Abbildung 4.2: Frontalschnitt des Modells mit Komponenten, Randbedingungen und physiologischen Kräften (links); Frontalschnitt des FE Modells mit Mineraldichteverteilung und Maskenregionen (rechts, Post-Processing).

Zur Abbildung physiologischer Belastungen wurden die maximalen während eines Gangzyklus (normales Gehen) auftretenden Kräfte (mittlerer Patient; Bergmann u. a., 2001) kraftgesteuert appliziert, da sie die Hauptaktivität im täglichen Leben eines Patienten darstellen. Beim nativen Femur wurde die Hüftkontaktkraft über starre Balkenelemente, welche mit einem Zentrumsknoten im Femurmittelpunkt und der Femurkopfoberfläche verbunden waren, aufgebracht, um die flächig verteilte Krafteinleitung in den Femur zu simulieren (Abbildung 4.3 links). Im behandelten Femur wurde dagegen die Hüftkontaktkraft punktförmig auf die Implantatoberfläche appliziert. Ergänzend wurden außerdem die korrespondierenden Muskelkräfte während des Gehens flächig verteilt zur Nachbildung der Muskelangriffsstellen am großen Trochanter eingeleitet (Abbildung 4.2 links; Duda u. a., 1997; Duda u. a., 1998). Diese umfassten die intersegmentale Resultierende, den Abduktor sowie die distale und proximale Tensor Faszie (Abbildung 4.3 links). Die Muskelzüge des kleinen Trochanters wurden nicht berücksichtigt, da sie nur einen untergeordneten Einfluss auf die Belastung des proximalen Femurs haben (Bitsakos u. a., 2005). Der Femur wurde anhand der Schenkelhalsachse senkrecht zur transversalebene und mit dem Schenkelhals und Schaft parallel zur Frontalebene ausgerichtet. Dementsprechend ist die Z-Richtung von proximal nach distal, die X-Richtung von medial nach lateral und die Y-Richtung von anterior nach posterior.

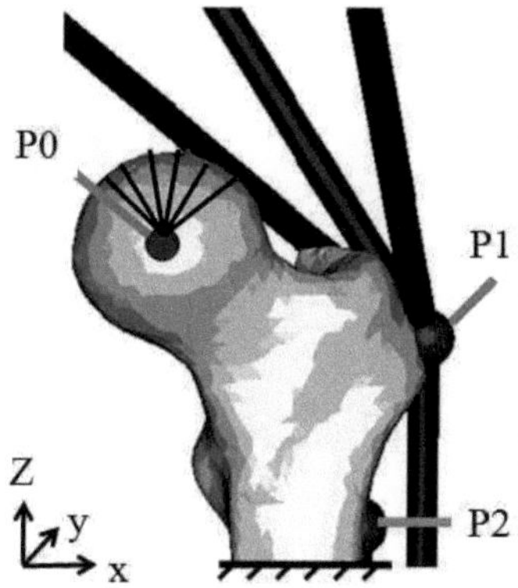

Hüftkräfte beim Gehen nach Duda

Kraft	x [N]	y [N]	z [N]	Resultier-ende	Angriffs-punkt
Hüftkontakt	451,4	274,2	1916,1	1987,6	P0
Intersegmental result. & zwei-Gelenk Muskel	93,6	141,3	1082,6	1095,8	P1
Abduktor	484,9	35,9	723,1	871,4	P1
Tensor fascia latae, proxim. Teil	60,2	97,0	110,4	158,8	P1
Tensor fascia latae, distal. Teil	-4,2	-5,9	158,8	159,0	P1

Abbildung 4.3: Darstellung der Muskelansatzspunkte am proximalen Femur (links); Tabellarische Auflistung der maximal wirkenden Kraftkomponenten (X,Y,Z) und ihrer Resultierenden (rechts, Quelle: adaptiert von Duda u. a., 1997).

Alle Modelle wurden mit einem statischen Solver gelöst und anschließend die Post-Processing Parameter für jedes Femurelement ermittelt. Da das Finite Elemente Netz des unbehandelten Femurs nicht identisch mit dem des implantierten Femurs war, wurden alle Ergebnisse in ein äquidistantes Referenznetz (Gitterdichte: 1mm) interpoliert (Meshgrid, Griddata3, Interp3; Matlab, 7.0.4, Massachusetts, USA). Damit war ein Vergleich der Remodeling Signale von beiden Femora möglich, wobei die Ergebnisse erneut geglättet wurden (Smooth3; Matlab, 7.0.4) um scharfe Übergänge an den Elementrändern aufgrund der Diskretisierung des FE-Netzes auszugleichen.

4.2.3 Remodeling Algorithmus

Um die Änderung der Knochenmineraldichte zu berechnen wurde eine Remodeling Regel von Huiskes implementiert, welche später von Rietbergen ergänzt wurde (Huiskes u. a., 1987; van Rietbergen u. a., 1993). Diese Remodeling Regel basiert auf einem lokalen Vergleich der Remodeling Signale des unbehandelten S_{Ref} und behandelten Femurs S_{Treat}. Sie beinhaltet die elastische Dehnungsenergiedichte pro Volumeneinheit des Knochens U, einen Schwellwert s (s=0,35 (0,75)), welcher die Totzone in der kein Remodeling stattfindet, definiert, die freie

Porenoberfläche A(BMD), welche Remodeling nur an freien Porenrändern zulässt, sowie eine Zeitkonstante (ξ= 130 g^{2}mm^{-2}J^{-1}). Bei der Funktion der freien Porenoberfläche A(BMD) pro Volumen handelt es sich um eine Exponentialfunktion im Intervall der Mineraldichte (BMD) zwischen 0 und 1,7 g/cm^3 mit einem Maximum der Porenoberfläche von 3 [mm^2/mm^3] bei einer Dichte von 0,85 g/cm^3 und Nullstellen bei 0 und 1,7 g/cm^3.

$$\frac{d\rho}{dt} = \xi A(\rho) * (S_{Treat} - [(1 \pm s) * S_{Ref}]); \quad s = 0.35; \quad S = \frac{U}{\rho}; U = \frac{1}{2}\sigma \varepsilon \tag{9}$$

Die Dehnungsenergiedichte beschreibt dabei die elastische Verformungsarbeit, welche durch äußere Kräfte am Modell verrichtet wird, und sich aus den Spannungen σ und Dehnungen ε errechnet. Eine detaillierte Beschreibung der Theorie kann in der Arbeit von Rietbergen gefunden werden (van Rietbergen u. a., 1993). Nach jeder Iteration, welche die vollständige Lösung des Finite Elemente Modells mit einer aktuellen Dichtekonfiguration einschließt, wird die Dehnungsenergiedichte (U) für den Referenzfemur und den behandelten Femur ausgewertet und die Änderung der Knochendichte berechnet (Gleichung 9). Als Grenzen für die minimale und maximale Dichte wurden Werte von 0,1 g/cm^3 und 1,7 g/cm^3 in Übereinstimmung mit der Arbeit von Rietbergen gewählt. Insgesamt wurden 50 Iterationen berechnet, da für diese Anzahl die Dichteänderung auch bei den zementierten Implantaten gegen vernachlässigbar geringe Werte konvergierte (Abbildung 4.4). Mit Hilfe der Zeitkonstante (ξ) ist es möglich auf einer realen Zeitskala die Zeit für jede Iteration zu berechnen. Auf diesen Schritt wurde in dieser Arbeit jedoch verzichtet, da die Ergebnisse nicht mit postoperativen Patientendaten abgeglichen werden können. Die Quantifizierung der Ergebnisse erfolgte in 6 Maskenregionen (medialer und lateraler Schaft, medialer und lateraler Hals sowie dem kompletten Kopf und Kopfzentrum, Abbildung 4.2 rechts), in denen die Ausgangsvariablen Dehnungsenergiedichte (U) und Knochenmineraldichte (BMD) ausgewertet wurden. Zusätzlich wurden die Spannungs- und Dehnungsverteilungen nach der 1.Iteration (unmittelbar postoperativ) sowie der Unterschied der Knochenmineraldichte nach 50 Iterationen in der Frontalebene visualisiert, um Änderungen aufgrund der Implantation zu identifizieren. Um Aussagen über das unmittelbare postoperative Frakturrisiko treffen zu können, wurden außerdem für jedes Design die maximalen Spannungen und Dehnungen nach der 1.Iteration und dann nach jeder 10.Iteration (10, 20, 30, 40, 50) aufgezeichnet und mit literaturbasierten Fraktur-Schwellwerten verglichen.

4.3 Ergebnisse

Alle Ergebnisse für die maximalen Spannungen und Dehnungen sowie für die mittlere Dichte konvergierten nach 50 Iterationen bei allen Implantaten (mittlere Dichteänderung von der 40. zur 50. Iteration: 1,22%±1,08%) ausgenommen dem sphärischen Design und teilweise dem stark konischen Design (Abbildung 4.4).

4.3.1 Knochenbelastung

Maximale Dehnungsspitzen traten unmittelbar nach der Implantation (1.Iteration) auf und verringerten sich kontinuierlich während der ersten 10 Iterationen (Abbildung 4.4). Sie wurden überwiegend in der Nähe des medialen distalen Implantatrandes bei allen zementierten Versionen beobachtet und stabilisierten sich in der Folge der nächsten 40 Iterationen. Besonders hohe Dehnungen über 5% traten beim stark konischen und sphärischen Design sowie bei der ASR vor allem am distalen Implantatrand auf. Diese Werte liegen klar über dem Schwellwert 0,85% der plastischen Schädigung von Knochen und könnten eine Erklärung für frühes Schenkelhalsversagen sein (Gupta u. a., 2006). Für alle unzementierten ‚line to line' Implantate verringerten sich die maximalen Dehnungen mit alternierender Charakteristik kontinuierlich mit fortschreitender Iterationszahl. Generell existierten bei den unzementierten Varianten keine Maximaldehnungszonen am distalen Implantatrand mit Ausnahme des stark konischen Designs (Abbildung 4.5). Für die unzementierten ‚Press-Fit' Varianten waren die Maximaldehnungen vergleichbar mit denen der unzementierten ‚line to line' Implantate mit Ausnahme der ASR und nahmen mit steigender Iterationszahl leicht ab. Trotzdem zeigten die ‚Press-Fit' Varianten deutlich höhere Dehnungswerte im Zentrum des Femurkopfes verglichen mit den anderen unzementierten und zementierten Ausführungen (Abbildung 4.5).

Kapitel 4   Remodeling

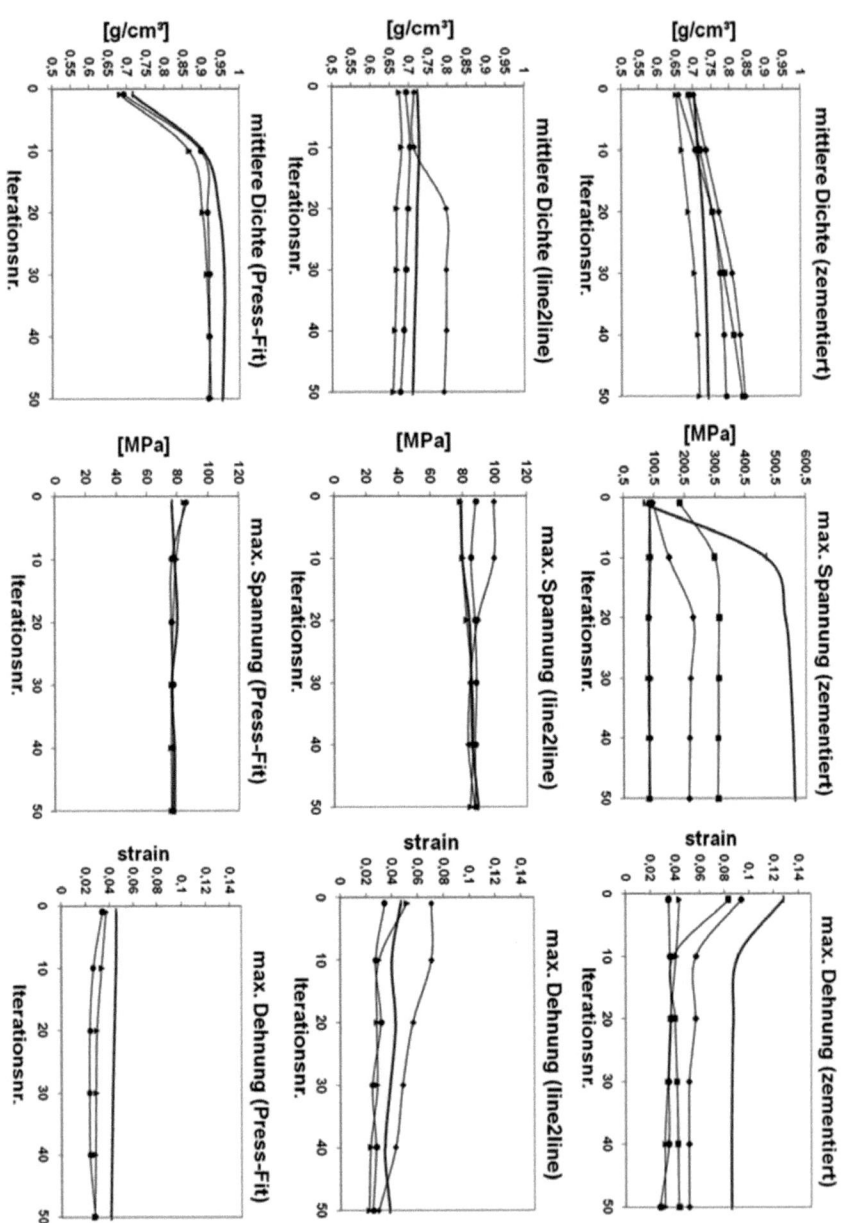

Abbildung 4.4: Ergebnisse der mittleren Dichte, der Maximalspannung und der Maximaldehnung für 50 Iterationen bei allen Implantatdesigns und Verankerungsbedingungen.

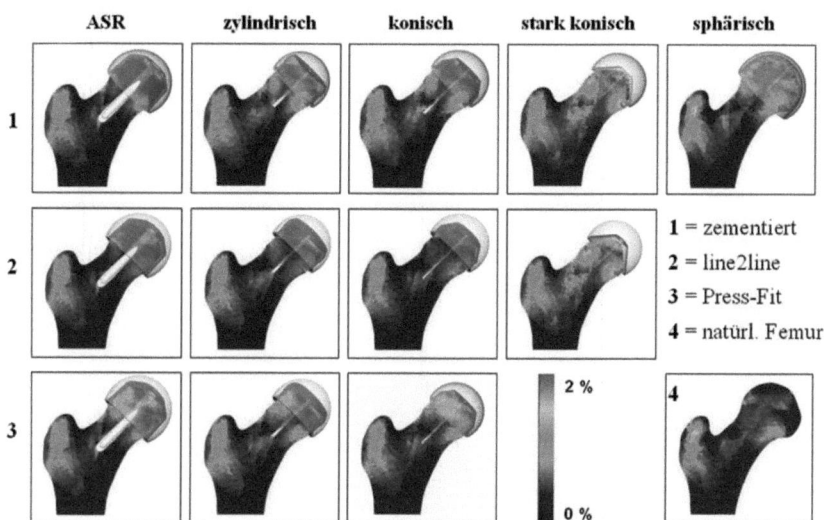

Abbildung 4.5: Dehnungsverteilung im zentralen Frontalschnitt für alle Implantatdesigns und Verankerungsvarianten unmittelbar nach der Operation (1. Iteration).

Die maximalen Dehnungen existierten auch bei den ‚Press-Fit' Implantaten in der Nähe des distalen Implantatrandes, aber generell zeigten diese eine wesentlich homogenere Dehnungsverteilung im Femurkopf (Abbildung 4.5). Im natürlichen Femur wurden die maximalen Dehnungen ebenfalls am Übergang zwischen Femurkopf und Hals besonders auf der medialen Seite beobachtet. Die maximalen Spannungen (~90 MPa) traten sowohl im natürlichen als auch im behandelten Femur in den Bereichen mit der höchsten Mineraldichte (Kortikalis) auf (Abbildung 4.6). In den zementierten Varianten (ASR, stark konisch, sphärisch) ergaben sich zusätzliche Spannungsspitzen (>200 MPa) am medialen Implantatrand, welche sich bei fortschreitender Iterationszahl vor allem bei der ASR Prothese aufgrund der wachsenden Mineraldichte verstärkten. Sporadische Spannungsspitzen (> 10 MPa) wurden auch in der Zementpenetrationsschicht nahe dem Implantatpol besonders bei den konischen, dem sphärischen und dem ASR Implantat beobachtet, welche über den für Zement angegebenen Versagenswerten liegen (Bialoblocka-Juszczyk u. a., 2008). Aufgrund dieser Tatsache wurden alle Spannungsverteilungsplots auf Maximalwerte von 10 MPa skaliert, um auch Spannungsunterschiede in den weniger dichten Regionen des Femurkopfes sichtbar zu machen. Im Gegensatz zum natürlichen Femur existierte das ‚Stress-Shielding' im proximalen Femurkopf bei den meisten Implantatdesigns außer dem stark konischen und sphärischen Design unter allen Kontaktbedingungen (Abbildung 4.6). Das stark konische und sphärische Design tendierte dazu mehr Last in die zentrale Kopfregion einzuleiten, was der natürlichen Belastungssituation am nächsten kommt. Wiederum zeigten alle ‚Press-Fit' Versionen einen Trend zu einer stärker ausbalancierten Krafteinleitung nicht nur in den medialen sondern auch den lateralen Schenkelhalsbereichen (Abbildung 4.6).

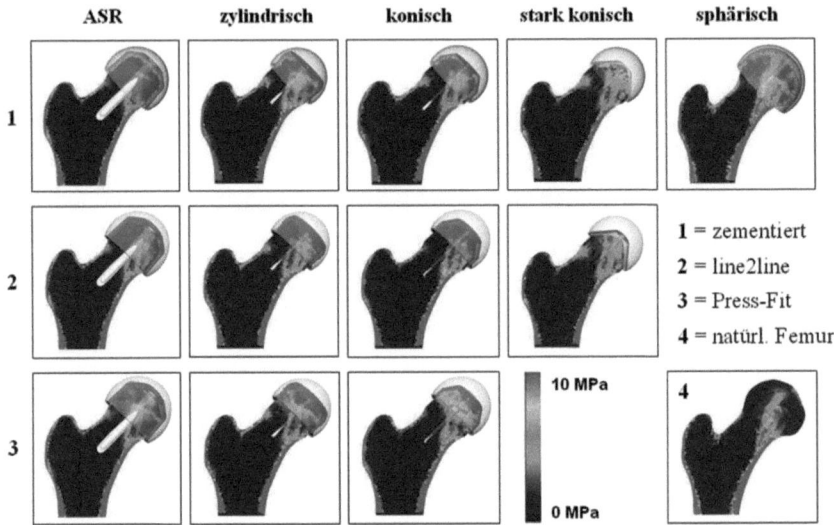

Abbildung 4.6: Spannungsverteilung (von Mises) im zentralen Frontalschnitt für alle Implantatdesigns und Verankerungsvarianten unmittelbar nach der Operation (1. Iteration).

4.3.2 Remodeling-Signale

Die größten Unterschiede in der Dehnungsenergiedichte (U) wurden im Bereich des Femurkopfes und hier besonders im Zentrum für alle Implantattypen und Kontaktbedingungen beobachtet. Besonders bei den zementierten Versionen war die Standardabweichung in diesen Regionen um Größenordnungen höher (zementiert: >0,2 µJ/m³; unzementiert: <0,05 µJ/m³) als bei den unzementierten Versionen. Alle zementierten Implantate zeigten einen neutralen Knochenumbauimpuls im Kopfzentrum mit Ausnahme der konischen Designs, welche stark erhöhte Werte (>200%) in diesem Bereich aufwiesen. Auf der anderen Seite zeigten alle zementierten Varianten eine starke Vergrößerung (>200%) der Dehnungsenergiedichte am Schenkelhals-Kopf Übergang, was mit den Bereichen der höchsten Dehnung korreliert. Direkt im Zentrum des Kopfbereiches wurde ein geringer negativer Knochenumbauimpuls (<10%) für die unzementierten ‚line to line' Implantate, mit Ausnahme des stark konischen Designs

(Erhöhung: >100%), beobachtet. Im Allgemeinen zeigten die ‚line to line' Versionen die geringsten mittleren Änderungen der Dehnungsenergiedichte in allen Maskenregionen verglichen mit den anderen Kontaktbedingungen. Dagegen zeigten die unzementierten Press-Fit Versionen bemerkenswert höhere Knochenumbauimpulse (ΔU > 100%) im Femurkopf. In den Schenkelhals- und Schaftregionen betrug der Unterschied der Dehnungsenergiedichte weniger als 50% für alle Designs und Kontaktbedingungen mit Ausnahme des stark konischen Designs.

4.3.3 Dichteänderungen

In Übereinstimmung mit den Ergebnissen der Remodelingsignale (U) nach der ersten Iteration zeigten sich die größten Unterschiede in der Mineraldichte im Bereich des Femurkopfes für alle Designs und Kontaktbedingungen außer beim stark konischen Design (Abbildung 4.7).

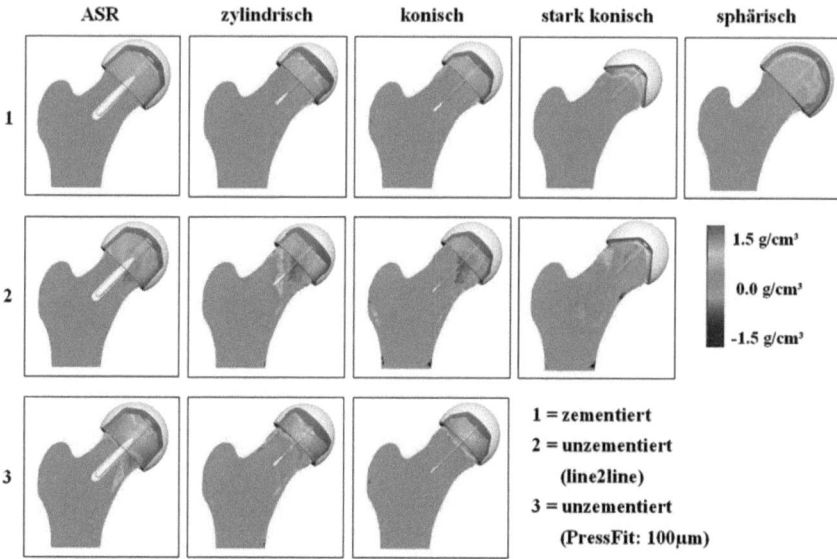

Abbildung 4.7: Dichteunterschied (BMD, [g/cm³]) zum natürlichen Femur im zentralen Frontalschnitt für alle Implantatdesigns und Verankerungsvarianten nach 50 Iterationen.

Beim unzementierten stark konischen ‚line to line' Design fand eine Dichterhöhung ebenfalls in den Schenkelhalsregionen statt. Demgegenüber zeigten sich mittlere negative Veränderungen der Dichte im Femurkopf nur bei den unzementierten ‚line to line' Versionen wieder mit Ausnahme des stark konischen Designs. Im Detail zeigten die zementierten Versionen nur moderate Dichteänderungen (< 0,1 g/cm³) im Kopfzentrum aber eine Erhöhung in den Schenkelhalszonen (> 0,3 g/cm³) und an der Knochen-Zement Grenzfläche (Abbildung 4.7). Demgegenüber zeigten das stark konische und sphärische zementierte Design klare Erhöhungen der Mineraldichte (ΔBMD > 0,1 g/cm³) in der Kopfregion und am Schenkelhals (Abbildung 4.7, Tabelle 4.1). Der iterative Verlauf der Dichteänderung zeigte für die zementierten Varianten eine gleichmäßige Vergrößerung um 0,2 g/cm³ über alle Zyklen, wobei die ASR den geringsten Anstieg aufwies. Die unzementierten ‚line to line' Versionen zeigten dagegen eine nahezu konstante mittlere Dichte mit Ausnahme des stark konischen Designs (Abbildung 4.4). Bei den Press-Fit Varianten kam es zu einem deutlichen initialen Anstieg der mittleren Dichte um mehr als 0,3 g/cm² innerhalb der ersten 15 Iterationen mit einer Stagnation in den weiteren 35 Iterationen.

Tabelle 4.1: Mittlere Änderung (Mittel) und Standardabweichung (Std) der Mineraldichte [%] nach 50 Iteration in den 6 Maskenregionen für alle Implantate und Verankerungsbedingungen.

zementiert		Kopf-zentrum	Kopf	Hals medial	Hals lateral	Schaft medial	Schaft lateral
zylindrisch	Mittel	18,94	57,56	7,69	2,88	1,23	2,76
	Std	247,34	180,85	4,30	0,89	0,75	-8,49
sphärisch	Mittel	13,72	63,68	3,89	6,74	3,83	1,08
	Std	58,53	149,28	3,80	5,28	4,69	0,34
konisch	Mittel	-4,17	26,69	6,16	2,37	0,66	1,94
	Std	106,62	107,46	6,86	1,85	1,16	-5,01
stark konisch	Mittel	85,57	71,19	10,96	6,41	3,95	-0,37
	Std	338,64	164,18	19,63	2,44	2,32	0,19
ASR	Mittel	1,49	11,43	0,43	-0,16	-1,17	-0,92
	Std	38,69	70,45	0,72	1,59	0,55	0,24
Line2Line		Kopf-zentrum	Kopf	Hals medial	Hals lateral	Schaft medial	Schaft lateral
zylindrisch	Mittel	-32,68	-13,78	3,61	-2,20	-0,71	3,45
	Std	244,91	133,75	2,33	0,51	0,23	-5,52
konisch	Mittel	-35,07	-13,33	2,98	-3,29	-4,27	-0,63
	Std	188,40	108,31	2,85	0,75	-0,75	5,55
stark konisch	Mittel	2,22	17,55	20,96	9,23	6,22	-2,45
	Std	196,26	131,90	25,40	1,45	5,12	12,28
ASR	Mittel	-35,07	-13,33	2,98	-3,29	-4,27	-0,63
	Std	188,40	108,31	2,85	0,75	-0,75	5,55
Press-Fit		Kopf-zentrum	Kopf	Hals medial	Hals lateral	Schaft medial	Schaft lateral
zylindrisch	Mittel	139,05	113,64	4,29	0,14	0,65	2,66
	Std	457,22	268,91	3,17	1,71	1,38	-2,14
konisch	Mittel	151,59	109,81	1,62	1,22	-0,20	0,12
	Std	388,43	238,32	1,61	2,86	1,77	-1,43
ASR	Mittel	196,37	147,36	7,41	3,82	2,30	2,55
	Std	306,13	255,85	13,19	4,93	4,10	5,77

Das zementierte ASR Design dagegen wies die geringsten Dichteänderungen (< 0,1 g/cm³) im Kopfbereich verglichen mit den anderen Designs auf. Die unzementierten ‚line to line' Versionen zeigten deutlich stärkere Verringerungen der Dichte (> 0,2 g/cm³) im zentralen Kopfbereich als die zementierten Versionen (Tabelle 4.1). Auf der anderen Seite resultierte die Vordehnung bei den unzementierten Press-Fit Designs in größeren BMD Anstiegen (> 0,5 g/cm³) im zentralen Kopfbereich, während die geringsten Änderungen in den Schenkelhals- und Schaftregionen beobachtet wurden (Tabelle 4.1). Die Vordehnung verursacht eine gleichmäßige Knochenformation, welche den kompletten proximalen Femurkopf umfasst (Abbildung 4.5). Im Gegensatz dazu verringerte sich die Dichte bei den Press-Fit Versionen und hier vor allem bei der ASR und zylindrischen Variante geringfügig im distalen Abschnitt unterhalb der verdichteten Zone besonders im medialen Schenkelhalsbereich.

4.4 Diskussion

Das Ziel dieser Studie war es postoperative Änderungen in der Belastungs- und Remodelingsituation des proximalen Femurs für verschiedene femorale Oberflächenersatzdesigns und Verankerungsarten zu analysieren. Dieses Vorgehen erlaubte die Identifizierung von zu bevorzugenden Designs um Lösungsansätze für die Probleme des ‚Stress Shielding' und des erhöhten Frakturrisikos, welche mit modernen Oberflächenersatzprothesen einhergehen, bereitzustellen.

Limitationen

In dieser Studie wurde ein einzelnes patientenspezifisches Modell verwendet, welches die interindividuellen Unterschiede der menschlichen Population vernachlässigt. Da der Fokus der Arbeit jedoch auf dem Vergleich des Einflusses unterschiedlicher Implantatdesigns und Verankerungsbedingungen lag, ist die Vernachlässigung der patientenspezifischen Variation vorteilhaft um Quereinflüsse zu vermeiden. Anhand der CT Daten konnte der gesunde Zustand des Präparates ohne Anzeichen von Osteoporose oder Vorschädigungen bestätigt werden, was die Ableitung von qualitativen Schlüssen zulässt. Da für dieses Präparat keine prä- oder postoperativen CT-Daten zur Verfügung standen, war es nicht möglich die Dichteänderung des Modells zu validieren. Die Ergebnisse besonders der klassischen Implantatdesigns (ASR, zylindrisch) waren jedoch in guter Übereinstimmung mit bereits veröffentlichten FE Studien von ähnlichen Implantaten (Watanabe u. a., 2000; Gupta u. a., 2006). In der Studie von Gupta 2006 wurden ebenfalls für eine zementierte Oberflächenersatzkomponente starke Dehnungskonzentrationen am medialen und lateralen Implantatrand unmittelbar nach der Implantation sowie ‚Stress-Shielding' im superioren Femurkopfbereich beobachtet.

Für diese Studie wurde ein Remodeling-Schwellwert von $s = 0,35$ verwendet, welcher in Experimenten an Kaninchen bestimmt wurde (Weinans u. a., 1993). In einer systematischen numerischen Untersuchung von Weinans u. a. wurde gezeigt, dass die Verteilung der Dichteänderung unabhängig, das Ausmaß jedoch abhängig vom verwendeten Schwellwert ist (Weinans u. a., 1992). Es wurde außerdem diskutiert, dass der wirkliche Schwellwert für Menschen immer noch nicht vollständig bekannt ist und auch von inter-individuellen Unterschieden und dem Alter geprägt sein kann. Da in dieser Arbeit besonders die Unterschiede zwischen verschiedenen Implantatdesigns und Kontaktbedingungen untersucht werden sollten, wurde ein niedrigerer Schwellwert zur Erhöhung der Sensitivität des Modells bevorzugt.

Kapitel 4   Remodeling

Knochenbelastung

Für alle untersuchten zementierten Designs wurden die maximalen Dehnungen am distalen Implantatrand lokalisiert, wo es zu einem Übergang von der steiferen Prothese zum weniger dichten Knochen kommt. Die Maximaldehnungen und Spannungen (0,8% und 200 MPa) waren für das stark konische, sphärische und ASR Design am größten und könnten die postoperative Stabilität des Schenkelhalses beeinflussen. Besonders beim ASR und sphärischen Design kommt es durch eine Dichteerhöhung am medialen und lateralen Implantatrand zu Spannungsspitzen Aufgrund des Knochenumbauprozesses (Remodeling). Dieser strebt danach die Dehnungsenergiedichte anzugleichen, wodurch diese Regionen durch eine wachsende Mineraldichte mit resultierenden geringeren Dehnungen innerhalb der ersten 10 Iterationen stabilisiert werden (Abbildung 4.4). Aufgrund dessen wäre es notwendig unmittelbar nach der Operation Aktivitäten mit großen Spitzen-Belastungen wie Treppensteigen und Springen zu vermeiden. Bei den unzementierten ‚line to line' Versionen waren im Allgemeinen keine Dehnungsmaxima am distalen Implantatrand vorhanden. Aufgrund des fehlenden Press-Fits erlaubt diese Verankerungsart vornehmlich die Übertragung von Kompressionskräften in den proximalen Femur. Der größte Teil der kompressiven Last wird dabei parallel zur Hüftgelenkskraft eingeleitet (Abbildung 4.8). Dieser Effekt tritt besonders beim stark konischen Design auf, welches eine Kontaktfläche senkrecht zur resultierenden Hüftkraft bereitstellt (Abbildung 4.8). Bei den Press-Fit Versionen zeigte sich eine homogene Dehnungsverteilung im Femurkopf und isolierte Dehnungsspitzen wurden ebenfalls vermieden. Der Grund dafür liegt in der Vordehnung, welche durch das Übermaß zwischen Knochen und Prothese erreicht wird. Abhängig vom verwendeten Übermaß und resultierendem Kontaktdruck stellen die Press-Fit Versionen eine kombinierte Kompressions- und Scherbelastung (Abbildung 4.8) auf den proximalen Femur dar, welche zu einer stärker ausbalancierten Dehnungsverteilung führt (Abbildung 4.5). Dadurch könnte die postoperative Überlastung des Knochens am distalen Implantatrand größtenteils verhindert werden. Unter Berücksichtigung der geringeren Mineraldichte am Schenkelhals Kopf Übergang scheint diese Region eine Schwachstelle des proximalen Femurs darzustellen (Abbildung 4.2 rechts). Besonders wenn der dichtere Teil des Femurkopfes aufgrund von ‚Stress-Shielding' entlastet oder durch die Pinbohrung geschwächt wird, könnten die peripheren Knochenregionen überlastet werden. Maximale Spannungen wurden in der medialen sowie lateralen kortikalen Schaftregion beobachtet, was gut mit den Bereichen der höchsten Dichte im natürlichen Femur korreliert. Im durch einen Oberflächenersatz behandelten Femur war augenscheinlich, dass die physiologische Krafteinleitung durch den zentralen Kopfbereich unterbrochen wurde, da ein Großteil der Last peripher über das Implantat abgeleitet wird.

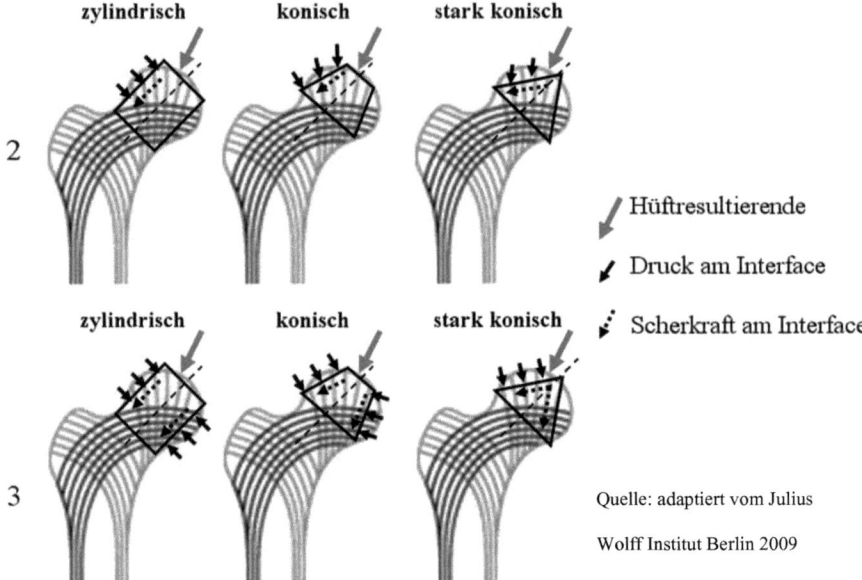

Abbildung 4.8: Femurarchitektur nach Wolff mit Trabekelvorzugsrichtungen und Belastung des Femurs nach der Implantation mit verschiedenen Oberflächenersatzgeometrien: unzementiert: 2 = line to line, 3 = Press-Fit.

Dies trifft besonders auf die zylindrischen Designs zu, welche die Last quer zur Trabekelhauptausrichtung in den Femur einleiten. Eine mögliche Alternative könnte die verstärkte Krafteinleitung über die Drucktrabekel des dichteren zentralen Kopfbereiches sein, welcher direkt an die mediale kortikale Schaftzone anknüpft. Dies wird teilweise mit dem stark konischen Design erreicht (Abbildung 4.8). Aufgrund des Erhalts der subchondralen Knochenregion weist das zementierte sphärische Design ebenfalls eine dem natürlichen Femur ähnliche Belastung auf. Sporadische Spannungsspitzen wurden auch in der Zementpenetrationsschicht besonders am Implantatpol beim stark konischen, sphärischen und ASR Design lokalisiert. Diese Maximalspannungen (>10 MPa) lagen über den in der Literatur für Acryl-Zement angegebenen Versagensschwellwerten und könnten langfristig zu Zementermüdung führen. Diese Problemstellung könnte mit Hilfe von unzementierten Komponenten bei genügender Primärstabilität eliminiert werden.

Remodeling-Signale

In Übereinstimmung mit den Ergebnissen der Spannungs- und Dehnungsverteilungen traten die größten Unterschiede in der Dehnungsenergiedichte (U) in der zentralen Kopfregion auf, welche am stärksten von der Operation beeinflusst wird. Die größere Standardabweichung bei den zementierten Versionen kann durch die zusätzliche Zementpenetrationsschicht und die rigide Knochen-Implantat Verbindung erklärt werden, welche die Lasteinleitung in den proximalen Femur nachhaltig verändern. Aufgrund der rigiden Kopplung zwischen Knochen und Implantat wird der proximale Kopfbereich entlastet, während die distalen Regionen am Implantatrand einen substantiellen Teil der Last aufnehmen. Für die sphärische Kappe wurde nur ein neutrales Signal im Kopfzentrum observiert. Da bei diesem Design die dichtere subchondrale Knochenschicht noch intakt ist, wird mehr Last physiologisch durch den zentralen Kopfbereich, verglichen mit den klassischen Designs, eingeleitet. Dadurch kann die Entlastung des Kopfbereiches ‚Stress-Shielding' verringert werden.

Dieser Trend wurde durch das stark konische Design noch verstärkt. Wie bereits bei den Spannungsverteilungen erwähnt, wird die Hüftkraft direkt durch den zentralen Kopfbereich in die medialen Schaftzonen eingeleitet, was zur Erhöhung der Remodelingsignale im Vergleich zum natürlichen Femur beiträgt. Dieser Sachverhalt gilt auch für die unzementierte stark konische ‚line to line' Version, da die Kompressionskräfte über die horizontale Knochen-Implantat Grenzfläche übertragen werden (Abbildung 4.8). Bei den Press-Fit Implantaten führt die Kombination von Scher- und Kompressionskräften zu einer positiven Beeinflussung des Remodeling-Signals und einem verringerten ‚Stress-Shielding' im Kopfbereich. Die Schenkelhals- und Schaftzonen bleiben dagegen weitestgehend unbeeinflusst.

Dichteänderungen

Überwiegend waren die finalen Ergebnisse für die Mineraldichteverteilungen qualitativ in Übereinstimmung mit den Werten für die Remodeling-Signale (U) jedoch aufgrund des iterativen Prozesses im Ausmaß verstärkt. Die moderatesten Änderungen der Knochen-Mineraldichte wurden bei den zementierten Versionen beobachtet. Diese zeigten minimale Verringerungen im Kopfzentrum und teilweise Bildung von Neokortikalis an der Zement-Knochen Grenzfläche, wo die höchsten Kompressionslasten auftraten. Nahezu alle zementierten Versionen zeigten außerdem eine Dichteerhöhung in den Schenkelhalszonen mit etwa doppelt so hohen Werten im medialen Bereich verglichen mit der lateralen Seite. In der medialen und lateralen ‚Gruen' Zone (Schaftbereich: 5,6; Gruen u. a., 1979) wurde eine vernachlässigbare Dichteänderung für die klassischen Designs (ASR, zylindrisch) registriert. Beide Phänomene stehen qualitativ in Übereinstimmung mit Röntgendichtemessungen im Rahmen einer Patientenstudie nach Oberflächenersatzoperation mit Birmingham-Hip Prothesen (Lian u. a., 2007).

Auf der anderen Seite zeigten die unzementierten 'line to line' Versionen exzessive Knochenresorptionen im zentralen Kopfbereich bei gleichzeitigem Knochenaufbau in den peripheren Kopfregionen. Da bei dieser Verankerungsart nur geringe Scherkräfte übertragen werden können, wird die komplette kompressive Last durch die medialen und lateralen superioren Kopfbereiche getragen (Abbildung 4.8). Dieser Sachverhalt resultiert in einer verdichteten V-förmigen Knochenkomposition, welche die Kompressionslasten zur distalen medialen Kortikalis übertragt (Abbildung 4.7). Unter Berücksichtigung der Langzeitergebnisse könnte diese Verankerungsart substantiell die Stabilität des Schenkelhalses beeinträchtigen.

Der umfangreichste Knochenzuwachs wurde mit den Press-Fit Versionen erreicht, welche einen homogenen kompakten Knochenaufbau unterhalb der Implantatkappe zeigten. Dadurch wird die These gestützt, dass ein moderater Press-Fit (Vordehnung) das initiale Remodeling-Signal vergrößert und zu einer verbesserten Lasteinleitung in den proximalen Femur führt. Es muss dabei berücksichtigt werden, dass Knochen bis zu einem Grad von 15-25% der Stress-Relaxation in statischen Belastungen unterliegt (Zilch u. a., 1980). Dadurch könnte die Vordehnung unmittelbar nach der Implantation innerhalb der ersten post-operativen Minuten verringert werden. Dieser Vorgang vollzieht sich wesentlich schneller als das natürliche Remodeling des Femurs. Trotzdem verbleibt ein Großteil (~80%) der Vordehnung in der initialen Zeitperiode nach der Operation und führt so zu einer ausgeglichenen Lasteinleitung und einem genügenden Stimulationssignal, bis der Knochen in das Implantat einwächst. Abhängig vom Übermaß könnte die Vordehnung in einer homogenen verdichteten und gesunden Knochenstruktur resultieren, welche resistent gegen Überlast ist.

Klinische Bedeutung

Alle in dieser Studie untersuchten zementierten Implantatdesigns zeigten stark erhöhte Dehnungsspitzen am distalen Rand des Implantats, welche bei physiologischer Belastung (Gehen) über den Versagensschwellwerten des Knochens liegen (Morgan u. a., 2001). Demnach sollten unmittelbar postoperativ Aktivitäten mit hohen Spitzenbelastungen wie Treppensteigen oder Springen vermieden werden. Im Vergleich zu zementierten Varianten können durch unzementierte Implatate lokale Dehnungsspitzen am distalen Implantatrand vermieden werden. Damit besitzt diese Verankerungsvariante grundsätzlich das Potenzial um das Risiko für frühe postoperative Schenkelhalsfrakturen zu verringern.

Als zweites klinisches Problem neben den Dehnungskonzentrationen am distalen Implantatrand wurde das Stress-Shielding im proximalen Femurkopf identifiziert. Diesem Problem konnte durch eine Press-Fit Verankerung des Implantats entgegengewirkt werden. Diese Verankerungsart führte zu einer gleichmäßig vergrößerten Vordehnung des Femurkopfes und damit zu einem verringerten Stress-Shielding und folglich zu einer erhöhten Dichte im Verlauf des Remodellingprozesses. Neben der Verankerungsart zeigte auch das Design einen Einfluss auf das postoperative Stress-Shielding. Besonders das stark konische und sphärische Design hatten ein verringertes Stress-Shielding zur Folge. Dennoch zeigte das stark konische Design unphysiologisch hohe Dehnungskonzentrationen im Schenkelhalsbereich, welche die postoperative Stabiliät beeinträchtigen könnten. Dagegen wies das zementierte sphärische Design eine physiologische Dehnungsverteilung mit sehr gringem Stress-Shielding auf. Folglich scheint dieses Design ein guter Kompromiss zur Vermeidung des Stress Shielding bei gleichzeitiger physiologienaher Belastung des Femurs zu sein.

Kapitel 5
DESIGN

5.1 Einleitung

5.1.1 Kontaktflächenstruktur

Vertikale Finnen und Primärstabilität

Die vorangegangenen Kapitel haben gezeigt, dass die Primärstabilität von unzementierten Hüftprothesen zu einem Großteil von der Patientenauswahl (Knochenqualität) sowie dem Operationsvorgang und hier speziell von der Erreichung des gewünschten Press-Fits abhängt. Die im Modell berechneten zur Primärstabilität führenden Übermaße lagen klar unter den heute technisch realisierbaren Toleranzen, sowohl für die Prothese als auch für den Knochen. Neben den patientenspezifischen Größen spielen auch die technischen Parameter eines Implantats wie Oberflächenrauhigkeit und Design eine wichtige Rolle bei der Erreichung von Primärstabilität (Jasty u. a., 1997; Svehla u. a., 2000). Die klassischen Möglichkeiten der Oberflächenmodifizierung zur Änderung der Rauhigkeit sind ‚Porocoat', AL_2O_3 Blasting, plasmabesprühte oder Hydroxylapatit Beschichtungen. Dieser Designparameter wurde bereits ausführlich erforscht und von zahlreichen Herstellern in klinische Produkte überführt und soll in diesem Studienteil nicht weiter untersucht werden.

Analyse von Oberflächenprofilen

Auf der anderen Seite gibt es Bestrebungen neben der Mikrostruktur (Beschichtung) auch die Makrostruktur (Profilierung) von Implantaten zu modifizieren, um eine optimale Primärstabilität zu erreichen. Eine Reihe von unzementierten Implantaten weisen bereits diverse Profile unterschiedlicher Wellenlänge in horizontaler oder vertikaler Richtung auf, um nach erfolgter Implantation zu einer geometrischen Verankerung zwischen Prothese und Knochen zu führen. Zur Klärung der Frage welche Profilform und Größe zu einer optimierten Stabilität führt, wurden zunächst zwei horizontale sinusförmige Wellenprofile mit einer ebenen Fläche sowie einem hybriden (horizontal und vertikal) Profil verglichen. Um die optimale Profilform zu ermitteln, eignen sich numerische Modelle in Kombination mit analytischen Optimierungsverfahren. Die axiale Auszugskraft des Implantats nach erfolgter Implantation wird als Gütemaß für die Stabilität der jeweiligen Profilform herangezogen.

Optimierung der Profilstruktur

Eine Steigerung der Wellenprofile stellen Finnen dar, welche vor allem eine verbesserte Rotationsstabilität gewährleisten sollen (Baleani u. a., 2001). Diese Finnen heben sich scharf von der Implantatoberfläche ab und schneiden sich aufgrund der lokalen hohen Spannungen plastisch in den Knochen ein. Noch weitestgehend ungeklärt ist dabei die Frage, welche Größe und Form der Profilierungen bzw. Finnen zu einer optimalen Verankerung im Knochen führen. In der Studie von Baleani u. a. wurde gezeigt, dass mit mehr als 4 vertikalen Finnen die Rotations- und Biegesteifigkeit einer Hüftpfanne besonders in Knochen geringerer Dichte signifikant zunahm. Ziel der aktuellen Studie war die Analyse der Primärstabilität eines Versuchsimplantates (Oberflächenersatz), um die Auswirkung der Finnen auf die Primärstabilität zu studieren.

Optimierung Konusdesign

Die numerische Analyse des Implantationsvorgangs zeigte, dass bei Aufscherung des Implantats besonders große Dehnungen am distalen Implantatrand auftreten, welche zu einer exzessiven plastischen Deformation auch im Schenkelhals führen können. In diesem Studienteil wurde ein Optimierungsalgorithmus verwendet um die Kontaktspannung entlang des Implantatkonus während der Implantation anzugleichen und Spannungsspitzen zu verhindern.

5.1.2 Radiale Press-Fit Mechanismen

Technische Realisierungsmöglichkeiten

Da besonders die Variation der Implantationsart (Aufscheren, Aufschrumpfen) zu einer verbesserten Stabilität bei verringerter Knochenschädigung führte, wurde auch diese Variable untersucht. Bis jetzt gibt es nur wenige sporadische Versuche der radialen Expansion von Implantaten wie die hydraulische Aufweitung eines mit physiologischer Kochsalzlösung gefüllten elastischen Marknagels zur Versorgung von Schaftfrakturen (Pascarella u. a., 2002; Bekmezci u. a., 2004; Bekmezci u. a., 2005; Bekmezci u. a., 2006). Ein Nachteil dieses Verfahrens ist die noch ungeklärte Langzeitstabilität der verwendeten Materialien, welche nach längerer Standzeit zu einem Versagen der Komponenten führen könnten.

Press-Fit durch Shape Memory Alloys (SMA)

Andere Ansätze beinhalten die Verwendung von thermosensiblen Form-Gedächtnis Drähten, welche auf die Implantatoberfläche aufgebracht, durch Abspreizung zu einer verstärkten Verankerung im Knochen führen (Dai, 1983; Dai und Chu, 1996). Dieses Verfahren wird bereits in unzementierten TEP einer hannoveranischen Firma (K-Implants, Hannover, Deutschland) klinisch eingesetzt, um die proximale Stabilität der Prothese bei der Verankerung im Knochen zu erhöhen. Im technischen Bereich werden thermisch aktive Schrumpfhülsen seit langem zur Erzeugung von Press-Fit Verbindungen zwischen Welle und Nabe eingesetzt. Dennoch benötigt dieses Verfahren aufgrund der geringen thermischen Dehnung der verwendeten Metalle sehr hohe Temperaturen (>50°C), die für den klinischen Einsatz ungeeignet sind. Zur Erzeugung der benötigten radialen Dehnungen sind deshalb Shape-Memory Legierungen sinnvoll, da sie auch bei physiologischen Temperaturen (0-45°C) ein genügend großes Arbeitsvermögen aufweisen. Die Anwendbarkeit solcher Legierungen soll anhand eines numerischen Modells einer SMA Schrumpfhülse für den Oberflächenersatz untersucht werden.

Konzept der Grenzflächensubstitution

Eine weitere Möglichkeit stellt die Verwendung eines elastischen Deformationskörpers dar, welcher zunächst mit geringer Kraft auf den Knochen aufgesetzt und anschließend durch das steifere Implantat eingepresst wird. Ein Beispiel dafür stellt die expandierbare Hüftpfanne (CLS Expansion Shell) dar, welche durch ein Polyethyleninlay radial aufgeweitet wird (Rozkydal u. a., 2009). Dadurch erreicht man eine Verlagerung der Scherkräfte von der Knochenoberfläche weg hin zu einer zweiten Grenzfläche zwischen Implantat und Deformationskörper. Nachteilig könnte sich der modulare Aufbau dieser Systeme auswirken, da es zwischen den Körpern zu Abriebs- und Korrosionsvorgängen kommen kann. Probleme mit modularen Press-Verbindungen wurden bereits bei TEP zwischen Hals und Kopf aufgrund von Metallabriebspartikeln beobachtet (Lewis, 2004). Die verschiedenen Möglichkeiten und Alternativen sollen im zweiten Abschnitt des folgenden Kapitels diskutiert werden.

5.2 Methoden

5.2.1 Kontaktflächenstruktur

5.2.1.1 Vertikale Finnen und Primärstabilität

Ziel der Teilstudie war es den Einfluss von vertikalen Finnen auf die Primärstabilität (maximales Rotationsmoment, Relativbewegung) des Implantats zu analysieren.

In einer Pilotstudie am Fachbereich für Biomechanik der TUHH wurde gezeigt, dass die maximal auftretenden Toleranzen des Fräsers bei etwa 0,1mm und die durch die fräsende Person erzeugten Toleranzen bei etwa 0,4 mm liegen (Bishop u. a., 2008). Dadurch ergibt sich eine Spannweite von 0,5 mm, welche entweder zu einem unvollständigen Setzen der Komponente oder einem vollständigen Setzen ohne Press-Fit führen kann. Dieser Toleranzbereich sollte deshalb durch ein fehlertolerantes Implantat abgedeckt werden. Für die Untersuchung des Einflusses vertikaler Finnen auf die Primärstabilität wurde ein Testimplantat mit einer dem Oberflächenersatz identischen Innengeometrie (Konuswinkel = 3,5°, Konushöhe 20mm; DePuy, International) und variabler Anzahl von Finnen (1 - 8) entworfen (Abbildung 5.1).

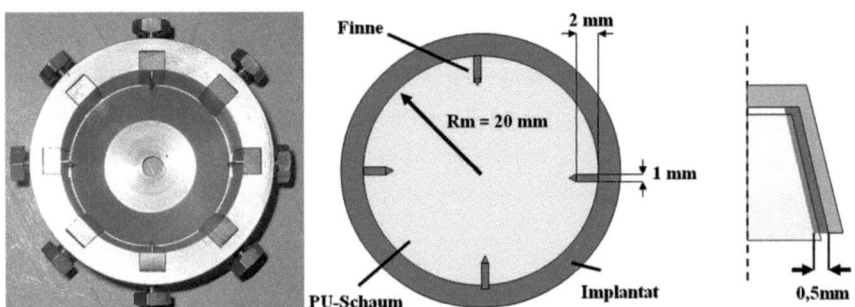

Abbildung 5.1: Foto des Testimplantats mit einer Konfiguration von 4 Finnen (links); Skizze des Implantats mit Finnenmaßen und mittlerem Konusradius Rm (mitte); Darstellung des radialen Toleranzbereiches (rechts).

Die Durchführung der Experimente erfolgte aufgrund der homogenen Eigenschaften mit dem Knochenersatzmaterial Pulyurethan (General Plastics, FR-6700, 15 PCF, Dichte = 0,24 g/cm³, Tacoma, Washington, USA). Zunächst wurden die Proben in einer Drehmaschine mit einem Konuswinkel von 3,5° abgedreht bis das Implantat beim Aufsetzen eine überdeckte Kontakthöhe von 15mm aufwies. Dadurch ergab sich aufgrund des Konuswinkels und des Restsetzweges von 5mm ein maximal erreichbares Übermaß von 300µm. Insgesamt wurden 3 Konfigurationen mit Übermaßen von 300µm und 0µm sowie einem ‚Worst Case Fall' von -300µm untersucht. Dadurch wurde ein Toleranzband von ±300µm abgedeckt, welches im zu Anfang erwähnten Bereich der technischen und klinischen Variation liegt. Im Fall von -300µm Übermaß war ein Kontakt zwischen Implantat und Knochen nur durch die stabilisierenden Finnen gewährleistet. Zusätzlich wurde die Finnenanzahl für jede der 3 Konfiguration von 0 auf 4 und 8 Finnen erhöht. Die Konfiguration von -300µm wurde für 0 Finnen nicht realisiert, da hier kein Kontakt zwischen Implantat und Probe bestehen würde. Alle Messungen wurden 3'fach wiederholt (n=3), so dass sich eine Gesamtanzahl von 24 Versuchen ergab. Die Implantation wurde mit einer Materialprüfmaschine weggesteuert (3 mm/min; MTS Bionix 858.2, Eden Prairie, USA) realisiert, bis die Prothese vollständig gesetzt war (Abbildung 5.2 links).

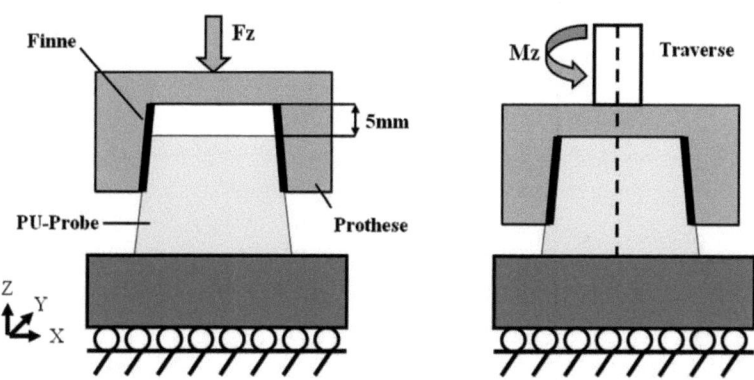

Abbildung 5.2: Versuchsaufbau mit frei beweglichem XY-Tisch: weggesteuerte Implantation der Prothese mit punktförmiger Belastung (links); Drehmomenttest mit Einkopplung eines reinen Momentes (rechts).

Anschließend erfolgte die Einkopplung eines reinen Momentes weggesteuert (30°/min.) bis zum Abrutschen des Implantats an der Kontaktfläche Knochen-Implantat (Abbildung 5.2 rechts). Als Ausgangsparameter wurden die maximale Implantationskraft bis zum Setzen der Prothese sowie die Moment-Winkel-Kennlinie bestimmt. Die Ergebnisse des Drehmomenttests wurden anschließend mit Grenzwerten maximal physiologisch auftretender Hüftgelenksmomente verglichen, um die postoperative Primärstabilität zu beurteilen (Bishop u. a., 2008). Im zweiten Teil der Studie wurden identische Schaumblöcke verwendet um die Relativbewegung bei Belastung mit physiologischen Kräften während des Gehens zu bestimmen

(Bergman u. a., 2001). Der Messaufbau erfolgte analog zu einer Studie, welche die Messung der Relativbewegung zwischen Implantat und Knochen an einem Oberflächenersatz mit Hilfe von Linearwegaufnehmern zum Ziel hatte (Cristofolini u. a., 2007). Dazu wurden alle Proben in einem Winkel φ_6 von 20° zur Belastungsachse der Materialprüfmaschine eingegossen, um einen physiologischen Kraftangriffswinkel zu gewährleisten (Abbildung 5.3).

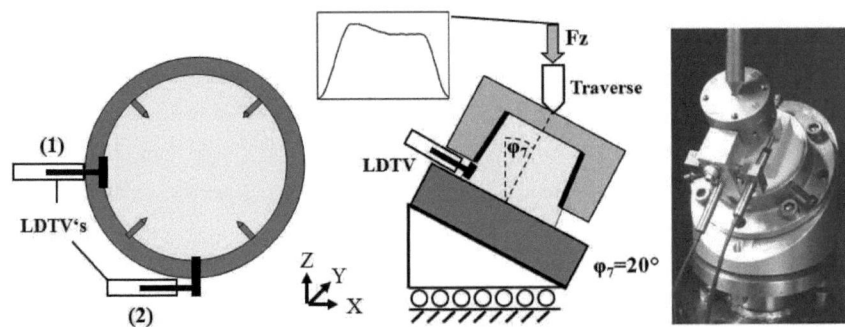

Abbildung 5.3: Versuchsaufbau für die Belastung mit physiologischen Kräften während eines Gangzyklus: Messanordnung mit Linearwegaufnehmern (LDTV's, links); Versuchsaufbau mit Kraftangriffspunkt und Belastungsprofil nach Bergman (2001, mitte); Foto des gesamten Versuchsaufbaus (rechts).

Die physiologische Belastung erfolgte mit einer Frequenz von 1 Hz über 200 Zyklen, wobei die maximale Kraft während eines Gangzyklus auf 500 N skaliert wurde, um einer Überlastung des PU-Schaums vorzubeugen. Dies entspricht nicht den physiologischen Kräften von etwa 2000 N, ist jedoch für eine vergleichende Analyse unterschiedlicher Designparameter zulässig. Das Lastprofil nach Bergmann wurde dabei stückweise mit sinuidalen Teilstücken approximiert (Abbildung 5.3 mitte oben). Während der Belastung wurde die Relativbewegung zwischen Implantat und Knochen kontinuierlich mit zwei Linearwegaufnehmern (normal (1) = Gap-Opening, tangential (2) = Shear-Motion; ASM GmbH, Moosinning Deutschland, Messbereich: 2,5mm, Wiederholgenauigkeit: 0,15µm, Abbildung 5.3), welche rigide am Implantat befestigt waren, bei einer Abtastrate von 100 Hz aufgezeichnet. Die Position der Wegaufnehmer entsprach dabei den Stellen (posterior, lateral) an denen auch in Finite Elemente Modellen die größten Relativbewegungen ermittelt wurden (Cristofolini u. a., 2007). Dabei befand sich die Achse der Wegaufnehmer senkrecht zur Implantsymmetrieachse, wobei die Relativbewegung gegenüber einer senkrecht zur Wegaufnehmersymmetrieachse am PU-Schaum fixierten Metallplatte gemessen wurde (Abbildung 5.3 links). In der anschließenden

Datenanalyse wurde die Relativbewegung als Abstand zwischen der maximalen und minimalen Auslenkung des Extensometers während eines Gangzyklus definiert. Die Lagerung des Versuchsaufbaus erfolgte analog wie im ersten Teil der Studie mit einem in X-Y Richtung frei beweglichen X-Y-Tisch, um horizontale Reaktionskräfte auszuschließen. In diesem Studienteil erfolgte erneut eine Variation des Übermaßes in 3 Stufen von -300µm auf 300µm und der Finnenanzahl in 2 Stufen von 0 und 8 Finnen. Für die statistische Analyse der Ergebnisse wurden sowohl die maximalen Implantationskräfte sowie Abdrehmomente als auch die maximale Relativbewegung mit Hilfe eines ANOVA Tests und vorherigem Test auf Normalverteilung (Shapiro-Wilk) unter einem Signifikanzniveau von 0,05 verglichen.

5.2.1.2 Analyse von Oberflächenprofilen

Das Ziel dieser Teilstudie war die Untersuchung des Einflusses von Oberflächenprofilen mit verschiedenen Wellenlängen λ sowie räumlichen Ausrichtungen (vertikal, horizontal) auf die Auszugsfestigkeit (maximale Scherfestigkeit) des Implantats.

Ähnliche Profile wurden bereits von der Firma DePuy in Prototypimplantaten als grobes (Rib, $\lambda=2mm$) und fein strukturiertes (Ztt $\lambda=1mm$) Wellenprofil entworfen und getestet (Kapitel 2.1.1.2, Abbildung 2.2). Die Analyse erfolgte sowohl mit einem analytischen als auch mit einem numerischen (Finite-Elemente) Modell, wobei der maximale Reibwiderstand als Gütemaß für die Oberflächenqualität verwendet wurde. Insgesamt wurden 4 wellenförmige Profilvarianten (a) Rib $\lambda=2mm$, (b) Ztt $\lambda=1mm$, (c) ebene Fläche, (d) Hybrid (Kombination vertikaler und horizontaler Wellen) untersucht. Alle Berechnungen gingen von einem initialen Übermaß zwischen Knochen und Implantat für die Gewährleistung der Primärstabilität aus.

Analytisches Modell

Das analytische Modell basiert auf der Annahme eines ebenen Spannungszustandes bei dem der Knochen als isotropes homogenes Material (E-Modul E = 500 MPa) mit parallel geschalteten Federn aufgefasst wird (Abbildung 5.4). Im initialen ungestauchten Zustand besitzen alle Federn eine Länge von 20mm, welche durch das aufgebrachte Übermaß sowie die Profilform jeweils entsprechend verkürzt wird. Dadurch kann über die bekannte Beziehung (Gleichung 10) die Anpresskraft (F_N) des Implantats am Knochen für eine angenommene Stempelfläche ($A=2*2mm^2$, eine Profillänge des größten Profils Rib) und die aufintegrierte Stauchungslänge (Δl) aller Federn, bezogen auf die Gesamtausgangslänge (L), berechnet werden.

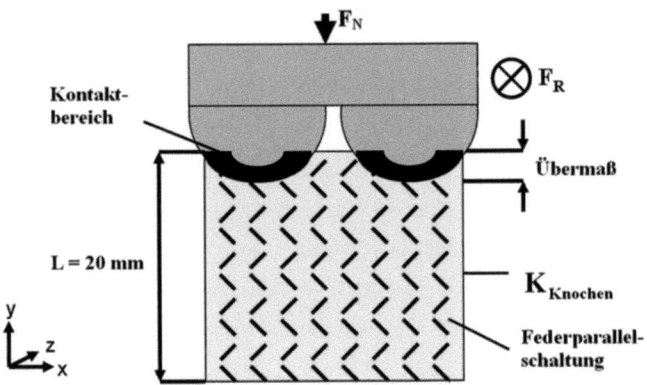

Abbildung 5.4: Analytisches Profilmodell mit Implantat (dunkelgrau) und Knochen (gelb) sowie den eingezeichneten Normal- und Scherkräften (F_N, F_R).

Die Kraft wurde anschließend mit Hilfe der Stempelfläche normiert, um die Oberflächen normalisiert zu vergleichen.

$$F_N = E * A * \left[\frac{\Delta l}{L}\right] \quad \rightarrow \quad F_R = F_N * \mu \tag{10}$$

Mit Hilfe des Reibkoeffizienten (μ) kann dann über den zweiten Teil der Formel 10 die maximale Haftreibungskraft F_R der Implantat-Knochenverbindung ermittelt werden. Für die Analyse von Wellenprofilen ist die exakte Berechnung der gestauchten Federlängen entlang der gekrümmten Wellenberge notwendig. Dazu diente eine Kreisgleichung (11) mit verschobenem Mittelpunkt (x-Δx, y-Δy) und veränderlichem Radius (R). Anhand der Schnittpunkte der Kreisgleichung mit dem Knochen konnte außerdem die Kontaktfläche für verschiedene Übermaße berechnet werden.

$$R^2 = x^2 + y^2 \quad \rightarrow \quad R^2 = (x - \Delta x)^2 + (y - \Delta y)^2 \tag{11}$$

Das Knochenmodell wurde mit 1000 parallel geschalteten Federn pro 1mm diskretisiert, um eine genügende Annäherung an die kreisförmige Profilform zu gewährleisten. Die Haftreibungskraft wurde nur bei Verschiebung des Implantats in Z-Richtung (Abbildung 5.4) berechnet, da die Profilform in dieser Dimension konstant ist. Eine Verschiebung in X-Richtung kann aufgrund der zusammengesetzten Reib- und Formschlusskräfte nur numerisch erfolgen. Die Berechnung der maximalen Haftreibungskraft erfolgte für das Rib und Ztt sowie ein ebenes Flächenprofil bei variierenden Übermaßen von 0 – 500 µm.

Kapitel 5   Design

Numerisches Modell

Für die numerische Analyse wurden dreidimensionale homogene und isotrope FE-Modelle des peripheren Knochenkonus (E-Modul = 155 MPa, Poisson = 0,3) mit Implantatstempel (E-Modul = 190 GPa, Poisson = 0,3) bestehend aus linearen Brickelementen erstellt (Ansys 10.0, Canonsburg, USA). Eine Konvergenz der Modelle bezüglich der maximalen Reaktionskraft wurde mit einer Elementgröße von 0,15 mm realisiert. Aufgrund der geringen Kontaktfläche zwischen Implantatstempel und Knochen traten starke Belastungsgradienten während der Simulation auf. Deshalb wurde die Kontaktzone mit einer höheren Elementdichte modelliert als die übrigen Bereiche (Abbildung 5.5).

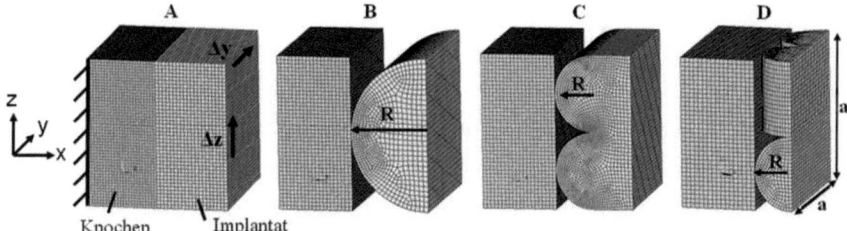

Abbildung 5.5: Finite Elemente Modelle der Profilformen mit Brick-Elementen: A) kein Profil, B) Rib R = 1mm, C) Ztt R = 0,5 mm, D) Hybrid R = 0,5 mm, mit einer Kantenlänge a = 2 mm; Abscherbewegung: Δy, Δz.

Zwischen Knochen und Stempel wurde eine Kontaktbedingung mit ‚Surface to Surface' Elementen und einem Reibkoeffizienten von 0,8 modelliert. Exemplarisch sind im Flächenmodell (A) die Randbedingungen während der Simulation mit vollständiger Einspannung des Knochens sowie den Verschiebungsrichtungen Δy und Δz des Implantatstempels dargestellt (Abbildung 5.5 links). Initial wurde außerdem ein Übermaß zwischen Knochen und Stempel modelliert, welches von 20µm auf 100µm variiert wurde. Der Implantatstempel wurde dabei mit Hilfe von Balkenelementen und einem Zentralknoten als Festkörper jeweils rampenförmig weggesteuert um 0,35mm verschoben und alle anderen Rotations- und Translationsfreiheitsgrade außer der Bewegungsrichtung fest eingespannt. Als Ausgangsvariable wurde die Reaktionskraft in Belastungsrichtung über dem Verschiebungsweg aufgezeichnet und damit die maximale Haftreibung- und Gleitreibungskraft bestimmt.

5.2.1.3 Optimierung der Profilstruktur

Ziel dieser Teilstudie war die analytische Untersuchung (Optimierung) von Oberflächenprofilen zur Erreichung einer maximalen Scherkapazität.

Die bisher untersuchten Oberflächenprofile basieren auf iterativen Entwicklungsprozessen und empirischen Erfahrungen einzelner orthopädischer Entwicklungsabteilungen, wobei die Formgebung nicht zwangsläufig analytischen Gesichtspunkten unterliegt. Neuere Software-Pakete wie Matlab bieten bereits Tools mit integrierten Optimierungsalgorithmen basierend auf dem Gradientenverfahren an. Dieses Verfahren ist für Aufgaben mit klaren Gradienten und nur einem globalen Optimum geeignet, da es sich sonst in lokalen Extremstellen festsetzen kann. Die Umsetzung des Verfahrens erfolgte durch eine Interaktion der Programme mit Matlab (Matlab 7.04, MathWorks Massachusetts, USA) als Master und Ansys (Ansys 11.0, Canonsburg, USA) als Slave anhand eines Austauschs von Textdateien. Als zu optimierende Funktion mit der maximalen Scherkraft als Optimierungsparameter wurde das in Ansys erstellte FE Modell verwendet, welches von Matlab extern aufgerufen wurde. Dafür wurde ein isotropes homogenes rechteckiges 2D (plane stress) Modell mit identischen Materialwerten wie in Abschnitt 5.1.1.2 verwendet, welches anhand von vorher vorgegebenen Knotenkoordinaten erstellt wurde (Abbildung 5.6).

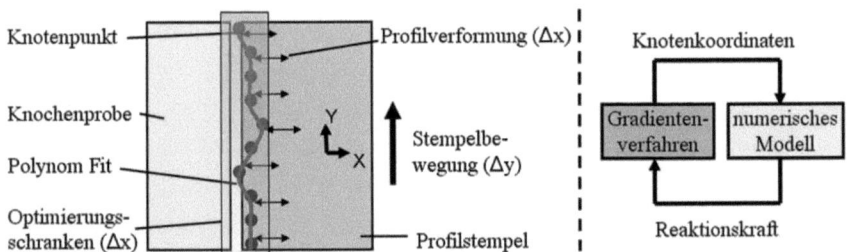

Abbildung 5.6: Optimierungsschema für die Anpassung der Implantatprofilform: Freiheitsgrade sowie Optimierungsschranken und Polynomfit (links); Ablauf der iterativen Optimierung (rechts).

Zunächst wurde aus den Knotenkoordinaten eine Fläche erstellt und anschließend vernetzt. Ausgehend von einer ebenen Fläche können die Knotenpunkte (Freiheitsgrade Δx) der Kontaktzone vor jedem Berechnungsschritt durch den Optimierungsalgorithmus in Matlab beliebig innerhalb der Optimierungsschranken (0,1-1mm) verschoben werden. Um den Lösungsraum einzugrenzen wurden eine obere und untere Schranke für jeden Knoten in X-Richtung festgelegt, welche die Verschiebbarkeit limitieren. Zur Analyse des Einflusses der Optimierungsschranken in X-Richtung wurden diese von 1mm auf 0,1mm variiert. Das Profil im FE Modell wird wie in Abschnitt 5.1.1.2 tangential gegenüber dem Knochen in Y-Richtung um 0,5 mm verschoben und anschließend die maximale Reaktionskraft während des Gleitens als Ausgabeparameter bestimmt. Diese Funktionsantwort des Modells, in diesem Fall die Reaktionskraft, wird anschließend wieder durch den Optimierungsalgorithmus ausgewertet, um in einer Folgeiteration neue Knotenkoordinaten zu bestimmen. Zur Vermeidung zu starker Strukturierungen und spitzer Kanten an der Kontaktzone, welche numerische Instabilitäten verursachen, wurden die Knotenpunkte durch ein Polynom 5.Grades angenähert und dann erst an das FE Programm übergeben. Außerdem erfolgten Versuche mit einseitig und beidseitig eingespannten Randknoten (distal, proximal) als Anfangsbedingung, um den Einfluss auf die Formgebung zu studieren. Das Abbruchkriterium des Optimierungsverfahrens zum Erreichen einer optimalen Lösung lag bei einer Funktionswertveränderung von weniger als 1e-7. Insgesamt besitzt das Problem 15 Freiheitsgrade, welche durch 15 verschiebbare Knoten der Kontaktzone repräsentiert werden. Die Umsetzung des Gradientenverfahrens basierend auf der Finite Differenzen Methode mit externen Schranken erfolgte in Matlab mit dem Befehl ‚fmincon' (Matlab 7.04, MathWorks Massachusetts, USA).

5.2.1.4 Optimierung Konusdesign

Wie im Kapitel 3.2.1 gezeigt, werden bei einer Implantation durch Aufschlagen große Scherkräfte an der Knochenkonusoberfläche induziert, welche zu einer verstärkten plastischen Deformation der Oberfläche und des Schenkelhalses führen. Das Ziel dieser Teilstudie ist die Optimierung der Konusform in der Hinsicht, nach der axialen Implantation eine möglichst homogene Kontaktspannung an der Grenzfläche und eine verringerte Knochenschädigung (Dehnung über die plastische Versagensgrenze) zu erreichen.

Dazu wird die idealisierte Geometrie von Implantat und Knochenkonus mit Hilfe eines axisymmetrischen FE-Modells (Ansys 11.0, Canonsburg, USA) modelliert (Abbildung 5.7). Die Konusgeometrie des Modells entsprach dabei einem Prototypimplantat (Durchmesser 47mm, DePuy, International), welches auch in Kapitel 2 und 3 verwendet wurde. Das Modell wurde mit Tetraederelementen und einer Netzfeinheit von 1 mm Kantenlänge (Implantat und Knochen) vernetzt. Als Kontaktpaarung wurde die „Surface to Surface" Option mit Penalty Kontaktalgorithmus und konstanter Coulombscher Reibung von 0,4 verwendet. Die Prothese wurde weggesteuert vom initialen Kontakt mit 0μm Übermaß bis zu einem nominalen Übermaß von 200μm axial implantiert. Anschließend erfolgte der Export der aktuellen Kontaktkoordinaten (X, Y) der Prothese mit den zugehörigen radialen Spannungswerten Sx als Textfile an das Programm Matlab (7.04, MathWorks Massachusetts, USA) zur Berechnung der Zielfunktion und optimierten Konuskoordinaten (Abbildung 5.7).

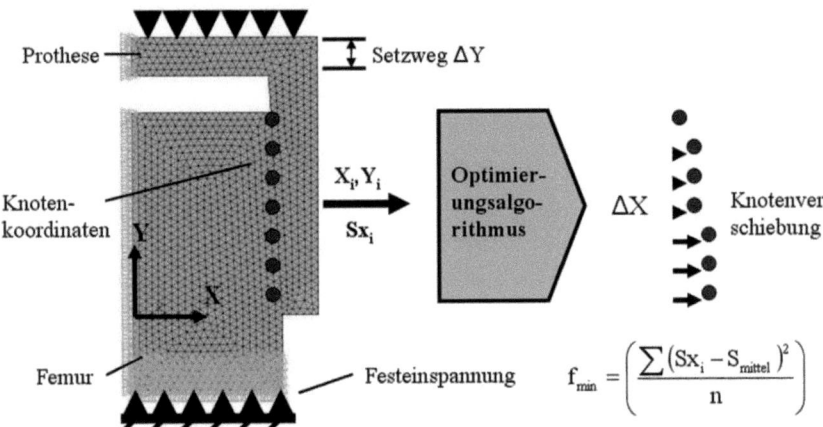

Abbildung 5.7: Schema des Optimierungsalgorithmus: FE-Modell mit Implantat- und Femurkonus (links); Zielfunktion und Knotenverschiebung (rechts).

Bei jedem neuen Optimierungsschritt wird zunächst die Anfangsgeometrie eingelesen und die Knoten um den berechneten Betrag radial verschoben. Die zu optimierende Größe ist dabei die Abweichung der Radialspannung jedes Kontaktelementes vom Spannungsmittelwert entlang der gesamten Kontaktfläche. In Matlab wird zunächst mit einer unbeschränkten Optimierungsfunktion (fminunc) das Residuum, also die Summe der Abweichungen der Spannungen vom Spannungsmittelwert, für die Startkonfiguration mit geradem Konus berechnet. Daraufhin variiert die Funktion für jeden der 31 Kontaktknoten (Freiheitsgrade) in einer Evaluation die X Koordinate um den maximalen Anstieg der Zielfunktion zu ermitteln. Es handelt sich um ein Gradientenverfahren, welches bei Vorgabe einer externen Funktion (Ansys Modell) mit der Finite Differenzen Methode arbeitet. Als sinnvolle Abbruchkriterien haben sich eine minimale Änderung der X-Werte der Koordinaten von 1e-5mm sowie eine Funktionswerttoleranz von 1e-6 herausgestellt.

Kapitel 5   Design

5.2.2 Radiale Press-Fit Mechanismen

5.2.2.1 Technische Realisierungsmöglichkeiten

Ziel dieser Teilstudie ist die Evaluation von technischen Möglichkeiten und deren Vor- und Nachteilen für die Anwendbarkeit in klinischen Press-Fit Verbindungen.

In der technischen Literatur gehört die Pressverbindung von zylindrischen und konischen Welle-Nabe Verbindungen zum Grundfundus der Fixierungsmöglichkeiten. Bei zylindrischen Press-Verbindungen wird die thermische Dehnung als Hilfsmittel verwendet um die unterschiedlich großen Fügekörper kraftschlüssig miteinander zu verbinden. Dabei kann entweder die Welle stark abgekühlt oder die Nabe erhitzt werden, was jeweils zu einer thermischen Schrumpfung bzw. Dehnung des Durchmessers führt. Nach der Fügung kehren die Fügekörper wieder in den Ausgangszustand bei Zimmertemperatur zurück, wodurch Zwangskräfte an der Kontaktfläche entstehen. Da die dafür erforderlichen Temperaturen bei den in Implantaten verwendeten Metallen entweder zu hoch oder zu niedrig sind, kann dieses Verfahren mit klassischen medizinischen Werkstoffen wie CoCr oder Titan nicht durchgeführt werden. Eine mögliche Alternative stellen Formgedächtnislegierungen (SMA) dar, welche auch in einem Temperaturbereich von 10°C – 45°C ein genügend großes Arbeitsvermögen aufweisen (Kaneko u. a., 2000). Speziell für Nickel-Titan-Legierungen (NiTi) existiert eine Vielzahl von Anwendungen in der Versorgung von Gefäßen mit Stentprothesen. Dabei werden vor allem der superelastische Effekt und der Temperatureffekt ausgenutzt um den Stent in seine Zielform aufzuweiten. Vor allem für den superelastischen Effekt existieren eine Reihe von kommerziell verfügbaren Simulationsoptionen (Abaqus, Ansys), während für den Temperatureffekt eine Simulation bisher nur mit extensivem Expertenwissen sowie benutzerspezifischen Programmen möglich ist. Die Arbeitsgruppe um Aschenbach, Seelecke und Müller entwickelten ein Modell basierend auf der statistischen Thermodynamik um die Umwandlung der Martensitphasen in einem weiten Temperaturbereich zu beschreiben (Seelecke und Müller, 2004). Eine mögliche Alternative stellt eine Studie der NASA dar, welche die Messung der thermomechanischen Eigenschaften eines SMA Sandwich-Balkens bei Temperaturerhöhung zum Ziel hatte (Davis u. a., 2007). Mit Hilfe der thermomechanischen temperaturabhängigen Konstanten wie E-Modul, Poissonzahl, Schermodul und thermischer Dehnung kann ein thermomechanisches orthotropes Finite Elemente Modell auf der Basis linear elastischer Materialeigenschaften erstellt werden. Bei der Verwendung von konischen Press-Fit Verbindungen können die Fügepartner dagegen mechanisch durch Verpressen zusammengefügt werden.

Aufgrund des Reibschlusses sind die Konusteile anschließend bei Verwendung von genügend kleinen Konuswinkeln selbsthemmend verbunden. Dieses Verfahren setzt die Aufwendung hoher Kräfte bei der Erzeugung der Verbindung voraus. Je nach Oberflächenbeschaffenheit entstehen an der Grenzfläche hohe Reibkräfte, welche im Folgenden zu großen Scherkräften führen. Bei Implantation von Prothesen in den Knochen kann dies wie in Kapitel 2.2.2 beschrieben zu verstärkter plastischer Deformation und Verringerung des effektiven Press-Fits führen. Eine mögliche Alternative dazu stellen zweigeteilte Implantate dar, welche durch radiales Zusammenfügen zum gewünschten Press-Fit führen. Eine weitere Möglichkeit ergibt sich durch Verlagerung der Scherkräfte von der Knochenoberfläche weg auf eine zweite robuste Grenzfläche. Dazu ist ein deformierbarer Körper notwendig, welcher initial in die gefräste Knochenkavität eingebracht und später radial durch ein Implantat aufgeweitet wird.

5.2.2.2 Press-Fit durch Shape Memory Alloys (SMA)

Das Ziel dieser Teilstudie ist die Untersuchung des theoretisch erreichbaren Übermaßes zwischen Knochen und SMA Struktur bei Erhöhung der Temperatur in einem physiologischen verträglichen Temperaturbereich.

Aufgrund des anwendbaren Temperaturbereichs (15-155°C), welcher zudem durch Manipulation der chemischen Zusammensetzung veränderlich ist, sind SMA (Shape-Menory-Alloys) Materialien wie NiTi geeignet um bei Erhöhung auf Körpertemperatur hinreichend hohe Kräfte zu erzeugen. In einer Studie von Davis u. a. sind die Grundlagen eines thermomechanischen SMA Modells aufgeführt, welche die Simulation einer SMA Sandwichstruktur unter der Annahme kleiner zusätzlicher Dehnungen ermöglichen (Davis u. a., 2008). Das Material wird im kalten Zustand (martensitische Phase) definiert verformt (Vordehnung) und kann bei anschließender Erhitzung über die Austenitstarttemperatur durch Phasenumwandlung von Martensit zu Austenit wieder in seine Ursprungsform zurücktransformiert werden. In der Arbeit von Davis erfolgte ebenfalls eine Auflistung der thermomechanischen Materialkonstanten (E-Modul, Poissonzahl, Schermodul, thermische Dehnung) in einem Temperaturbereich von 15°C bis 155°C (Davis u. a., 2008; Anhang K). Durch gezielte Verschiebung des Arbeitsbereiches um einen Offset von 25 K kann der Bereich des größten Arbeitsvermögens in den Temperaturabschnitt zwischen 0°C und 40°C transformiert werden (Abbildung 5.8). Unter Verwendung eines thermomechanischen Elementtyps (Solid45) mit den Freiheitsgraden der 3 Verschiebungen (X, Y, Z) sowie der Knotentemperatur wurde das Materialmodell in Ansys 11.0 (Ansys 11.0, Canonsburg, USA) implementiert.

Kapitel 5   Design

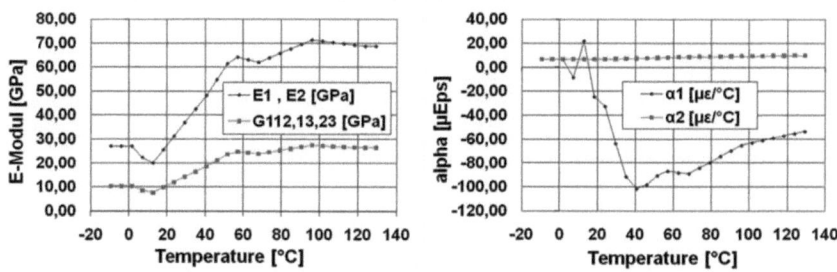

Abbildung 5.8: Thermomechanische Materialkonstanten nach Davis (Davis u. a., 2008) (E = E-Modul, G = Schubmodul, α = thermische Dehnung) des Formgedächtnismodells mit angepasstem Temperaturbereich.

Die Eingabe der thermomechanischen Konstanten erfolgte diskret an 10 äquidistanten Temperaturstützstellen in einem Temperaturintervall von -50°C bis 90°C durch eine multilineare Approximation. Modelliert wurde ein viertel Zylinderausschnitt eines gefrästen Knochenabschnitts mit isotropen homogenen Materialeigenschaften (Knochen: E-Modul: 500 MPa, Poissonzahl: 0,3). Die Implementierung des SMA-Material-Modells erfolgte durch Verwendung eines zylindrischen Koordinatensystems mit den Vorzugsrichtungen (1 = radial, 2 = tangential; Abbildung 5.9). In Z-Richtung wurden ebenfalls die Materialeigenschaften von Richtung 1 übernommen, da es sich um ein transvers isotropes Material handelt. Das Gesamtmodell konvergierte bezüglich der maximalen Verformung des SMA-Rings mit etwa 2500 Brickelementen. An den seitlichen Schnittflächen wurde das Modell in tangentialer Richtung (y) sowie an der oberen und unteren Deckfläche in Z-Richtung eingespannt. Außerdem erfolgte eine Festeinspannung in XY-Richtung an der Symmetrieachse. Die Berechnung erfolgte in diskreten statischen Lastschritten durch Vorgabe der Knotentemperaturen (ΔT = 1°C) bei einer Temperaturerhöhung um insgesamt 63 K (-10°C – 53°C), welche den Bereich des größten Dehnungsgradienten mit einschließt (Abbildung 5.8 rechts). Als Ausgabevariable wurde die radiale Durchmesseränderung nach der maximalen Temperaturerhöhung für eine variierende Wandstärke des SMA Rings von 1mm auf 5mm aufgezeichnet.

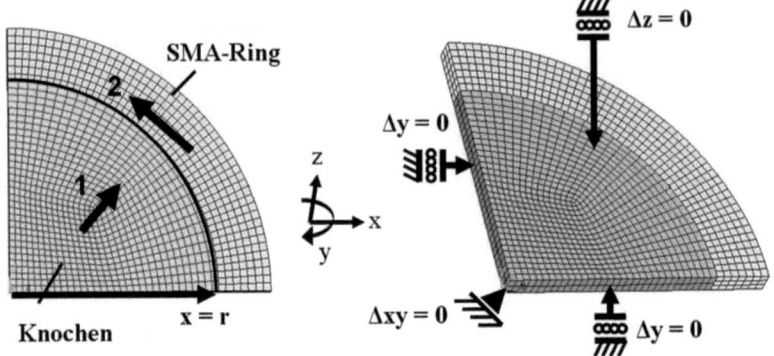

Abbildung 5.9: Schematische Darstellung des FE Modells mit Formgedächtnisring: Draufsicht auf das Viertelmodell mit Materialvorzugsrichtungen (1 = radial, 2 = tangential, links); 3d Modellansicht mit Randbedingungen (rechts).

Neben der Fertigung eines kompletten SMA-Rings wäre es denkbar nur einzelne Abschnitte des Zylinders mit Balkenelementen aus SMA Materialien auszustatten. Deshalb wurde ein weiteres 2d-Modell (Plane-Stress, Element: Plane42) mit einer Balkenstruktur erstellt, welche an den Enden in X und Y-Richtung eingespannt ist (Abbildung 5.10).

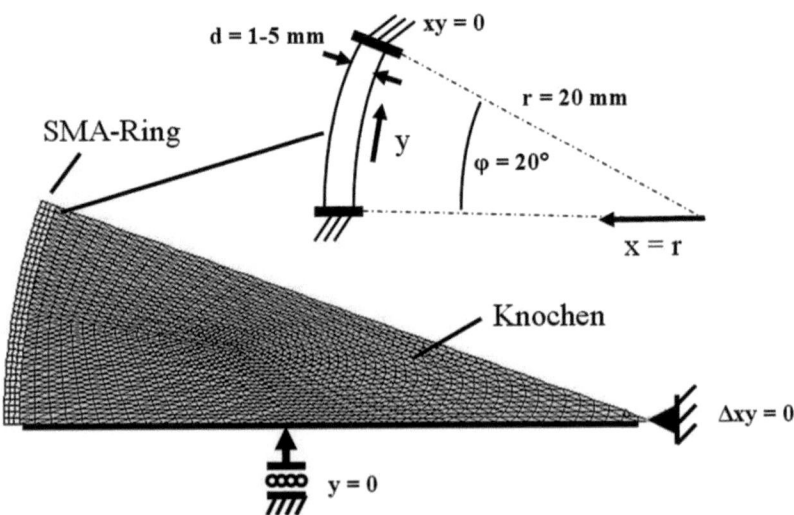

Abbildung 5.10: 2d (plane stress) Modell eines SMA Balkens mit Randbedingungen und Koordinatensystem sowie zugehörigem Knochenausschnitt.

Es wurde wiederum ein zylindrisches Koordinatensystem mit radialer (X) und tangentialer (Y) Richtung verwendet. Als Ausgabevariable diente die radiale Deformation des Balkens für verschiedene Balkendicken bei einer Temperaturerhöhung um 63 K. Sowohl für das 3d als auch für das 2d Modell wurde eine ‚Surface to Surface' Kontaktbedingung mit Penalty Algorithmus und einem Reibkoeffizienten von 0,4 verwendet.

5.2.2.3 Konzept der Grenzflächensubstitution

Ziel dieser Teilstudie war die Diskussion von Alternativen zur Erzeugung radialer Press-Fit Verbindungen basierend auf deformierbaren Ersatzgrenzflächen bzw. Ersatzkörpern.

Neben der Möglichkeit von Formgedächtnislegierungen oder aktiven Materialien bestehen außerdem Lösungsmöglichkeiten durch konstruktive bzw. fertigungstechnische Alternativen. Wie die Studien in Kapitel 2.2.2 sowie 3.2.1 bereits gezeigt haben, entstehen während der Implantation je nach Implantatrauhigkeit starke Scherkräfte an der Grenzfläche zwischen Implantat und Knochen. Eine potentielle Lösung dieses Problems stellt die Verlagerung der Scherkräfte auf eine Ersatzgrenzfläche mit geringerem Reibkoeffizienten dar. Voraussetzung dafür ist ein zweigeteiltes bzw. verformbares Implantat, welches durch einen zentralen Implantatkörper (keilförmig) radial aufgeweitet wird (Abbildung 5.11).

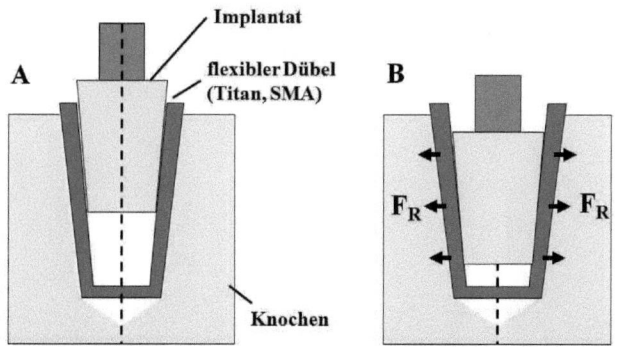

Abbildung 5.11: Zweiteiliges Implantatdesign mit radialer Expansionsmöglichkeit durch einen zentralen Keil, A: Ausgangszustand, B: expandierter Zustand.

Bei der hier beschriebenen Lösung soll das zweigeteilte Implantat im nicht expandierten Zustand kraftfrei in die Knochenkavität eingesetzt und bereits in die Zielposition gebracht werden (Abbildung 5.11 links). Anschließend erfolgt die radiale Aufweitung der Prothese durch den keilförmigen Zentralkörper, wobei die Scherkräfte vom Knochen auf eine Metall-

Kapitel 5 Design

Metall-Fläche mit geringem Reibkoeffizienten transferiert werden. Ein Vorteil dieses Verfahrens stellt die mögliche Kontrollierbarkeit der axialen Kraft zum Einbringen des Implantats durch Sensoren dar. Die Umsetzung des Prinzips der zweigeteilten Prothese beim Oberflächenersatz stellt erhöhte Anforderungen an die Implantatgeometrie und ist in Abbildung 5.12 dargestellt. Eine weitere Möglichkeit stellt die Aufweitung eines elastischen monolithischen Deformationskörpers, welcher vorher ebenfalls kraftfrei in den Knochen eingebracht wurde, durch ein steiferes Inlay dar. Bereits im klinischen Einsatz befindlich sind Hüftpfannen, welche ein flexibles gabelförmiges Pfannendesign aufweisen, dass zunächst mit geringer Kraft implantiert und anschließend durch ein Polyethylen-Inlay radial aufgeweitet wird (Rozkydal u. a., 2009). Zusätzlich besitzt die Pfanne Antirotationsnuten für eine feste Verankerung im Knochenbett. Die hier beschriebene Lösung übernimmt das Prinzip eines Dübels, bei dem der elastische Dübel zunächst kraftfrei eingeschlagen und anschließend durch das Einschrauben der steiferen Schraube radial aufgeweitet wird. In diesem Fall würde das mit einem Außengewinde versehene Implantat in den zuvor eingebrachten elastischen Dübel eingeschraubt werden. Eine weitere Variation dieses Prinzips wäre der Verzicht auf ein Gewinde, so dass der zentrale Keil in den Dübel eingeschlagen und dadurch die Aufweitung und Primärstabilität erreicht wird.

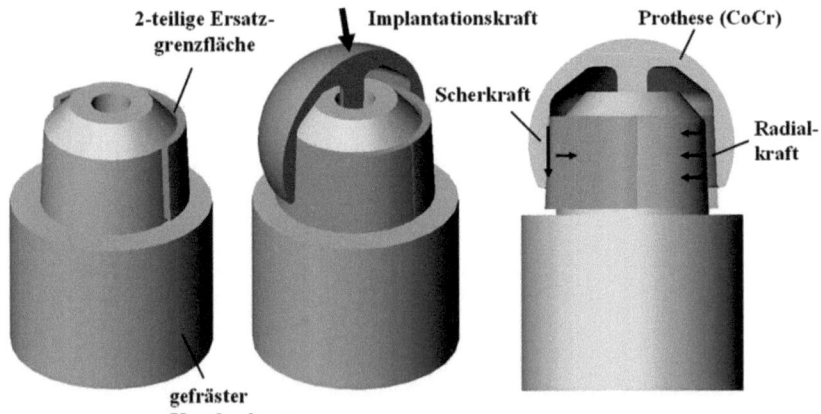

Abbildung 5.12: Implantatdesign eines mehrteiligen Oberflächenersatzes: 2 teilige Ersatzgrenzfläche mit gefrästem Femur (links und mitte); Gesamtsystem mit implantiertem Oberflächenersatz (rechts).

5.3 Ergebnisse

5.3.1 Kontaktflächenstruktur

5.3.1.1 Vertikale Finnen und Primärstabilität

Während der Implantation der Prothese mit 4 und 8 Finnen traten bei einem Übermaß von -300µm sowie 0µm Implantationskräfte zwischen 140 N und 530 N auf (Tabelle 5.1). Da für diese Übermaße kein Press-Fit durch die Schaumoberfläche erzeugt wird, können die Kräfte ausschließlich auf den Kontakt zwischen Schaum und Finnen zurückgeführt werden. Die Kräfte stiegen bei Verdopplung des Übermaßes von -300µm auf 0µm etwa um 50% und bei Verdopplung der Finnenanzahl um etwa 30% an. Bei Vergrößerung des Übermaßes auf 300µm stieg die Implantationskraft für alle 3 Konfigurationen (0, 4 und 8 Finnen) auf Werte zwischen 1670 N und 1900 N an (Tabelle 5.1). Das maximale Drehmoment bei 4 und 8 Finnen, welches ein Maß für die vorhandene Primärstabilität darstellt, wurde bei Vergrößerung des Übermaßes von -300µm auf 0µm ebenfalls um etwa 50% gesteigert. Bei weiterer Erhöhung des Übermaßes auf 300µm vergrößerte sich das maximale Moment noch um etwa 30%. Im Vergleich zur Konfiguration mit 0 Finnen wurden mit 4 und 8 Finnen auch bei -300µm noch Drehmomente im Bereich zwischen 8 Nm und 10 Nm erreicht. Bei 0µm Übermaß und 4 oder 8 Finnen stiegen die maximal übertragbaren Drehmomente auf über 14 Nm an. Für Übermaße von 300µm wiesen alle Konfigurationen, auch die ohne Finnen, maximale Drehmomente von mehr als 10 Nm auf (Tabelle 5.1).

Tabelle 5.1: Mittelwert und Standardabweichung der Implantationskraft und des maximales Abdrehmomentes für variierende Werte des Übermaßes und der Finnenanzahl.

	Übermaß [µm]	Implantationskräfte [N]			Drehmoment [Nm]		
		0 Finnen	4 Finnen	8 Finnen	0 Finnen	4 Finnen	8 Finnen
Mittelwert	-300	x	141.23	221.16	x	8.07	10.05
Standardabw.		x	26.89	53.06	x	1.30	0.72
Mittelwert	0	x	371.15	525.76	1.30	14.42	21.47
Standardabw.		x	171.85	47.63	0.09	3.27	5.86
Mittelwert	300	1782.97	1674.41	1901.91	10.28	22.71	29.90
Standardabw.		185.21	356.72	550.07	2.13	1.20	6.44

Signifikante Unterschiede bezüglich des maximalen Drehmomentes zwischen den Finnenkonfigurationen wurden für Übermaße von 0µm und 300µm festgestellt (p=0,048; p=0,0057). Die

Post-Hoc Analyse bezüglich der Drehmomente zeigte einen signifikanten Unterschied zwischen der Konfiguration ohne Finnen im Vergleich zu der Konfigurationen mit 8 Finnen (p=0,017) jedoch nicht zwischen der Konfiguration von 0 und 4 Finnen (p=0,055). Generell war die Relativbewegung in Scherrichtung etwa doppelt so groß wie in Normalenrichtung für beide Finnenkonfigurationen (Tabelle 5.2). Eine Vergrößerung des Übermaßes wirkte sich stärker auf die Normalrelativbewegung aus als auf die tangentiale Bewegung. Die Relativbewegung mit 8 Finnen wurde bei steigendem Übermaß von -300µm auf 0µm deutlich um ca. 30% verringert, während eine Übermaßerhöhung von 0µm auf 300µm keine nennenswerte Verringerung zur Folge hatte.

Tabelle 5.2: Mittlere und maximale Relativbewegung über 200 Zyklen in Tangential- (Slipage) und Normalenrichtung (Gap-Opening) für alle Übermaße und Finnenkonfigurationen.

	Übermaß [µm]	Tangential		Normal	
		0 Finnen	8 Finnen	0 Finnen	8 Finnen
Mittelwert	-300	x	33.3	x	27.3
Maximum		x	47.4	x	44.7
Standardabw.		x	5.1	x	7.2
Mittelwert	0	28.7	26.6	14.2	16.9
Maximum		34.2	37.0	18.5	25.8
Standardabw.		0.4	5.7	3.2	3.9
Mittelwert	300	29.7	41.1	14.0	16.2
Maximum		39.6	137.1	23.5	24.3
Standardabw.		6.6	20.5	5.5	3.9

Es zeigte sich dagegen besonders bei 300µm Übermaß ein Anstieg der tangentialen Bewegung gegenüber der Konfiguration ohne Finnen. Die ANOVA Analyse stellte keine signifikanten Unterschiede für alle Übermaße zwischen der Konfiguration mit 0 und 8 Finnen sowie für beide Finnenkonfigurationen zwischen den verschiedenen Übermaßen fest. Insgesamt lagen die mittleren Werte für die tangentiale Relativbewegung auch bei höheren Übermaßen über 30µm im Vergleich zu Werten unter 20µm in Normalenrichtung.

5.3.1.2 Analyse von Oberflächenprofilen

Analytisches Modell

Die Analyse der effektiven Kontaktfläche ergab wie erwartet einen ansteigenden Wert bei den Profilen Rib und Ztt mit wachsendem Übermaß, während dieser bei der unprofilierten Fläche

Kapitel 5   Design

konstant ist. Aufgrund der gekrümmten Oberfläche kann die Kontaktfläche beim Rib und Ztt Profil ab einem bestimmten Übermaß sogar die der unstrukturierten Oberfläche übertreffen. Dieser Effekt tritt beim Ztt-Profil bereits bei etwa 250µm Übermaß und beim Rib Profil bei etwa 500µm auf (Abbildung 5.13). Der Vergleich der analytisch berechneten maximalen Haftkraft zeigt, dass für Übermaße bis 500µm mit dem unstrukturierten flächigen Profil die höchsten Werte erreicht werden können. Mit zunehmendem Übermaß verringert sich jedoch der Unterschied zwischen den Profilvarianten beim Ztt-Profil auf 21% und beim Rib Profil auf 38% (Tabelle 5.3).

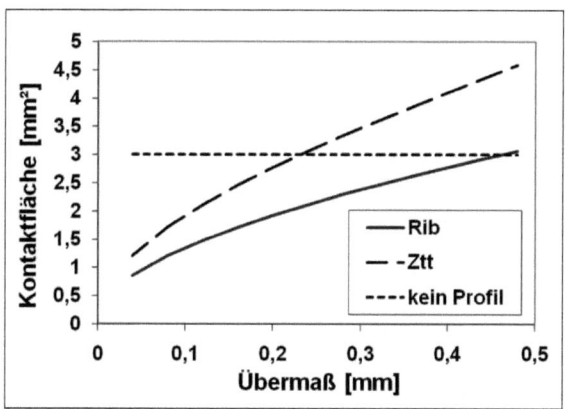

Abbildung 5.13: Analytisch berechnete Kontaktfläche für das Rib und Ztt Profil bei variierenden Übermaßen im Vergleich zur unstrukturierten Oberfläche.

Tabelle 5.3: Vergleich der analytisch berechneten maximalen Haftkraft [N/mm²] für Profile unterschiedlicher Wellenlänge und ein ebenes Profil.

Übermaß	Rib	Ztt	Fläche	Differenz Fläche-Rib	Differenz Fläche-Ztt
[µm]	[N]	[N]	[N]	[%]	[%]
40	0,23	0,33	1,24	81,26	73,66
80	0,65	0,91	2,48	73,66	63,21
120	1,19	1,65	3,72	67,93	55,51
160	1,82	2,51	4,96	63,21	49,30
200	2,53	3,47	6,20	59,12	44,09
300	4,58	6,14	9,30	50,75	33,95
400	6,93	9,09	12,40	44,09	26,66
500	9,52	12,17	15,50	38,58	21,46

Numerisches Modell

Aufgrund von Konvergenzschwierigkeiten durch stark verformte Elemente im Kontaktbereich, wurden bei den numerischen Modellen nur Übermaße von 20µm bis 80µm simuliert. Im Mittel sind die Werte für die Haftreibungs- und Gleitreibungskraft entgegen der Profilrichtung (Z-Richtung) um 6% höher als entlang des Profils (Y-Richtung) (Tabelle 5.4). Weiterhin wird deutlich, dass die Haftreibungskraft in Y-Richtung entlang des Profils um 8,5% und entgegen des Profils (Z-Richtung) um 3,2% höher ist als die Gleitreibungskraft.

Tabelle 5.4: Maximale Haftreibungs- sowie Gleitreibungskraft in Y und Z Richtung tangential zum Profil für verschiedene Profilformen und Übermaße.

Scherkraft	Übermaß [µm]	20	20	40	40	80	80
		F_{Haft} [N]	F_{Gleit} [N]	F_{Haft} [N]	F_{Gleit} [N]	F_{Haft} [N]	F_{Gleit} [N]
Fz	Rib	3,55	3,53	8,31	8,30	20,30	20,23
	Ztt	5,98	5,95	13,59	13,59	31,30	31,30
	Area	6,54	5,98	12,98	12,05	26,17	26,16
	Hybrid	5,65	4,57	14,26	14,26	29,58	29,07
Scherkraft		F_{Haft} [N]	F_{Gleit} [N]	F_{Haft} [N]	F_{Gleit} [N]	F_{Haft} [N]	F_{Gleit} [N]
Fy	Rib	3,24	3,10	7,99	7,49	20,89	19,54
	Ztt	5,54	4,31	12,54	11,65	30,24	27,50
	Area	6,54	5,98	12,98	12,05	26,17	26,16
	Hybrid	5,37	5,32	12,57	11,32	29,51	26,32

Die Ergebnisse zeigen außerdem im Vergleich zum analytischen Modell, dass bereits bei geringen Übermaßen ab 80µm das Ztt und Hybridprofil größere maximale Scherkräfte (Z-Richtung: +15,8%; Y-Richtung: +9,5%) in beiden Bewegungsrichtungen aufweisen als die unstrukturierte Oberfläche (Tabelle 5.4). Insgesamt weißt die Ztt Oberfläche in Profilrichtung (Y) um 40% erhöhte und in Z-Richtung um 30% erhöhte Scherkräfte gegenüber der Rib Struktur auf, wobei die Rib Struktur für alle Übermaße geringere Scherkräfte als die unstrukturierte Oberfläche zeigte. Die Hybride Oberfläche mit vertikalen und horizontalen Wellen zeigte ähnliche Werte wie die Ztt Struktur in beiden Belastungsrichtungen und bei allen Übermaßen. Damit wurde gegenüber einer einseitigen Strukturausrichtung wie bei der Ztt Struktur keine Verbesserung der Reibung erzielt.

5.3.1.3 Optimierung der Profilstruktur

In Abbildung 5.14 sind die Ergebnisse des Optimierungsprozesses für verschiedene Beschränkungen der Freiheitsgrade in X-Richtung sowie Einspannungen der distalen (unten) und proximalen (oben) Randknoten dargestellt. Insgesamt konvergierte das Optimierungsver-

Kapitel 5 Design

fahren bei einer weniger starken Beschränkung in X-Richtung von 0,3 mm nach durchschnittlich 30 Funktionsaufrufen und bei einer stärkeren Einschränkung von 0,1mm nach 65 Aufrufen. Für den Fall, dass die Randknoten nicht eingespannt werden, ergeben sich speziell im distalen Bereich des Implantats starke spitze Ausprägungen (Abbildung 5.14 oben).

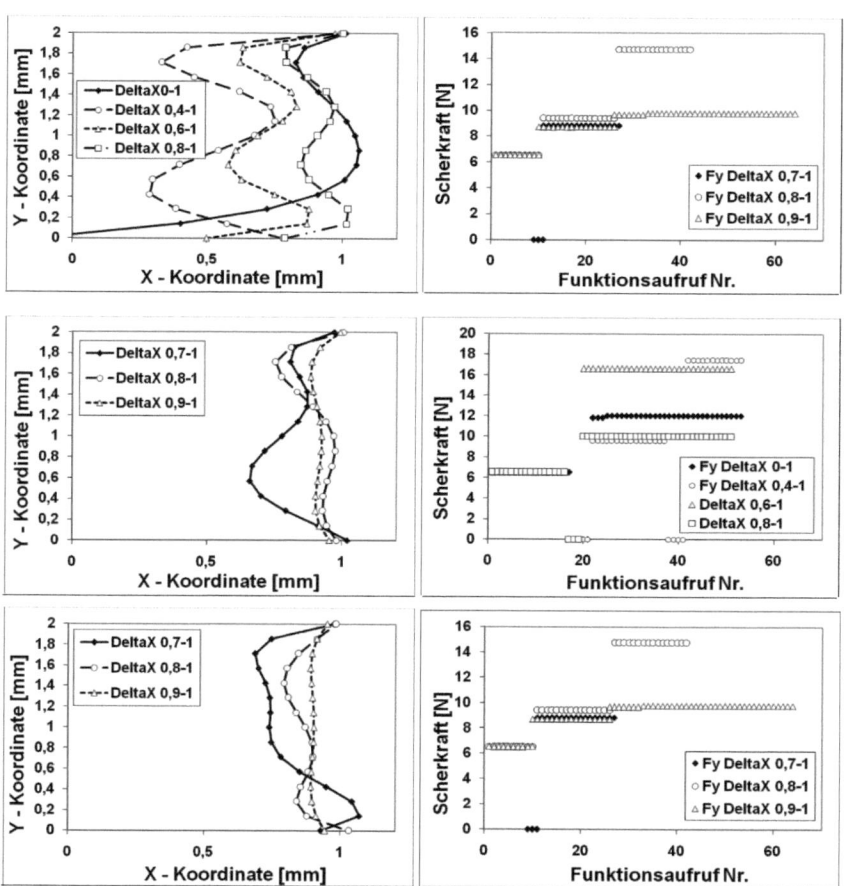

Abbildung 5.14: Ergebnisse des Optimierungsprozesses (**Links:** Profilform, **Rechts:** Scherkraft Fy über der Iterationszahl) mit verschieden Restriktionen:

(**A**): ohne seitliche Einspannung der Randknoten

(**B**): einseitige Einspannung eines Randknotens

(**C**): beidseitige Einspannung beider Randknoten

(DeltaX = Bewegungsspielraum der Kontaktknoten).

Bei Verringerung des Bewegungsspielraums in X-Richtung von 1 mm auf 0,6 mm und weniger, verändert sich die optimierte Form hin zu zwei Extremstellen mit abgeschwächter Ausprägung des distalen Peaks (Abbildung 5.14, A). Da zu starke Profilierungen fertigungstechnisch und implantationstechnisch nur bedingt realisierbar sind, wurden Versuche mit einseitig und beidseitig eingespannten Randknoten (Übermaß = 0 μm) (distal, proximal) durchgeführt. Im Falle der einseitigen distalen Einspannung (Abbildung 5.14, B) ergibt sich für lockere Schranken (0,7-1 mm) eine Profilform mit stark ausgeprägtem distalen Maximum und einem abgeschwächtem Maximum im proximalen Bereich. Bei Verringerung des Bewegungsspielraums bleibt nur noch das weniger stark ausgeprägte proximale Maximum übrig. Auch bei der Konfiguration mit distaler Einspannung des Randknotens konvergieren die weniger stark in X-Richtung beschränkten Varianten früher als die mit engen Grenzen. Bei Einspannung beider Randknoten (distal, proximal; Abbildung 5.14 C) ergeben sich nach der Optimierung auch bei lockeren Schranken in X-Richtung nur noch weniger ausgeprägte Maxima. Für alle Konfigurationen entsteht ein stärker ausgeprägtes proximales und ein schwächeres distales Maximum (Abbildung 5.14 unten). Die Variante mit lockeren Schranken (0,7-1mm) zeigte außerdem wieder einen charakteristischen Peak am distalen Profilende. Gemeinsam ist nahezu allen Profilvarianten die Ausprägung von zwei Maximalstellen mit ähnlicher Wellenlänge von 1 mm sowie einer Amplitude die maßgeblich durch die Schranken in X-Richtung bestimmt wird. Bei den einseitig und beidseitig eingespannten Profilen wird die höchste Scherkapazität für eine Profilamplitude von 0,1 bis 0,2 mm erreicht.

5.3.1.4 Optimierung Konusdesign

Die Standardkonusform führt zu einer konvexen Form der Spannungsverteilung mit starken Konzentrationen an den Konusrändern (Abbildung 5.15 links). Im mittleren Teil des Konus wird der Knochen dagegen stärker entlastet. In Abbildung 5.16 sind die Spannungsverteilungen der optimierten Konusformen dargestellt. Dabei wird deutlich, dass beide optimierte Varianten nur sehr geringe Unterschiede im Spannungsverlauf aufweisen. Bei der Bestimmung des Restresiduums (Abweichung der Spannung vom Mittelwert) zeigte die Variante mit einem Abbruchkriterium ΔX_{min} von 1e-5 bessere Ergebnisse (Residuum: ΔX_{min} = 1e-5: 10,11 MPa; ΔX_{min}= 1e-4: 57,23 MPa). Im Vergleich zur Ausgangssituation wurde das Residuum um etwa 98 % reduziert und es stellte sich eine nahezu homogene Kontaktspannungsverteilung über die gesamte Kontaktfläche ein (Abbildung 5.16). Die Größe des Residuums wurde auch mit weiterer Erhöhung der Genauigkeitseinstellungen nicht nennenswert verringert. Entsprechend den Spannungsspitzen vergrößerte sich der Konusradius am proximalen und distalen

Ende, während es im mittleren Teil zu einer Radiusverringerung kam (Abbildung 5.15 rechts). Im distalen Grenzbereich des Konus kam es zu einer artifiziellen Verringerung des Radius, welche eventuell auf numerische Instabilitäten zurückzuführen ist.

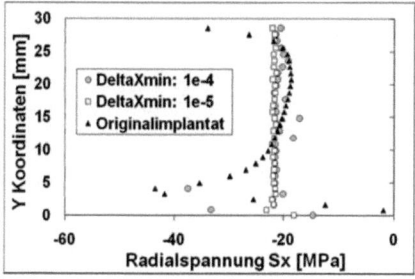 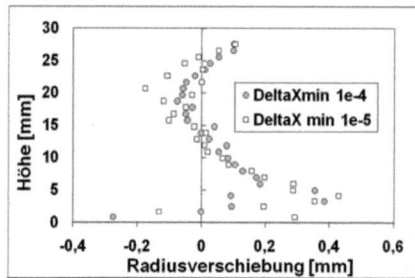

Abbildung 5.15: Ergebnisse der Spannungsoptimierung des Implantatkonus mit verschiedenen Abbruchkriterien für die minimale Knotenverschiebung ΔX sowie der Originalkonusform Links: Kontaktspannung Rechts: Radiusveränderung jeweils nach der letzten Iteration.

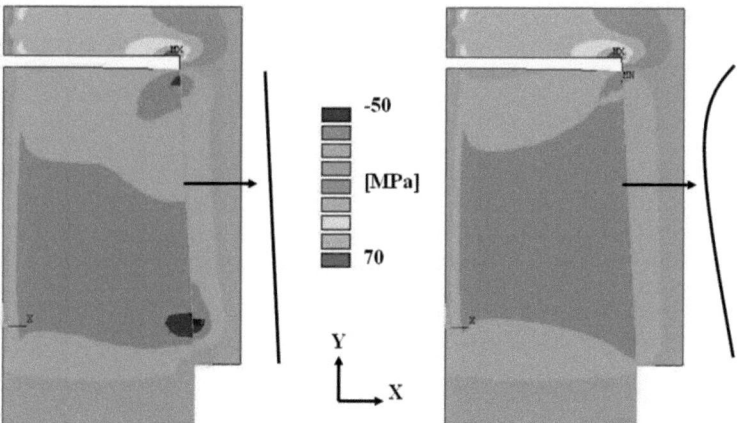

Abbildung 5.16: Darstellung der Radialspannung für die Originalkonusform (links) und die optimierte Form (rechts).

5.3.2 Radiale Press-Fit Mechanismen

5.3.2.1 Press-Fit durch Shape Memory Alloys (SMA)

Die Ergebnisse für das 3d Modell zeigen, dass je nach Wandstärke des verwendeten SMA Rings radiale Einschnürungen zwischen 65µm und 73µm möglich sind (Tabelle 5.5). Diese Werte liegen in einem Bereich für den im patientenspezifischen Modell (Abschnitt 3.2.3) bereits eine hinreichende Primärstabilität bei physiologischen Aktivitäten erreicht wurde. Die Umsetzung des Prinzips basierend auf einem SMA-Ring könnte wie in Abbildung 5.17 dargestellt zunächst durch thermische Aufschrumpfung des SMA-Rings und anschließend durch Aufschlagen des konisch geformten Oberflächenersatzes erfolgen.

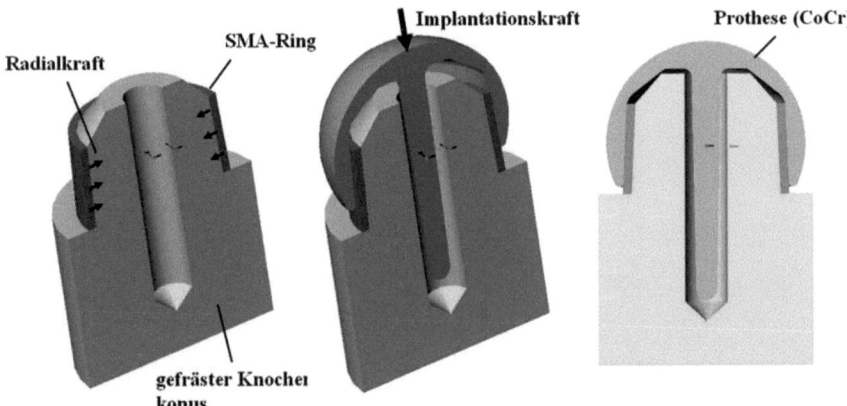

Abbildung 5.17: Femurmodell mit SMA-Ring (links); Implantation der Prothese auf den SMA Ring (mitte); Implantierter Zustand des Gesamtsystems (rechts).

Dafür müsste der SMA-Ring bis zur Implantation im gekühlten Zustand (0°C) vorgehalten auf den gefrästen Knochenkonus aufgesetzt und anschließend künstlich auf Körpertemperatur vorgewärmt werden. Für die im SMA-Modell errechneten Übermaße wurde ein Kontaktdruck zwischen Knochen und Implantat von etwa 0,15 MPa ermittelt. Bei Verwendung eines verkürzten Zylinderausschnitts in Form eines beidseitig eingespannten 2d Balkens wurden noch radiale Einschnürungen von 33µm realisiert (Tabelle 5.5). Im Vergleich zur zylindrischen Ringanordnung wurde die größte Deformation jedoch für dünnwandigere Balken erreicht. Mit ansteigender Balkendicke nahm die Deformation ab während die tangentialen Zugkräfte an den Einspannungsrändern zunahmen. Insgesamt wurden jedoch keine Verformungen von mehr als 50µm erreicht, welche für eine genügende Primärstabilität notwendig wären.

Tabelle 5.5: Radiale Deformation der SMA Strukturen im 3d-Zylinder- und 2d-Balkenmodell für verschiedene Wandstärken bei maximaler Temperaturerhöhung um 63K (stärkster Temperaturgradient zwischen 0°C und 40°C).

3d Zylindermodel			2d Balkenmodel		
Wandstärke	Radiusänderung	Kontaktdruck	Balken-stärke	Balkenbiegung	Zugkraft
[mm]	[µm]	[MPa]	[mm]	[µm]	[N]
1,0	66,0	0,15	0,5	32,8	79
2,0	67,6	0,10	1,0	12,8	192
3,0	69,4	0,12	2,0	5,2	411
4,0	71,1	0,12	3,0	3,2	627
5,0	72,8	0,13	4,0	2,3	844

5.3.2.2 Konzept der Grenzflächensubstitution

Durch die kraftfreie Implantation mit anschließender radialer Aufweitung kommt es an der Knochen-Implantat-Grenzfläche nur zur Applikation von reinen Radialkräften. Bei Verwendung von Zugschrauben wäre es denkbar die zum Einschrauben aufgewendeten Drehmomente mit den wirkenden Radialkräften zu korrelieren um dem Chirurgen eine intraoperative Abschätzungsmöglichkeit des aktuellen Press-Fits zu geben. Ein großer Vorteil der Anwendung der radialen Expansion liegt auch darin, dass das Implantat bei Nachgeben des Knochens durch Stress-Relaxation sich weiterhin aufgrund der Hüftkontaktkräfte bzw. durch Nachjustierung mit der Zugschraube setzen kann. Dabei verschiebt sich der keilförmige Zentralkörper weiter axial zum distalen Ende des Knochens während die Implantatposition relativ zum Knochen unverändert bleibt. Je nach verwendetem Konuswinkel ergeben sich geringe Beinlängenunterschiede, welche jedoch unter 1cm liegen und klinisch nicht relevant sind. Für die in dieser Arbeit häufig verwendeten maximalen Übermaße von 200µm ergibt sich bei einem Konuswinkel von 3,5° etwa 3.3 mm axialer Verschiebungsweg des Implantats. Damit könnte das Implantat in einem begrenzten Rahmen adaptiv auf die Veränderung der Knocheneigenschaften reagieren. Bei der Anwendung des Dübelprinzips ergibt sich der Vorteil, dass nur ein reines 2 Komponentensystem bestehend aus Dübel und monolithischem Implantatkörper verwendet werden muss. Auch hier kann das Implantat unter Kontrolle des aufgewendeten Drehmomentes eingebracht werden, was eine Abschätzung des radialen Press-Fits ermöglicht. Eine weitere Möglichkeit besteht darin auf das Gewinde zu verzichten und nur die Keilwirkung des Implantats für die radiale Aufweitung zu nutzen, was wiederum ein Nachrutschen und Anpassen des Implantats an den nachgebenden Knochen ermöglicht.

5.4 Diskussion

5.4.1 Kontaktflächenstruktur

Vertikale Finnen und Primärstabilität

Unter der Voraussetzung, dass im Idealfall ein Übermaß zwischen Knochen und Prothese vorliegt sind die zusätzlich für die Implantation der Finnen aufzuwendenden Kräfte mit weniger als 500 N im Vergleich zur klinisch üblichen Kraft zwischen 2000 N und 6000 N nicht maßgeblich. Dadurch kommt es nur zu einem geringen zusätzlichen Mehraufwand für den Chirurgen, der sich nicht auf den Operationsverlauf auswirkt. Bei der Implantation bestand jedoch eine Neigung des Implantats zur Verkippung, da der initiale Kontakt nur über die Finnen gewährleistet wird. Eine korrekte axiale Ausrichtung und Führung des Implantats wäre bei Verwendung von Finnen deshalb besonders wichtig um die gewünschte Zielposition zu erreichen.

Die Analyse der maximalen Drehmomente stellt ein Maß für die klinisch relevante Primärstabilität gegen reibinduzierte Torsionsmomente dar. Bei Verwendung von 4 und 8 Finnen wurde selbst mit einem Übermaß von -300µm (Worst Case Scenario) noch eine genügende Stabilität gewährleistet, welche über den maximal physiologisch auftretenden Reibmomenten von 8 Nm bei Großkopf Metall-Metall-Paarungen liegt (Bishop u. a., 2008). Mit 0µm Übermaß und 0 Finnen wurde nur ein maximal übertragbares Drehmoment von 1,3 Nm erreicht, während dieses bei 300µm Übermaß auf 10,3 Nm anstieg. Dieser Sachverhalt verdeutlicht, dass besonders bei großen Frästoleranzen, welche im klinischen Alltag am Fräser und durch den Operateur auftreten, die initiale Primärstabilität ohne Anwendung von Finnen nicht mit Sicherheit gewährleistet werden kann. In einer Studie von Baleani wurde außerdem der positive Einfluss von Finnen in Knochenersatzmaterial mit geringer Dichte (osteoporotischer Knochen) gezeigt (Baleani u. a., 2001).

Bei der Analyse der Relativbewegung zeigte sich, dass besonders die Scherbewegung ein Problem darstellt und auch durch Vergrößerung des Übermaßes nur bedingt verringert werden konnte. Bei Verwendung von Finnen wurde eine nennenswerte Verringerung der mittleren Relativbewegung (~10µm) nur zwischen -300µm und 0µm erreicht. Daraus lässt sich schlussfolgern, dass bereits der initiale Kontakt und Eingriff der Finnen eine ausreichende Stabilität gewährleistet, welche durch weitere Steigerung des Übermaßes nur geringfügig verbessert wird. Insgesamt war der stabilisierende Effekt der vertikalen Finnen besonders bei Rotationsbewegungen des Implantats ausgeprägt, während die Analyse der Relativbewegung bei physiologischer Belastung ohne Reibmomente mit Übermaßen von 0μm und mehr keine klaren Vorteile gegenüber der Variante ohne Finnen zeigte. Zusammenfassend kann die Einführung vertikaler Finnen besonders bei großen Frästoleranzen und Knochen mit geringer Qualität von Vorteil sein. Ein Nachteil der Finnen könnte darin bestehen, dass es weniger Flächenkontakt zwischen Prothese und Knochen gibt, verbunden mit geringerem Knocheneinwuchs und einem erhöhten Flüssigkeitsdruck im Spalt.

Analyse von Oberflächenprofilen

Im analytischen Modell wiesen die strukturierten Oberflächen speziell das Ztt Profil mit 1 mm Wellenlänge ab einem Übermaß von 250μm eine gegenüber der unstrukturierten Fläche vergrößerte Kontaktfläche auf. Eine möglichst große Kontaktfläche ist für den erfolgreichen Knocheneinwuchs erstrebenswert, da dem Knochen eine größere Verankerungsfläche zur Verfügung steht (Yeo u. a., 2009). Im analytischen Modell wiesen die strukturierten Profile (Ztt, Rib) gegenüber der unstrukturierten Oberfläche eine geringere Haftreibung in Richtung tangential zum Profil auf. Dieser Sachverhalt liegt darin begründet, dass mit den Profilen Rib und Ztt das maximale Übermaß nur an den Polen der Wellen erreicht wird und abseits davon sinusförmig abnimmt. Dagegen weißt das ebene Profil überall konstant das gleiche maximale Übermaß auf, was zu einer insgesamt höheren Anpresskraft führt. Dieser Effekt verringert sich dementsprechend bei steigendem Übermaß, da mehr Anteile der Profilfläche im Kontakt stehen. Bei Veränderung der Bewegungsrichtung des Stempels entgegen der Profilkanten ist dagegen ein anderes Ergebnis zu erwarten.

Dieser Sachverhalt kann jedoch nur mit einem numerischen Modell unter Berücksichtigung von Seitenkräften aufgrund des Formschlusses gelöst werden. Die Konvergenz der numerischen Modelle gestaltete sich jedoch bei Übermaßen von mehr als 100μm schwierig, da die Dehnung bezogen auf die eingespannte Knochenlänge bereits bei 5% lag. Im Vergleich zum analytischen Modell kann in der numerischen Rechnung auch der durch das Profil entstehende Formschluss mit berücksichtigt werden. Dadurch entstehen besonders in der Belastungsrichtung quer zum Profil (Z-Richtung) zusätzliche Reibkräfte. Dies könnte eine Erklärung dafür sein, dass bereits bei geringen Übermaßen die profilierten Oberflächen größere Scherfestigkeiten aufweisen als die unstrukturierte Fläche.

Aufgrund der größeren im Eingriff befindlichen Kontaktfläche wies die Ztt-Oberfläche eine größere mittlere Eindringtiefe mit höherem resultierendem Kontaktdruck auf als das Rib-Profil und zeigt dementsprechend größere Abscherfestigkeiten. Das Hybrid-Profil mit vertikaler und horizontaler Strukturierung wies dagegen keine Vorteile gegenüber dem Ztt-Profil auf. Eine mögliche Ursache hierfür könnte der geringe geometrische Unterschied der beiden Varianten sein, welcher zu einer ähnlichen formschlüssigen Verankerung führt.

Optimierung der Profilstruktur

Das verwendete Gradientenverfahren basierend auf der Finite-Differenzen-Methode arbeitet besonders effektiv, wenn es ohne Restriktionsfunktionen auskommt. Aus diesem Grund konvergieren die Varianten mit weniger engen Grenzen besonders zügig. Die Ergebnisse zeigen jedoch, dass sich für lockere Schranken in X-Richtung trotz Glättung durch ein Polynom ein charakteristischer Peak am distalen Ende des Profils bildet. Diese spitze Ausprägung verursacht einen besonders hohen mechanischen Reibwiderstand in Scherrichtung ist aber fertigungstechnisch und klinisch nicht sinnvoll. Um diesem Problem Rechnung zu tragen wurden Simulationen mit einseitig und beidseitig eingespannten Randknoten durchgeführt. Bereits die Einspannung des distalen Randknotens reichte aus um die Entstehung des charakteristischen Peaks zu beseitigen.

Da zu große Aspektverhältnisse zwischen Amplitude und Wellenlänge von mehr als 0,5 des Profils mechanisch nicht sinnvoll sind, wurden die Schranken auf maximal 0,3mm eingeengt. Bei zu großen Aspektverhältnissen kann die Knochenoberfläche aufgrund der Elastizität nicht mehr bis in die Profiltäler vordringen und dementsprechend keinen Kontakt aufbauen. Bei Verringerung des Bewegungsspielraums in X-Richtung gleicht sich die Profilform mit zwei moderaten Maxima bei beiden Einspannungsvarianten (distal, beidseitig) immer stärker an. Ein Wellenprofil mit einer Wellenlänge $\lambda \sim 1mm$ und etwas stärker ausgeprägter Amplitude im proximalen Bereich des Profils (Belastungsrichtung) wurde bei allen Konfigurationen als optimal errechnet, um einen möglichst großen Reibwiderstand in Scherrichtung zu erzeugen. Mit einem Aspektverhältnis (Amplitude zu Wellenlänge) von 0,1 - 0,2 wurde in der einseitig und beidseitig eingespannten Variante die größte Scherkapazität erreicht. Eine Limitierung dieser Studie stellt die Tatsache dar, dass nur ein sehr kleiner Bereich (2mm) des Profils in einem sehr einfachen 2d-Plane-Stress Modell mit homogenen Knocheneigenschaften simuliert wurde. Die Ergebnisse können aufgrund des verwendeten Gradientenverfahrens außerdem nicht zu 100% ausschließen, dass es sich um lokale Optimalstellen handelt.

Optimierung Konusdesign

Bei idealen Konus-Konus Verbindungen kommt es in der Regel zu erhöhten Spannungsspitzen an den Konusrändern mit einem exponentiell abfallenden Verlauf zur Konusmitte. Durch

Kapitel 5   Design

das Aufschlagen des Implantates entstehen am distalen Konusrand aufgrund des Untermaßes der Prothese und des aufstauenden Knochenmaterials zusätzliche Scherkräfte. Diesem Umstand trägt die Optimierung dadurch Rechnung, dass die Kontaktknoten des proximalen und distalen Implantatkonus radial aufgeweitet werden, während der mittlere Konusabschnitt moderat verengt wird. Dadurch kann eine nahezu ideal gleichmäßige Kontaktspannung auf der gesamten Konusoberfläche erzeugt werden, welche den Knochen gleichmäßig belastet. Technisch wäre eine vereinfachte Realisierung dieses Prinzips durch Ausfräsung von Nuten am proximalen und distalen Konusrand möglich. Da Knochen einem kontinuierlichen belastungsadaptiven Remodeling unterliegt ist eine gleichmäßige Belastung vorteilhaft um einen lokalen Abbau- oder Aufbau der Knochenmatrix zu verhindern. Die Primärstabilität des Implantats hängt ebenfalls direkt von der Kontaktkraft ab, wodurch auch hier eine gleichmäßige Verteilung dieser wichtig für die langfristige Verankerung des Implantats zur Vermeidung einer möglichen aseptischen Lockerung ist.

5.4.2   Radiale Press-Fit Mechanismen

Press-Fit durch Shape-Memory-Alloys (SMA)

In dieser Studie wurde ein bestehendes Formgedächtnismodell mit den temperaturabhängigen thermomechanischen Materialparametern (E-Modul, Poissonzahl, Schermodul, thermische Dehnung) in Ansys implementiert um die grundsätzliche Anwendbarkeit von SMA Aktoren für die Realisierung von Press-Fit Verbindungen zu prüfen. Eine Limitierung der Studie stellt die Tatsache dar, dass das Modell üblicherweise in Sandwichstrukturen bestehend aus Epoxyglasschichten und SMA Elementen angewendet wird. Eine Anwendung des Modells ist jedoch zulässig wenn die durch Temperaturerhöhung induzierte thermische Dehnung wesentlich kleiner als die Vordehnung (4%) des SMA Elementes ist.

Im vorliegenden Anwendungsfall wird eine radiale Einschnürung von weniger als 100µm erreicht, was bei einem Radius von 20mm 0,5% Dehnung entspricht. Mit Hilfe des zylindrischen 3d SMA-Modells wurde gezeigt, dass bei Temperaturerhöhung um 63 K radiale Einschnürungen von mehr als 50µm erreicht werden. Damit wären Übermaße realisierbar, die wie im patientenspezifischen Modell bereits gezeigt, zu einer ausreichenden Primärstabilität führen. Die Verwendung eines verkürzten Balkens führte dagegen nur zu kleineren Einschnürungen von weniger als 50µm und könnte deshalb nur als ergänzende Maßnahme zum klassischen Press-Fit oder in Kombination mit vertikalen Finnen verwendet werden. Für größere

Kapitel 5   Design

Balkendicken wurden außerdem stark ansteigende radiale Zugkräfte ermittelt, die unter Umständen zu Implantatverformungen führen können.

Konzept der Grenzflächensubstitution

Das Konzept der Grenzflächensubstitution weist den klaren Vorteil auf, dass an der Knochen-Implantat Grenzfläche nur reine Radialkräfte appliziert werden. Dadurch kommt es zu keinen abrasiven Vorschädigungen oder plastischen Verformungen des Knochens und der Rebound-Effekt des Implantats wird verringert. Im Vergleich zur klassischen Implantation erlaubt die Verwendung von Zugschrauben oder Dübeln eine intraoperative Kontrolle des Press-Fits und damit eine quantitative Abschätzung der Primärstabilität. Außerdem ist zu erwarten, dass sich die Reproduzierbarkeit der Prozedur erhöht, da das Implantat zuvor bereits ohne Einschlagen (Impulse) in die Zielposition gebracht werden kann. Der modulare Aufbau des Implantats erlaubt die adaptive Anpassung an die viskoelastischen Eigenschaften des Knochens durch fortschreitendes Setzen des Zentralkörpers ohne Veränderung der Implantatposition. Mögliche Nachteile des modularen Aufbaus ergeben sich aus den zusätzlich entstehenden Reibflächen, welche zu einem zusätzlichen Abrieb führen könnten (Chaplin u. a., 2004; Lewis, 2004; Mroczkowski u. a., 2006; Gilbert u. a., 2009).

Klinische Bedeutung

Die Teilstudien dieses Kapitels haben gezeigt, dass sich die Primärstabilität durch gezielte Änderung von Designparametern wie der Oberflächenbeschaffenheit (Profilform, Finnen) optimieren lässt. Vertikale Finnen an der Knochen-Implantat Kontaktfläche führten zu einer verbesserten Rotationsstabilität, welche auch bei grossen Frästoleranzen (-300µm Übermass) eine genügende Primärstabilität gewährleisten. Der stabilisierende Effekt war jedoch weniger ausgeprägt bei der Stabilisierung der Relativbewegung unter physiologischer Belastung. Ausserdem zeigten strukturierte Oberflächenprofile (Ztt, Rib) eine erhöhte Scherfestigkeit gegenüber unstrukturierten Oberflächen sowie eine leicht erhöhte Knochen-Implantat Kontaktfläche. Ersterer Parameter erhöht die Primärstabilität während letzterer das Einwachsen des Knochens auf das Implantat erleichtert. Ein Verhältnis von Amplitude zu Wellenlänge (0,1-0,2) des Profils zeigte die beste Primärstabilität. Der zweite Teil dieses Kapitels adressierte die Implantierbarkeit der Prothese. Eine optimierte Konusform mit leicht vergrössertem distalen und proximalen Radius, realisierbar durch Nuten, verringerte deutlich die Spannungsspitzen im Knochen. Eine radiale Aufschrumpfung des Implantats wäre dagegen durch SMA Ringe in einem physiologisch verträglichen Temperaturbereich möglich.

Kapitel 6

DISKUSSION

Implantation

Hypothese 1: Die klassische Implantation durch Aufschlagen des Implantats zur Erreichung eines radialen Press-Fits kann plastische Deformation und Abscherung der Knochenoberfläche verursachen und damit zu einer stagnierenden Primärstabilität bei wachsenden Übermaßen führen.

In diesem Studienteil wurde der Einfluss von Implantationsparametern wie der Schlagkraft, Schlagrichtung sowie der Implantationsart (normal, tangential) auf die Knochenbelastung und Primärstabilität untersucht. Außerdem erfolgte eine Analyse der Deformations- und Abriebsvorgänge während der Implantation sowie des zeitabhängigen Relaxationsverhaltens von Knochen. Die Ergebnisse zeigten, dass es bei Anwendung von unkontrollierten zu hohen Schlagkräften (>10kN) bereits zu einer Vorschädigung des proximalen Femurs kommt, welche signifikant die Versagenslast des Schenkelhalses herabsetzt. Auf der anderen Seite wurde bei unzementierten Implantaten bereits mit weniger als 2 kN Implantationskraft eine genügende Primärstabilität ohne Knochenschädigung erreicht. Neben der Schlagkraft zeigte auch deren Richtung einen deutlichen Einfluss auf die Knochenbelastung und das Setzverhalten der Prothese. Eine nicht axiale Implantation kann zu einer Verkippung der Prothese mit unvollständigem Setzverhalten führen. Dies hat eine unphysiologische asymmetrische Belastung des Knochens mit verstärkter plastischer Deformation zur Folge. Die Untersuchung der Abriebs- und Deformationsvorgänge während der Implantation zeigte, dass besonders für raue Porocoat Oberflächen die Scherkräfte auf das Maß der Radialkräfte (Press-Fit) anwachsen. Eine hohe Scherfestigkeit aufgrund von hohen Reibkoeffizienten ist vorteilhaft, führt jedoch während der Implantation zu verstärktem Abrieb und erhöhter plastischer Deformation. Im numerischen Modell wurde ebenfalls die Implantation durch Aufschrumpfen untersucht. Verglichen zur Scherimplantation zeigte diese eine deutlich verbesserte Primärstabilität bei verringerter Knochenbelastung. Die Implantation durch Aufschrumpfen stellt demnach eine potentiell schonende Alternative zum klassischen Aufschlagen dar, ist jedoch technisch anspruchsvoller. Unmittelbar nach der Operation unterliegt der Knochen einer statischen Belastung durch den Press-Fit. Die Untersuchungen zur Stress-Relaxation zeigten, dass mit einem Verlust der radialen Anpresskraft von 20-25% zu rechnen ist. Demnach stehen nach der Implantation noch ¾ des initialen Press-Fits zur Verfügung, was bei der Verwendung von numerischen Modellen berücksichtigt werden muss. Abschließend wurde in diesem Kapitel ein analytisches Erklärungsmodell verwendet, welches den verringerten Press-Fit speziell bei der Scherimplantation mit hohen Übermaßen erklärt. Aufgrund der Abscherung der obersten Trabekelschicht lässt die potentielle Anpresskraft normal zur Implantatoberfläche nach, was speziell bei Verwendung rauer Oberflächen einen Nachteil darstellt. Durch Implantation normal zur Knochenoberfläche werden die Trabekel nur in der für den Press-Fit essentiellen Richtung vorgespannt und unnötige Scherspannungen können vermieden werden.

Relativbewegung

Hypothese 2: Bei physiologischen Alltagsaktivitäten (Gehen, Treppensteigen) kann die Relativbewegung zwischen der korrekt implantierten Prothese und dem Knochen für einen klinisch realisierbaren Press-Fit (Implantationskräfte ohne den Knochen zu schädigen) auf Werte stabilisiert werden, die Knocheneinwuchs ermöglichen.

Für die Untersuchung der Relativbewegung zwischen Implantat und Knochen bei physiologischen Aktivitäten wurde in diesem Studienteil ein numerisches Kontinummodel des proximalen Femurs verwendet. Mit Hilfe eines Torsiontests wurde das plastische Modell validiert und die Abweichung zu den Experimenten auf weniger als 15% beziffert. Die Ergebnisse zeigen, dass es möglich ist für klinisch realisierbare Implantationskräfte (4kN) und daraus resultierende Übermaße (50µm) eine Primärstabilität zu erreichen, die Knocheneinwuchs ermöglicht. Im Vergleich zum Gehen war beim Treppensteigen ein um 20µm vergrößertes Übermaß notwendig um die gleiche Primärstabilität zu erreichen. Die Simulation des iterativen Knocheneinwuchsverhaltens für das Gehen zeigte, dass bei Übermaßen größer als 30µm mehr als 50% der Kontaktfläche Knocheneinwuchs aufwiesen. Aufgrund der Ergebnisse der Stress-Relaxation muss davon ausgegangen werden, dass das effektive Übermaß noch einmal um etwa 20% erhöht werden sollte, um die gleiche Primärstabilität zu erreichen. Diesem Umstand könnte jedoch durch eine zweistufige Implantation entgegengewirkt werden, da die Relaxation bei wiederholter Belastung auf den Anfangswert deutlich nachlässt. Ein Unterschied zwischen dem elastischen und plastischen Modell wurde bezüglich der Relativbewegung nur für das Treppensteigen ermittelt. Bei größeren Übermaßen oder Belastungen, wie sie im Torsionstest untersucht wurden, zeigte das plastische Modell jedoch eine deutlich bessere Übereinstimmung mit den experimentellen Versuchen. Dies verdeutlicht die Notwendigkeit der Verwendung von plastischen Materialmodellen für Press-Fit-Simulationen von TEP's, bei denen Übermaße von mehr als 0,5 mm verwendet werden. Die Untersuchung der plastischen Deformation des Femurs verdeutlichte, dass es bei größeren Übermaßen (>50µm) zu einer verstärkten plastischen Schädigung der Konusoberfläche und des Schenkelhalszentrums kommt. Aufgrund des erhöhten Risikos für postoperative Schenkelhalsfrakturen sind diese Vorschädigungen unter allen Umständen bei diesem Implantattyp zu vermeiden. Die Variation der Implantationsart zeigte eine deutlich verringerte plastische Schädigung sowie eine um etwa 30µm verringerte Relativbewegung beim Aufschrumpfen im Vergleich zum Aufschlagen. Damit unterstreicht auch diese Studie das mögliche Potential, welches durch eine veränderte Implantationsart ausgenutzt werden kann. Die Ergebnisse verdeutlichen, dass bereits für moderate Übermaße von 50µm ein erfolgreicher Knocheneinwuchs möglich ist ohne den Knochen zu schädigen. Eine technische Herausforderung liegt nun darin diese genauen Übermaße klinisch zu realisieren, da sie klar unter den heute realisierbaren technischen und klinischen Toleranzen liegen.

Remodeling

***Hypothese 3:** Durch die Implantation eines unzementierten Oberflächenersatzes mit Press-Fit kommt es im Vergleich zur zementierten oder unzementierten Variante ohne Press-Fit zu einer verbesserten Lasteinleitung bei Verringerung des postoperativen Stress-Shielding.*

Durch die Implantation eines Oberflächenersatzimplantats kommt es zu einer Teilentlastung (Stress-Shielding) des proximalen Femurs im Kopfbereich und damit einhergehenden Veränderungen der Knochendichte. Dieser Sachverhalt wurde in diesem Studienteil mit Hilfe eines iterativen Remodeling-Algorithmus anhand eines numerischen Knochenmodells untersucht. Auf Basis dieses Modells wurden verschiedene Designalternativen mit dem klassischen ASR Design verglichen und für unterschiedliche Verankerungsarten (zementiert, unzementiert) simuliert. Die Ergebnisse zeigen, dass es bei allen zementierten Varianten zu typischen postoperativen Dehnungsspitzen am distalen Implantatrand, aufgrund des Übergangs von der steiferen Prothese zum weicheren Knochen, kommt. Innerhalb der ersten Iterationen werden diese Bereiche jedoch angepasst (verdichtet), was in einer verringerten Dehnung resultiert. Dieser Sachverhalt wurde auch in anderen numerischen Studien für den zementierten Oberflächenersatz nachgewiesen (Gupta u. a., 2006). Außerdem konnte bei allen zementierten Varianten eine leichte Unterbelastung im zentralen Femurkopf registriert werden, welche langfristig zu einem Knochenabbau und aseptischer Implantatlockerung führen kann. Im Vergleich dazu zeigten die unzementierten Varianten ohne Press-Fit keine Dehnungsspitzen und eine deutlich verringerte Belastung im Femurkopf. Dementsprechend resultierte der iterative Verlauf der Simulation in einer stark ausgeprägten Dichteverringerung im Kopfzentrum. Die unzementierten Press-Fit Versionen wiesen dagegen eine deutlich vergrößerte Belastung des Femurkopfes auf, welche iterativ zu einer gleichmäßigen Erhöhung der Knochendichte führte. Ein Vorteil der unzementierten Press-Fit Verankerung besteht darin, dass sowohl Scher- als auch Normalkräfte auf den Knochen übertragen werden. Durch die Vordehnung aufgrund des Press-Fits kann das Stress-Shielding verhindert und der Knochen weiterhin gleichmäßig stimuliert werden. Ein Diskussionspunkt verbleibt in der Tatsache, dass das Remodeling des Knochens vorrangig auf dynamische Alltagslasten im Frequenzbereich von 1 Hz anspricht und weniger auf statische Belastungen. Dennoch führt der Press-Fit nicht nur zu einer Vordehnung des Knochens, sondern auch zu einer verbesserten Lasteinleitung in den proximalen Femur während der Gangbelastung. Die Variation des Implantatdesigns zeigte, dass besonders stark konische Designs zu einer verbesserten Lasteinleitung in den proximalen Femur jedoch auch zu lokaler Überlastung führen, da die Kontaktflächen zur Lastübertragung senkrecht zu den Trabekelhauptausrichtungen angeordnet sind. Besonders physiologische Belastungen wurden mit dem sphärischen Design erzielt, da die subchondrale Knochenschicht hier intakt bleibt und nur ein sehr kurzer Implantatpin verwendet wird.

Design

Hypothese 4: *Die Press-Fit Erzeugung normal zur Knochenoberfläche führt im Vergleich zur Implantation durch Aufscherung zu einer erhöhten Primärstabilität bei verringerter Knochenbelastung und kann durch SMA Materialien oder zweigeteilte Implantate realisiert werden.*

In diesem Kapitel wurden die Möglichkeiten der Designänderung speziell der Kontaktflächen von Implantaten und deren Auswirkung auf die Primärstabilität untersucht. Außerdem erfolgte eine Analyse der Möglichkeiten zur Realisierung von Implantationsmethoden normal zur Knochenoberfläche. Die Ergebnisse der Oberflächenanalyse zeigten, dass Wellenprofile mit Wellenlängen von 1mm im Vergleich zu Profilen mit größerer Wellenlänge oder unstrukturierten Oberflächen eine verbesserte Primärstabilität aufweisen. Eine Kombination von horizontalen und vertikalen Wellenprofilen führte dagegen zu keiner Verbesserung. Da es bei der Implantation aufgrund von Fräsertoleranzen sowie Variationen des Operateurs zu erheblichen Toleranzen des erzielten Übermaßes kommen kann, wurden Versuche mit vertikalen Finnen durchgeführt. Diese bewirkten vor allen Dingen bei sehr geringen Übermaßen eine signifikante Verbesserung der Primärstablität im Rotationstest. Damit könnten vertikale Finnen eine potentielle Lösung für das Problem der Frästoleranzen darstellen, da sie unabhängig vom erzielten Übermaß in einem Toleranzbereich von 0,5mm eine ausreichende Primärstabilität garantieren. Dennoch ist zu berücksichtigen, dass neben der Relativbewegung auch der Abstand zwischen Implantat und Knochen (<100µm) eine limitierende Wirkung auf den Knocheneinwuchs hat. Im zweiten Teil dieser Studie wurden Möglichkeiten zur Realisierung eines radialen Press-Fits untersucht. Mit Hilfe eines numerischen Formgedächtnismodells eines Implantatrings wurde die prinzipielle Realisierbarkeit von maximalen Übermaßen bis 70µm demonstriert. Die dabei entscheidenden Dehnungsgradienten wurden im SMA-Ring für Temperaturunterschiede von 40°C realisiert und sind somit auch im klinischen Einsatz denkbar. Als weitere Alternative wurde das Prinzip einer mehrteiligen Prothese vorgeschlagen. Die Grundidee basiert auf der Substitution der Scherkräfte von der Knochenoberfläche auf eine zweite Ersatzfläche mit geringerem Reibkoeffizienten. Dadurch können die knochenschädigenden Scherkräfte vermieden und eine radiale Kontraktion des Implantates auf den Knochen realisiert werden. Diese Alternative könnte auch bei unzementierten Hüftpfannen eingesetzt werden, bei denen zunächst eine weiche Pfanne mit geringer Kraft implantiert und anschließend radial durch ein Inlay aufgeweitet wird. Das Prinzip der Grenzflächensubstitution ist damit vielseitig einsetzbar und ermöglicht auch die Optimierung weiterer unzementierter Press-Fit-Verbindungen.

Kapitel 7

AUSBLICK

In Zukunft ist zu erwarten, dass die potenziellen Patienten mit athrotischen Gelenkbeschwerden oder nekrotischen Knochenschädigungen immer jünger werden bzw. aufgrund der steigenden Lebenserwartung der Anteil an Patienten zunimmt. Diesem Umstand entsprechend werden höhere Erwartungen an die Lebensdauer der Implantate gestellt. Aufgrund des gestiegenen Aktivitätslevels gerade der jüngeren Patientengruppe, vergrößern sich ebenfalls die Anforderungen an die Primärstabilität und die biomechanische Kompetenz der Implantate. Diesem Anspruch versucht die Orthopädietechnik durch unzementierte Implantate entgegenzukommen, welche bei erfolgreichem Knocheneinwuchs eine potenziell längere Lebenszeit aufweisen. Dadurch verbleibt mehr Zeit zwischen der Erstoperation und notwendigen Revision nach Lockerung der Prothese. Bei jungen dynamischen Patienten werden neben klassischen TEP's zunehmend Kurzschaft- und Oberflächenersatzprothesen eingesetzt, da sie aufgrund der Erhaltung des Schenkelhalses eine unkomplizierte Revisionsoperation mit einer Totalendoprothese zulassen (Goebel und Schultz, 2009; Ghera und Pavan, 2009; Marker u. a., 2009). Zudem erreicht man durch größere Kopfdurchmesser ein verringertes Luxationsrisiko und ein verbessertes Aktivitätslevel (Zywiel et al., 2009).

Dennoch besitzt gerade der Oberflächenersatz Nachteile, die anhand der ersten Verlaufsstudien der letzten Jahre immer deutlicher werden. Ein Hauptproblem ist das ‚Stress-Shielding' besonders von klassischen Oberflächenersatz-Designs mit langem Pin, welches zu einer dauerhaften Entlastung und anschließenden Nekrose des Femurkopfes führen kann (Rietbergen, 2005; Taylor, 2005). Diese Arbeit hat gezeigt, dass man diesem Problem durch ein verändertes Implantatdesign und mit Hilfe eines unzementierten Press-Fits begegnen kann, welcher zu einer gleichmäßigen Belastung des Femurkopfes führt. Dennoch stellt sich die Frage ob die geforderten Toleranzen zum Einhalten des gewünschten Press-Fits klinisch realisierbar sind. Eine potenzielle Lösung dieses Problems stellen vertikale Finnen dar, welche die Implantationskraft nur unwesentlich vergrößern, aber unabhängig von den Toleranzen zu einer Mindestprimärstabilität führen. Diese Arbeit zeigte, dass vor allem die Rotationsstabilität des Implantats mit vertikalen Finnen signifikant verbessert wurde. Mögliche Alternativen wie die Verwendung von SMA Materialien sind potenziell interessant, steigern jedoch empfindlich den Preis und erfordern einen mehrteiligen Aufbau des Implantats. Dennoch bietet dieses Verfahren die Möglichkeit der schonenden radialen Implantation der Prothese allein auf Basis von Wärmeenergiezuführung und erlaubt den Verzicht auf das unkontrollierte Einschlagen des Implantats. Dadurch könnten die Reproduzierbarkeit der Implantation erhöht und mögliche Vorschädigungen des Knochens beim Einschlagen vermieden werden. Klinisch realisierbar scheint vor allem auch der Einsatz von sphärischen Kappendesigns mit sehr kurzen Pinlängen. Diese können auch ohne Press-Fit zementiert implantiert werden, und begrenzen die Gewebeentfernung nur auf die athrotische Femurkopfoberfläche. Es wurde gezeigt, dass dieses Implantatdesign im Vergleich zur klassischen ASR ein verringertes Stress-Shielding aufweist und damit die Gefahr zur Entstehung postoperativer Femurkopfnekrosen verringert. Bei größeren nekrotischen Knochenschädigungen im Femurkopf empfehlen sich auch Kurzschaftprothesen, bei denen der Schenkelhals etwa zur Hälfte entfernt wird. Diese Implantate führen zu einer verbesserten proximalen Lasteinleitung in den Femur und vermeiden damit die Probleme des ‚Stress Shielding' (Albanese u. a., 2009). Bei einer Revisionsoperation besitzen sie die gleichen Vorteile wie der Oberflächenersatz. Außerdem muss die Pfanne bei diesem Implantattyp nicht so groß wie beim Oberflächenersatz dimensioniert werden, was wiederum eine verbesserte Revisionsmöglichkeit im Acetabulum ermöglicht. Dennoch sind bei diesen Implantaten im Vergleich zur TEP aufgrund der verringerten Knochen-Implantat Kontaktfläche höhere Knochenbelastungen im proximalen Femur vorhanden (Jakubowitz et al., 2009). Zur Vermeidung von Überbelastung des Knochens und Versagen (Prothesenausriss) ist auch bei diesen Implantaten die chirurgisch exakte Positionierung entscheidend. Eine valgische Positionierung hat sich wie beim Oberflächenersatz als vorteilhaft erwiesen um die Frakturlast zu erhöhen und das Risiko einer Schenkelhalsfraktur zu minimieren (Radcliffe und Taylor, 2007).

Der Einsatz von Großkopfprothesen führt einerseits zu einem verringerten Luxationsrisiko sowie einer verbesserten biomechanischen Kompetenz. Auf der anderen Seite zeigen neuere Studien mit Metall-Metall Großkopfpaarungen vereinzelte Fälle von allergischen Reaktionen und die damit verbundene Bildung von Pseudotumoren (Clayton u. a., 2008; Harvie u. a., 2008). Die Idee der Matall-Metall Großkopfprothesen basiert auf den verbesserten hydrodynamischen Schmierungseigenschaften, welche durch eine hohe Relativbewegung zwischen Kopf und Pfanne sowie sehr genaue Fertigungstoleranzen der Geometrie (Clearence) und

Oberfläche (Rauigkeit) ermöglicht wird. Die Funktionsfähigkeit dieser Reibpaarung setzt allerdings die korrekte Platzierung der Komponenten (Pfanne, Kappe) während der Operation in einem engen Toleranzbereich voraus. Bei Abweichungen durch zu große Inklinationswinkel kann die Randbelastung in der Pfanne steigen und zu einem signifikanten Anstieg des Abriebs führen (Morlock u. a., 2008).

Potenzial zur Vermeidung dieser Abriebspartikel besitzen Keramik-Keramik oder Keramik-Polyethylen (hochvernetzt) Paarungen. Auch die Kombination von Metall mit Keramik oder Polyethlen an der Artikulationsfläche stellen denkbare Alternativen dar. Da sowohl die Pfanne als auch die Kappe beim Oberflächenersatz eine dünne Wandstärke aufweisen ergeben sich bei Verwendung von Keramiken ähnliche Probleme wie beim Knieoberflächenersatz. Auch hier müssen die Komponenten unanfällig gegen Sprödbrüche ausgelegt werden (Schultze u. a., 2007). Neuere Entwicklungen in der Materialwissenschaft könnten hier zu einsatzfähigen Lösungen führen. Besonders aussichtsreich ist die Verwendung von Hart (Metall, Keramik)-Weich (hochvernetztes Polyethylen) Paarungen, welche durch die Entwicklung von extrem abriebsarmen Polyethylenvarianten möglich werden. Diese Paarungen vermeiden zu hohe Spannungsspitzen an der Artikulationsfläche und könnten auch Kappenprothesen aus Keramik ermöglichen.

Eine weitere Alternative stellen hochleistungsfähige und biokompatible Kunststoffe auf PEEK Basis dar, welche eine ähnliche Festigkeit wie Aluminium besitzen, jedoch einen geringeren E-Modul aufweisen. Trotz einer höheren Rauigkeit als Keramiken besitzen sie extrem abriebsarme Eigenschaften und könnten damit abriebsbedingte Probleme vermeiden. Aufgrund der spanenden Bearbeitungsmöglichkeiten sind sie beliebig formbar und ermöglichen prinzipiell auch Oberflächenersätze aus diesem Material anzufertigen, was zusätzlich den Vorteil der dem Knochen ähnlicheren Materialeigenschaften mit sich bringt. Dies könnte zu einer verbesserten Knochenbelastung und einem verringerten ‚Stress-Shielding' führen. Aufgrund der hohen Festigkeit können auch sehr dünnwandige Geometrien wie die Hüftpfanne aus diesem Material gefertigt werden, ohne dass es zu Sprödbrüchen kommt.

Eine zukünftige Alternative zu den klassischen Implantaten stellen ‚Tissue Engineering' Konstrukte dar, welche unter Verwendung von Trägern aus resorbierbaren Biomaterialien für einen Ersatz der degenerierten Knorpeloberfläche sorgen könnten (Galois u. a., 2005; Gaissmaier u. a., 2008). Nach dem aktuellen Stand der Technik besitzen diese Konstrukte jedoch nur einen Bruchteil der Steifigkeit (~1/10) von natürlichem Knorpel und auch die Verankerung des Trägers im Knochen ist nicht unproblematisch. Der Einsatz dieser Konstrukte setzt die Verbesserung der biomechanischen Eigenschaften des Knorpels sowie der Verankerung im Knochengewebe voraus. Diese Anforderungen werden voraussichtlich erst in den nächsten Jahrzehnten erfüllt werden. Bis zur Erreichung der Anwendungsreife von regenerativen ‚Tissue Engineering' Geweben, stellen knochensparende Implantate wie der Oberflächenersatz oder Kurzschaftprothesen eine sinnvolle Übergangslösung dar. Durch eine verbesserte Schulung der Chirurgen, welche mit den spezifischen Anforderungen an die neuen Implantattypen vertraut gemacht werden, sowie eine selektive Patientenauswahl, lässt sich die Komplikationsrate auch beim Oberflächenersatz auf das Maß klassischer Prothesen reduzieren. In Zukunft wird es noch stärker darauf ankommen, dass diese Implantattypen mit erhöhten Anforderungen an die Operateure nur noch in spezialisierten Zentren mit einer Mindestanzahl von Operationen pro Chirurg durchgeführt werden.

Kapitel 8
LITERATURVERZEICHNIS

Albanese u. a. 2009 Albanese, C. V., Santori, F. S., Pavan, L., Learmonth, I. D., Passariello, R.: Periprosthetic DXA after total hip arthroplasty with short vs. ultra-short custom-made femoral stems. In: Acta Orthop.: 1(2009), S. 291-297.

Amstutz u. a. 1977 Amstutz, H. C., Clarke, I. C., Christie, J., Graff-Radford, A.: Total hip articular replacement by internal eccentric shells: the "Tharies" approach to total surface replacement arthroplasty. In: Clin.Orthop Relat Res.: 128(1977), S. 261-284.

Amstutz u. a. 2004 Amstutz, H. C., Beaule, P. E., Dorey, F. J., Le Duff, M. J., Campbell, P. A., Gruen, T. A.: Metal-on-metal hybrid surface arthroplasty: two to six-year follow-up study. In: J.Bone Joint Surg.Am.: 86-A(2004), S. 28-39.

Amstutz u. a. 2007 Amstutz, H. C., Ball, S. T., Le Duff, M. J., Dorey, F. J.: Resurfacing TEP for patients younger TEPn 50 year: results of 2- to 9-year followup. In: Clin.Orthop Relat Res.: 460(2007), S. 159-64.

Amstutz 2007 Amstutz, H. C.: Effect of changing indications and techniques on total hip resurfacing. In: Clin.Orthop Relat Res.: 465(2007), S. 63-70.

Amstutz und Duff Amstutz, H. C., Le Duff, M. J.: Cementing the metaphyseal stem in metal-on-metal resurfacing: when and why. In: Clin.Orthop Relat Res.: 467(2009), S. 79-83.

Aspenberg u. a. 1992 Aspenberg, P., Goodman, S., Toksvig-Larsen, S., Ryd, L., Albrektsson, T.: Intermittent micromotion inhibits bone ingrowth. Titanium implants in rabbits. In: Acta Orthop Scand.: 63 (1992), S. 141-145.

Baleani und Christofolini 2000 Baleani, M., Cristofolini, L., Toni, A.: Initial stability of a new hybrid fixation hip stem: experimental measurement of implant-bone micromotion under torsional load in comparison with cemented and cementless stems. In: J.Biomed.Mater.Res.: 50(2000), S. 605-615.

Baelani und Fognani 2001 Baleani, M., Fognani, R., Toni, A.: Initial stability of a cementless acetabular cup design: experimental investigation on the effect of adding fins to the rim of the cup. In: Artif.Organs.: 25(2001), S. 664-669.

Bayraktar u. a. 2004 Bayraktar, H. H., Morgan, E. F., Niebur, G. L., Morris, G. E., Wong, E. K., Keaveny, T. M.: Comparison of the elastic and yield properties of human femoral trabecular and cortical bone tissue. In: J.Biomech.: 37(2004), S. 27-35.

Bayraktar und Keaveny 2004 Bayraktar, H. H., Keaveny, T. M.: Mechanisms of uniformity of yield strains for trabecular bone. In: J.Biomech.: 37(2004), S. 1671-1678.

Beaule u. a. 2006 Beaule, P. E., Campbell, P. A., Hoke, R., Dorey, F.: Notching of the femoral neck during resurfacing arthroplasty of the hip: a vascular study. In: J.Bone Joint Surg.Br.: 88(2006), S. 35-39.

Beaule u. a. 2006 Beaule, P. E., Campbell, P., Lu, Z., Leunig-Ganz, K., Beck, M., Leunig, M., Ganz, R.: Vascularity of the arthritic femoral head and hip resurfacing. In: J.Bone Joint Surg.Am.: 88(2006), Suppl 4, S. 85-96.

Beaule u. a. 2007 Beaule, P. E., Campbell, P., Shim, P.: Femoral head blood flow during hip resurfacing. In: Clin.Orthop Relat Res.: 456(2007), S. 148-52.

Beaule u. a. 2008 Beaule, P. E., Ganz, R., Leunig, M.: [Blood flow to the femoral head and hip resurfacing arthroplasty]. In: Orthopade. 37(2008), S. 659-666.

Bekmezci u. a. 2004 Bekmezci, T., Tonbul, M., Kocabas, R., Yalaman, O.: [Early treatment results with expandable intramedullary nails in lower extremity shaft fractures]. In: Ulus.Travma.Acil.Cerrahi.Derg.: 10(2004), S. 133-137.

Bekmezci u. a. 2005 Bekmezci, T., Baca, E., Kocabas, R., Kaynak, H., Tonbul, M.: [Early results of treatment with expandable intramedullary nails in tibia shaft fractures]. In: Acta Orthop Traumatol.Turc.: 39(2005), S.421-424.

Bekmezci u. a. 2006 Bekmezci, T., Baca, E., Kaynak, H., Kocabas, R., Tonbul, M., Yalaman, O.: [Early results of treatment with expandable intramedullary nails in femur shaft fractures]. In: Acta Orthop Traumatol. Turc.: 40(2006), S:1-5.

Bergmann u. a. 2001 Bergmann, G., Deuretzbacher, G., Heller, M., Graichen, F., Rohlmann, A., Strauss, J., Duda, G. N.: Hip contact forces and gait patterns from routine activities. In: J.Biomech.: 34(2001), S. 859-871.

Berman u. a. 1984 Berman, A. T., Reid, J. S., Yanicko, D. R., Jr., Sih, G. C., Zimmerman, M. R..: Thermally induced bone necrosis in rabbits. Relation to implant failure in humans. In: Clin.Orthop.Relat Res.: 186(1984), S. 284-292.

Bialoblocka-Juszczyk u. a. 2008 Bialoblocka-Juszczyk, E., Baleani, M., Cristofolini, L., Viceconti, M.: Fracture properties of an acrylic bone cement. In: Acta Bioeng.Biomech.: 10(2008), S. 21-26.

Bishop u. a. 2008 Bishop, N. E., Waldow, F., Morlock, M. M.: Friction moments of large metal-on-metal hip joint bearings and other modern designs. In: Med.Eng Phys.: 30(2008), S. 1057-1064.

Bitsakos u. a. 2005 Bitsakos, C., Kerner, J., Fisher, I., Amis, A. A.: The effect of muscle loading on the simulation of bone Remodeling in the proximal femur. In: J.Biomech.: 38(2005), S. 133-139.

Bozkaya und Muftu 2003 Bozkaya, D., Muftu, S.: Mechanics of the tapered interference fit in dental implants. In: J.Biomech.: 36(2003), S. 1649-1658.

Bragdon u.a. 1996 Bragdon, C. R., Burke, D., Lowenstein, J. D., O'Connor, D. O., Ramamurti, B., Jasty, M., Harris, W. H.: Differences in stiffness of the interface between a cementless porous implant and cancellous bone in vivo in dogs due to varying amounts of implant motion. In: J.Arthroplasty.: 11(1996), S. 945-951.

Breusch und Malchau 2005 Breusch, S. J.; Malchau, H.: The Well-Cemented Total Hip Arthoplasty. Heidelberg: Springer Verlag, 2005

Literatur

Burke u. a. 1991 Burke, D. W., O'Connor, D. O., Zalenski, E. B., Jasty, M., Harris, W. H.: Micromotion of cemented and uncemented femoral components. In: J.Bone Joint Surg.Br. 73(1991), S. 33-37.

Capello u. a. 1978 Capello, W. N., Ireland, P. H., Trammell, T. R., Eicher, P.: Conservative total hip arthroplasty: a procedure to conserve bone stock. Part I: analysis of sixty-six patients. Part II: analysis of failures. In: Clin.Orthop Relat Res.: 134(1978), S. 59-74.

Capello u. a. 1982 Capello, W. N., Misamore, G. W., Trancik, T. M.: Conservative total hip arthroplasty. In: Orthop Clin.North Am.: 13(1982), S. 833-842.

Carter und Hayes 1977 Carter, D. R., Hayes, W. C.: The compressive behavior of bone as a two-phase porous structure. In: J.Bone Joint Surg.Am.: 59(1977), S. 954-962.

Carter und Wong 1988 Carter, D. R., Wong, M.: Mechanical stresses and endochondral ossification in the chondroepiphysis. In: J.Orthop Res.: 6(1988), S. 148-154.

Chang u. a. 1999 Chang, W. C., Christensen, T. M., Pinilla, T. P., Keaveny, T. M.: Uniaxial yield strains for bovine trabecular bone are isotropic and asymmetric. In: J.Orthop.Res.: 17(1999), S. 582-585.

Chaplin u. a. 2004 Chaplin, R. P., Lee, A. J., Hooper, R. M.: Assessment of wear on the cones of modular stainless steel Exeter hip stems. In: J.Mater.Sci.Mater.Med.: 15(2004), S. 977-990.

Charnley 1961 Charnley, J.: Arthroplasty of the hip. A new operation. In: Lancet.: 1(1961), S. 1129-1132.

Clayton u. a. 2008 Clayton, R. A., Beggs, I., Salter, D. M., Grant, M. H., Patton, J. T., Porter, D. E.: Inflammatory pseudotumor associated with femoral nerve palsy following metal-on-metal resurfacing of the hip. A case report. In: J.Bone Joint Surg.Am.: 90(2008), S. 1988-1993.

Cook u. a. 1989 Cook, R. D., Malkus, D. S., Plesha, M. E.: Concepts and Applications of Finite Element Analysis. New York: Wiley, 1989

Literatur

Cristofolini u. a. 2007 Cristofolini, L., Varini, E., Viceconti, M.: In-vitro method for assessing femoral implant-bone micromotions in resurfacing hip implants under different loading conditions. In: Proc.Inst.Mech.Eng [H.].: 221(2007), S. 943-950.

Dai und Chu 1996 Dai, K., Chu, Y.: Studies and applications of NiTi shape memory alloys in the medical field in China. In: Biomed.Mater.Eng.: 6(1996), S. 233-240.

Dai 1983 Dai, K. R.: [Application of a NiTi shape-memory alloy in double-cup prosthesis of hip]. In: Zhonghua Wai Ke.Za Zhi.: 21(1983), S. 540-541.

Daniel u. a. 2004 Daniel, J., Pynsent, P. B., McMinn, D. J.: Metal-on-metal resurfacing of the hip in patients under the age of 55 years with osteoarthritis. In: J.Bone Joint Surg.Br.: 86(2004), S. 177-184.

David u. a. 2003 David, V., Laroche, N., Boudignon, B., Lafage-Proust, M. H., Alexandre, C., Ruegsegger, P., Vico, L.: Noninvasive in vivo monitoring of bone architecture alterations in hindlimb-unloaded female rats using novel three-dimensional microcomputed tomography. In: J.Bone Miner.Res.: 18(2003), S. 1622-1631.

Davis u. a. 2008 Davis, B., Turner, T. L., Seelecke, S.: Measurement and Prediction of the Thermomechanical Response of Shape Memory Alloy Hybrid Composite Beams. In: J. Int. Mat. Sys. Struc.: 19(2008), S. 129-143.

Duda u. a. 1997 Duda, G. N., Schneider, E., Chao, E. Y.: Internal forces and moments in the femur during walking. In: J.Biomech.: 30(1997), S. 933-941.

Duda u. a. 1998 Duda, G. N., Heller, M., Albinger, J., Schulz, O., Schneider, E., Claes, L.: Influence of muscle forces on femoral strain distribution. In: J.Biomech.: 31(1998), S. 841-846.

Ferguson u. a. 2008 Ferguson, S. J., Langhoff, J. D., Voelter, K.: Biomechanical comparison of different surface modifications for dental implants. In: Int.J.Oral Maxillofac.Implants.: 23(2008), S. 1037-1046.

Frost 1996 Frost, H. M.: Perspectives: a proposed general model of the "mechanostat" (suggestions from a new skeletal-biologic paradigm). In: Anat.Rec.: 244(1996), S. 139-147.

Frost 1998 Frost, H. M.: From Wolff's law to the mechanostat: a new "face" of physiology. In: J.Orthop.Sci.: 3(1998), S. 282-286.

Frost 2003 Frost, H. M.: Bone's mechanostat: a 2003 update. In: Anat.Rec.A Discov.Mol.Cell Evol.Biol.: 275(2003), S. 1081-1101.

Frutsiri u.a. 1997 FRUTSIRI, G. ; KALPAKIDIS, V.K. ; MASSALAS, C.V.: On the Existence and Uniqueness in Linear Thermoviscoelasticity. In: *Z. angew. Math. Mech.: ZAMM 77* (1977), Nr. 1, S. 33-43

Gaissmaier u. a. 2008 Gaissmaier, C., Koh, J. L., Weise, K., Mollenhauer, J. A.: Future perspectives of articular cartilage repair. In: Injury.: 39(2008) Suppl 1, S. 114-20.

Galois u. a. 2005 Galois, L., Freyria, A. M., Herbage, D., Mainard, D.: [Cartilage tissue engineering: state-of-the-art and future approaches]. In: Pathol.Biol.(Paris).: 53(2005), S. 590-598.

Gebert u. a. 2009 Gebert, A., Peters, J., Bishop, N. E., Westphal, F., Morlock, M. M.: Influence of press-fit parameters on the primary stability of uncemented femoral resurfacing implants. In: Med.Eng Phys.: 31(2009), S. 160-164.

Ghera und Pavan 2009 Ghera, S., Pavan, L.,: The DePuy Proxima hip: a short stem for total hip arthroplasty. Early experience and technical considerations. In: Hip.Int.: 19(2009), S. 215-220.

Gilbert u. a. 2009 Gilbert, J. L., Mehta, M., Pinder, B.: Fretting crevice corrosion of stainless steel stem-CoCr femoral head connections: comparisons of materials, initial moisture, and offset length. In: J.Biomed.Mater.Res B Appl.Biomater.: 88(2009), S. 162-173.

Goebel und Schultz 2009 Goebel, D., Schultz, W.: The Mayo cementless femoral component in active patients with osteoarthritis. In: Hip.Int.: 19(2009), S. 206-210.

Goodsitt u. a. 2001 Goodsitt, M. M., Christodoulou, E. G., Larson, S. C., Kazerooni, E. A.: Assessment of calibration methods for estimating bone mineral densities in trauma patients with quantitative CT: an anthropomorphic phantom study. In: Acad.Radiol.: 8(2001), S. 822-834.

Literatur

Gotzen u. a. 2003 Gotzen, N., Cross, A. R., Ifju, P. G., Rapoff, A. J.: Understanding stress concentration about a nutrient foramen. In: J.Biomech.: 36(2003), S. 1511-1521.

Grant u. a. 2007 Grant, J. A., Bishop, N. E., Gotzen, N., Sprecher, C., Honl, M., Morlock, M. M.: Artificial composite bone as a model of human trabecular bone: the implant-bone interface. In: J.Biomech.: 40(2007), S. 1158-1164.

Gross und Liu 2008 Gross, T. P., Liu, F.: Metal-on-metal hip resurfacing with an uncemented femoral component. A seven-year follow-up study. In: J.Bone Joint Surg.Am.: 90(2008), Suppl 3: S. 32-7.

Gruen u. a. 1979 Gruen, T. A., McNeice, G. M., Amstutz, H. C.: "Modes of failure" of cemented stem-type femoral components: a radiographic analysis of loosening. In: Clin.Orthop Relat Res.: (1979), S. 17-27.

Gupta u. a. 2006 Gupta, S., New, A. M., Taylor, M.: Bone Remodeling inside a cemented resurfaced femoral head. In: Clin.Biomech.(Bristol., Avon.).: 21(2006), S. 594-602.

Hahn u. a. 1994 Hahn, M., Vogel, M., Amling, M., Grote, H. J., Posl, M., Werner, M., Delling, G.: [Micro-callus formation of spongiosa. An up to now underestimated repair mechanism of the skeletal system]. In: Pathologe.: 15(1994), S. 297-302.

Hahn u. a. 1995 Hahn, M., Vogel, M., Amling, M., Ritzel, H., Delling, G.: Microcallus formations of the cancellous bone: a quantitative analysis of the human spine. In: J.Bone Miner.Res.: 10(1995), S. 1410-1416.

Harvie u. a. 2008 Harvie, P., Giele, H., Fang, C., Ansorge, O., Ostlere, S., Gibbons, M., Whitwell, D.: The treatment of femoral neuropathy due to pseudotumour caused by metal-on-metal resurfacing arthroplasty. In: Hip.Int.: 18(2008), S. 313-320.

Head 1981 Head, W. C.: Wagner surface replacement arthroplasty of the hip. Analysis of fourteen failures in forty-one hips. In: J.Bone Joint Surg.Am.: 63(1981), S. 420-427.

Helgason u. a. 2008 Helgason, B., Viceconti, M., Runarsson, T. P., Brynjolfsson, S.: On the mechanical stability of porous coated press fit titanium implants: a finite element study of a pushout test. In: J.Biomech.: 41(2008), S. 1675-1681.

Literatur

Hildebrand u. a. 1999 Hildebrand, T., Laib, A., Muller, R., Dequeker, J., Ruegsegger, P.: Direct three-dimensional morphometric analysis of human cancellous bone: microstructural data from spine, femur, iliac crest, and calcaneus. In: J.Bone Miner.Res.: 14(1999), S. 1167-1174.

Homminga u. a. 2001 Homminga, J., Huiskes, R., van, R. B., Ruegsegger, P., Weinans, H.: Introduction and evaluation of a gray-value voxel conversion technique. In: J.Biomech.: 34(2001), S. 513-517.

Howie u. a. 1990 Howie, D. W.; Campbell, D.; McGee, M.; Cornish, B. L.: Wagner resurfacing hip arthroplasty: the results of one hundred consecutive arthroplasties after eight to ten years. In: J Bone Joint Surg Am.: 72(1990); S. 708–714.

Huiskes u. a. 1989 Huiskes, R., Weinans, H., Dalstra, M.: Adaptive bone remodeling and biomechanical design considerations for noncemented total hip arthroplasty. In: Orthopedics.: 12(1989), S. 1255-1267.

Huiskes u. a. 1992 Huiskes, R., Weinans, H., van Rietbergen, B.: The relationship between stress shielding and bone resorption around total hip stems and the effects of flexible materials. In: Clin.Orthop.Relat Res.: 274(1992), S. 124-134.

Jakubowitz 2009 Jakubowitz, E., Seeger, J. B., Lee, C., Heisel, C., Kretzer, J. P., Thomsen, M. N.: Do short-stemmed-prostheses induce periprosthetic fractures earlier TEPn standard hip stems? A biomechanical ex-vivo study of two different stem designs. In: Arch.Orthop Trauma Surg.: 129(2009), S. 849-855.

Jasty u. a. 1992 Jasty, M., Burke, D., Harris, W. H.: Biomechanics of cemented and cementless prostheses. In: Chir Organi Mov.: 77(1992), S. 349-358.

Jasty u. a. 1997 Jasty, M., Bragdon, C., Burke, D., O'Connor, D., Lowenstein, J., Harris, W. H.: In vivo skeletal responses to porous-surfaced implants subjected to small induced motions. In: J.Bone Joint Surg.Am.: 79(1997), S. 707-714.

Kaneko u. a. 2000 Kaneko, K., Inoue, Y., Yanagihara, Y., Uta, S., Mogami, A., Iwase, H.: The initial fixation of the press-fit acetabular shell--clinical observation and experimental study. In: Arch.Orthop.Trauma Surg.: 120(2000), S. 323-325.

Literatur

Katrana u. a. 2006 Katrana, P., Crawford, J.R., Vowler, S., Lilikakis, A., Villar, R.N.: Femoral neck resorption after hip resurfacing arthroplasty - a comparison of cemented and uncemented prostheses. In: J. Bone Joint Surg. Br.: 88(2006), Supp II, S. 234.

Ketcham und Ryan 2004 Ketcham, R. A., Ryan, T. M.: Quantification and visualization of anisotropy in trabecular bone. In: J.Microsc.: 213(2004), S. 158-171.

Kleimann u. a. 1996 Kleimann, K. H.; Markefka, B.; Holfelder, G.: Zusammenfassung der Potentialentwicklung für Hüft- und Kniegelenkoperationen in Allgemeinkrankenhäusern der Bundesrepublik Deutschland. In: Orthopädie. In: Informationen BVO – Mitteilungen DGOT.: 5(1996), S. 445-8.

Knauss 1981 Knauss, P.: [Material properties and strength behavior of the compact bone tissue at the coxal human-femur (author's transl)]. In: Biomed.Tech.(Berl).: 26(1981), S. 311-315.

Kohan L, Appleyard R, Hogg M, Donohoo S, Gillies R.: Impaktion loads during the insertion of hip resurfacing components. In: Proc. of the 53th Annual Meeting of the Orthopaedic Research Society (San Diego, USA, February 11-14, 2007), Volume: 32, S. 1701.

Lee u. a. 2002 Lee, T. C., Staines, A., Taylor, D.: Bone adaptation to load: microdamage as a stimulus for bone Remodeling. In: J.Anat.: 201(2002), S. 437-446.

Lengsfeld u. a. 2003 Lengsfeld, M., Gunther, D., Pressel, T., Leppek, R., Schmitt, J., Griss, P.: [Bone adaptation changes mechanical stress in the femur--a prospective two years follow up after Huft-TEP implantation]. In: Z.Orthop Ihre Grenzgeb.: 141(2003), S. 526-530.

Lengsfeld u. a. 2005 Lengsfeld, M., Burchard, R., Gunther, D., Pressel, T., Schmitt, J., Leppek, R., Griss, P.: Femoral strain changes after total hip arthroplasty-patient-specific finite element analyses 12 years after operation. In: Med.Eng Phys.: 27(2005), S. 649-654.

Lewis 2004 Lewis, G.: Geometric element analysis of fretting in a model of a modular femoral component of a hip implant. In: Biomed.Mater.Eng.: 14(2004), S. 43-51.

Lian u. a. 2007 Lian, Y. Y., Yoo, M. C., Pei, F. X., Cheng, J. Q., Feng, W., Cho, Y. J., Kim, G. I., Chun, S. W.: [Changes of the bone mineral density of proximal femur after hip resurfacing arthroplasty]. In: Zhonghua Wai Ke.Za Zhi.: 45(2007), S. 1091-1094.

Lilikakis u. a. 2005 Lilikakis, A. K., Vowler, S. L., Villar, R. N.: Hydroxyapatite-coated femoral implant in metal-on-metal resurfacing hip arthroplasty: minimum of two years follow-up. In: Orthop Clin.North Am.: 36(2005), S. 215-22.

Liu und Niebur 2008 Liu, X., Niebur, G. L.: Bone ingrowth into a porous coated implant predicted by a mechano-regulatory tissue differentiation algorithm. In: Biomech.Model.Mechanobiol.: 7(2008), S. 335-344.

Long und Bartel 2006 Long, J. P., Bartel, D. L.: Surgical Variables Affect the Mechanics of a Hip Resurfacing System. In: Clin.Orthop.Relat Res.: 453(2006), S. 115-122

Long u. a. 2009 Long, J. P., Santner, T. J., Bartel, D. L.: Hip resurfacing increases bone strains associated with short-term femoral neck fracture. In: J.Orthop Res.: 27(2009), S. 1329-1325

Lotz u. a. 1990 Lotz, J. C., Gerhart, T. N., Hayes, W. C.: Mechanical properties of trabecular bone from the proximal femur: a quantitative CT study. In: J.Comput.Assist.Tomogr.: 14(1990), S. 107-114.

MacLatchy Muller 2002 MacLatchy, L., Muller, R.: A comparison of the femoral head and neck trabecular architecture of Galago and Perodicticus using micro-computed tomography (microCT). In: J.Hum.Evol.: 43(2002), S. 89-105.

Mann u. a. 2008 Mann, K. A., Miller, M. A., Cleary, R. J., Janssen, D., Verdonschot, N.: Experimental micromechanics of the cement-bone interface. In: J.Orthop Res.: 26(2008), S. 872-879.

Mann u. a. 2009 Mann, K. A., Miller, M. A., Race, A., Verdonschot, N.: Shear fatigue micromechanics of the cement-bone interface: An in vitro study using digital image correlation techniques. In: J.Orthop Res.: 27(2009), S. 340-346.

Marker u. a. 2007 Marker, D. R., Seyler, T. M., Jinnah, R. H., Delanois, R. E., Ulrich, S. D., Mont, M. A.: Femoral neck fractures after metal-on-metal total hip resurfacing: a prospective cohort study. In: J.Arthroplasty.: 22(2007), S. 66-71.

Marker u. a. 2009 Marker, D. R., Strimbu, K., McGrath, M. S., Zywiel, M. G., Mont, M. A.: Resurfacing versus conventional total hip arthroplasty - review of comparative clinical and basic science studies. In: Bull.NYU.Hosp.Jt.Dis.: 67(2009), S. 120-127.

McMinn u. a. 1996 McMinn, D., Treacy, R., Lin, K., Pynsent, P.: Metal on metal surface replacement of the hip. Experience of the McMinn prothesis. In: Clin.Orthop Relat Res.: 329 Suppl.(1996), S89-S98.

Miller und Fuchs 2005 Miller, Z., Fuchs, M. B.: Effect of trabecular curvature on the stiffness of trabecular bone. In: J.Biomech. 38(2005), S. 1855-1864.

Mont u. a. 2006 Mont, M. A., Ragland, P. S., Etienne, G., Seyler, T. M., Schmalzried, T. P.: Hip resurfacing arthroplasty. In: J.Am.Acad.Orthop Surg.: 14(2006), S. 454-463.

Mont u. a. 2007 Mont, M. A., Seyler, T. M., Ulrich, S. D., Beaule, P. E., Boyd, H. S., Grecula, M. J., Goldberg, V. M., Kennedy, W. R., Marker, D. R., Schmalzried, T. P., Sparling, E. A., Vail, T. P., Amstutz, H. C.: Effect of changing indications and techniques on total hip resurfacing. In: Clin.Orthop Relat Res.: 465(2007), S. 63-70.

Mont und Schmalzried 2008 Mont, M. A., Schmalzried, T. P.: Modern metal-on-metal hip resurfacing: important observations from the first ten years. In: J.Bone Joint Surg.Am.: 90(2008), Suppl 3, S. 3-11.

Mont u. a. 2009 Mont, M. A., Marker, D. R., Smith, J. M., Ulrich, S. D., McGrath, M. S.: Resurfacing is comparable to total hip arthroplasty at short-term follow-up. In: Clin.Orthop Relat Res.: 467(2009), S. 66-71.

Morgan und Keaveny 2001 Morgan, E. F., Keaveny, T. M.: Dependence of yield strain of human trabecular bone on anatomic site. In: J.Biomech.: 34(2001), S. 569-577.

Morgan u. a. 2005 Morgan, E. F., Lee, J. J., Keaveny, T. M.: Sensitivity of multiple damage parameters to compressive overload in cortical bone. In: J.Biomech.Eng.: 127(2005), S. 557-562.

Morlock u. a. 2006 Morlock, M. M., Bishop, N., Ruther, W., Delling, G., Hahn, M.: Biomechanical, morphological, and histological analysis of early failures in hip resurfacing arthroplasty. In: Proc.Inst.Mech.Eng [H.].: 220(2006), S. 333-344.

Morlock u. a. 2008 Morlock, M. M., Bishop, N., Zustin, J., Hahn, M., Ruther, W., Amling, M.: Modes of implant failure after hip resurfacing: morphological and wear analysis of 267 retrieval specimens. In: J.Bone Joint Surg.Am.: 90(2008), Suppl 3, S. 89-95.

Mroczkowski u. a. 2006 Mroczkowski, M. L., Hertzler, J. S., Humphrey, S. M., Johnson, T., Blanchard, C. R.: Effect of Impakt assembly on the fretting corrosion of modular hip tapers. In: J.Orthop Res.: 24(2006), S. 271-279.

Muller u. a. 1998 Muller, R., Van, C. H., Van, D. B., Van Der, P. G., Dequeker, J., Hildebrand, T., Ruegsegger, P.: Morphometric analysis of human bone biopsies: a quantitative structural comparison of histological sections and micro-computed tomography. In: Bone. 23(1998), S. 59-66.

Nunley u. a. 2009 Nunley, R. M., la Valle, C. J., Barrack, R. L.: Is patient selection important for hip resurfacing?. In: Clin.Orthop Relat Res.: 467(2009), S. 56-65.

O'Brien u. a. 2002 O'Brien, F. J., Taylor, D., Lee, T. C.: An improved labelling technique for monitoring microcrack growth in compact bone. In: J.Biomech.: 35(2002), S. 523-526.

Ong u. a. 2006 Ong, K. L., Kurtz, S. M., Manley, M. T., Rushton, N., Mohammed, N. A., Field, R. E.: Biomechanics of the Birmingham hip resurfacing arthroplasty. In: J.Bone Joint Surg.Br.: 88(2006), S. 1110-1115.

Pascarella u. a. 2002 Pascarella, R., Nasta, G., Nicolini, M., Bertoldi, E., Maresca, A., Boriani, S.: The Fixion nail in the lower limb. Preliminary results. In: Chir Organi Mov.: 87(2002), S. 169-174.

Pistoia u. a. 2001 Pistoia, W., van, R. B., Laib, A., Ruegsegger, P.: High-resolution three-dimensional-pQCT images can be an adequate basis for in-vivo microFE analysis of bone. In: J.Biomech.Eng.: 123(2001), S. 176-183.

Pitto u. a. 2008 Pitto, R. P., Bhargava, A., Pandit, S., Munro, J. T.: Retroacetabular stress-shielding in TEP. In: Clin.Orthop.Relat Res.: 466(2008), S. 353-358.

Pu u. a. 2008 Pu, J., Zheng, B., Leader, J. K., Wang, X. H., Gur, D.: An automated CT based lung nodule detection scheme using geometric analysis of signed distance field. In: Med.Phys.: 35(2008), S. 3453-3461.

Puthumanapully, P.; New, A.; Browne, M.: Do Multi-Layer Beads on porous coated implants influence bone ingrowth? A finite element study. In: Proc. of the 16th Congress of the European Society of Biomehanics (Lucerne, Switzerland, July 6-8, 2008), S. 290 (O-287).

Radcliffe und Taylor Radcliffe, I. A., Taylor, M.: Investigation into the effect of varus-valgus orientation on load transfer in the resurfaced femoral head: a multi-femur finite element analysis. In: Clin.Biomech.(Bristol., Avon.).: 22(2007), S. 780-786.

Ramamurti u. a. 1997 Ramamurti, B. S., Orr, T. E., Bragdon, C. R., Lowenstein, J. D., Jasty, M., Harris, W. H.: Factors influencing stability at the interface between a porous surface and cancellous bone: a finite element analysis of a canine in vivo micromotion experiment. In: J.Biomed.Mater.Res.: 36(1997), S. 274-280.

Ramos und Simoes 2006 Ramos, A., Simoes, J. A.: Tetrahedral versus hexahedral finite elements in numerical modelling of the proximal femur. In: Med.Eng Phys.: 28(2006), S. 916-924.

van Rietbergen u. a. 1993 van Rietbergen, B., Huiskes, R., Weinans, H., Sumner, D. R., Turner, T. M., Galante, J. O.: The mechanism of bone remodeling and resorption around press-fitted TEP stems (ESB Research Award 1992). In: J.Biomech. 26(1993), S. 369-382.

van Rietbergen u. a. 1998 van Rietbergen B., Majumdar, S., Pistoia, W., Newitt, D. C., KoTEPri, M., Laib, A., Ruegsegger, P.: Assessment of cancellous bone mechanical properties from micro-FE models based on micro-CT, pQCT and MR images. In: Technol.Health Care.: 6(1998), S. 413-420.

van Rietbergen, B., Huiskes, R.: STRESS SHIELDING IN THE RESURFACED FEMORAL HEAD. In: 51st Annual Meeting of the Orthopaedic Research Society.: (2005), Poster Nr. 1188

Ritter 2006 u. a. Ritter, M. A.; Lutgring, J.D.; Berend, M.E.; Pierson, J.L.: Failure mechanisms of total hip resurfacing: implications for the present. In: Clin Orthop Relat Res. 453(2006), S. 110–114.

Rozkydal u. a. 2009 Rozkydal, Z., Janicek, P., Tomas, T., Florian, Z.: [Long-term results of the CLS acetabular cup in primary total hip replacement]. In: Acta Chir Orthop Traumatol.Cech.: 76(2009), S. 90-97.

Literatur

Schlegel u. a. 2010 Schlegel, U. J.; **Rothstock, S**; Siewe, J.; Schiwy-Bochat, K. H.; Eysel, P.; Morlock, M. M.: Does impaction matter in hip resurfacing? A cadaveric study. In: J. Arthoplasty: (accepted 01.2010)

Schultze u. a. 2007 Schultze, C., Kluss, D., Martin, H., Hingst, V., Mittelmeier, W., Schmitz, K. P., Bader, R.: [Finite element analysis of a cemented ceramic femoral component for the assembly situation in total knee arthroplasty]. In: Biomed.Tech.(Berl).: 52(2007), S. 301-307.

Seelecke und Müller 2004 Seelecke, S., Müller, I.: Shape Memory Alloy Actuators in Smart Structures: Modeling and Simulation. In: Appl. Mech. Rev.: 57(2009), S. 23-46.

Sharp u. a. 1990 Sharp, D. J., Tanner, K. E., Bonfield, W.: Measurement of the density of trabecular bone. In: J.Biomech.: 23(1990), S. 853-857.

Shimmin und Back 2005 Shimmin, A. J., Back, D.: Femoral neck fractures following Birmingham hip resurfacing: a national review of 50 cases. In: J.Bone Joint Surg.Br.: 87(2005), S. 463-464.

Siebel u. a. 2006 Siebel, T., Maubach, S., Morlock, M. M.: Lessons learned from early clinical experience and results of 300 ASR hip resurfacing implantations. In: Proc.Inst.Mech.Eng [H.].: 220(2006), S. 345-353.

Smit 1996 Smit, T. H.: The mechanical significance of the trabecular bone architecture in a human vertebra. Aachen: Shaker, 1996.

Spears u. a. 1999 Spears, I. R., Morlock, M. M., Pfleiderer, M., Schneider, E., Hille, E.: The influence of friction and interference on the seating of a hemispherical press-fit cup: a finite element investigation. In: J.Biomech.: 32(1999), S. 1183-1189.

Spears u. a. 2000 Spears, I. R., Pfleiderer, M., Schneider, E., Hille, E., Bergmann, G., Morlock, M. M.: Interfacial conditions between a press-fit acetabular cup and bone during daily activities: implications for achieving bone in-growth. In: J.Biomech.: 33(2000), S. 1471-1477.

Spears u. a. 2001 Spears, I. R., Pfleiderer, M., Schneider, E., Hille, E., Morlock, M. M.: The effect of interfacial parameters on cup-bone relative micromotions. A finite element investigation. In: J.Biomech.: 34(2001), S. 113-120.

Svehla u. a. 2000 Svehla, M., Morberg, P., Zicat, B., Bruce, W., Sonnabend, D., Walsh, W. R.: Morphometric and mechanical evaluation of titanium implant integration: comparison of five surface structures. In: J.Biomed.Mater.Res.: 51(2000), S. 15-22.

Tabor und Rokita 2007 Tabor, Z., Rokita, E.: Quantifying anisotropy of trabecular bone from gray-level images. In: Bone.: 40(2007), S. 966-972.

Taddei u. a. 2004 Taddei, F., Pancanti, A., Viceconti, M.: An improved method for the automatic mapping of computed tomography numbers onto finite element models. In: Med.Eng Phys.: 26(2004), S. 61-69.

Tarala, M.; Janssen, D.; Verdonschot, N.: Typical experimental methods do not capture micromotion at the implant-bone interface. In: Proc. of the 55th Annual Meeting of the Orthopaedic Research Society (Las Vegas, USA, February 22-25, 2009), Volume: 34, Poster: 2250.

Taylor und Lee 2003 Taylor, D., Lee, T. C.: Microdamage and mechanical behaviour: predicting failure and Remodeling in compact bone. In: J.Anat.: 203(2003), S. 203-211.

Taylor 2006 Taylor, M.: Finite element analysis of the resurfaced femoral head. In: Proc.Inst.Mech.Eng [H.].: 220(2006), S. 289-297.

Teferi 2007 Teferi, S.: Visualization, volume and surface area calculation of three dimensional (3D) ultrasound images. In: Ethiop.Med.J.: 45(2007), S. 383-390.

Treacy u. a. 2005 Treacy, R. B., McBryde, C. W., Pynsent, P. B.: Birmingham hip resurfacing arthroplasty. A minimum follow-up of five years. In: J.Bone Joint Surg.Br.: 87(2005), S. 167-170.

Trentani und Vaccarino 1982 Trentani, C., Vaccarino, F. P.: The Paltrinieri-Trentani hip joint resurface arthroplasty. In: Orthop Clin.North Am.: 13(1982), S. 857-867.

Tsukeoka u. a. 2005 Tsukeoka, T., Suzuki, M., Ohtsuki, C., Tsuneizumi, Y., Miyagi, J., Sugino, A., Inoue, T., Michihiro, R., Moriya, H.: Enhanced fixation of implants by bone ingrowth to titanium fiber mesh: effect of incorporation of hydroxyapatite powder. In: J.Biomed.Mater.Res B Appl.Biomater.: 75(2005), S. 168-176.

Literatur

Udofia u. a. 2007 Udofia, I., Liu, F., Jin, Z., Roberts, P., Grigoris, P.: The initial stability and contact mechanics of a press-fit resurfacing arthroplasty of the hip. In: J.Bone Joint Surg.Br.: 89(2007), S. 549-556.

Vail u. a. 2008 Vail, T. P., Glisson, R. R., Dominguez, D. E., Kitaoka, K., Ottaviano, D.: Position of hip resurfacing component affects strain and resistance to fracture in the femoral neck. In: J.Bone Joint Surg.Am.: 90(2008), S. 1951-1960.

Viceconti u. a. 2000 Viceconti, M., Muccini, R., Bernakiewicz, M., Baleani, M., Cristofolini, L.: Large-sliding contact elements accurately predict levels of bone-implant micromotion relevant to osseointegration. In: J.Biomech.: 33(2000), S. 1611-1618.

Wagner und Wagner 1996 Wagner, M., Wagner, H.: Preliminary results of uncemented metal on metal stemmed and resurfacing hip replacement arthroplasty. In: Clin.Orthop Relat Res.: 329(Suppl.) (1996), S. 78-88.

Wang u. a. 2007 Wang, X., Masse, D. B., Leng, H., Hess, K. P., Ross, R. D., Roeder, R. K., Niebur, G. L.: Detection of trabecular bone microdamage by micro-computed tomography. In: J.Biomech.: 40(2007), S. 3397-3403.

Wang und Niebur 2006 Wang, X., Niebur, G. L.: Microdamage propagation in trabecular bone due to changes in loading mode. In: J.Biomech.: 39(2006), S. 781-790.

Watanabe u. a. 2000 Watanabe, Y., Shiba, N., Matsuo, S., Higuchi, F., Tagawa, Y., Inoue, A.: Biomechanical study of the resurfacing hip arthroplasty: finite element analysis of the femoral component. In: J.Arthroplasty.: 15(2000), S. 505-511.

Weinans u. a. 1992 Weinans, H., Huiskes, R., Grootenboer, H. J.: The behavior of adaptive bone-remodeling simulation models. In: J.Biomech.: 25(1992), S. 1425-1441.

Weinans u. a. 1993 Weinans, H., Huiskes, R., van, R. B., Sumner, D. R., Turner, T. M., Galante, J. O.: Adaptive bone remodeling around bonded noncemented total hip arthroplasty: a comparison between animal experiments and computer simulation. In: J.Orthop.Res.: 11(1993), S. 500-513.

Wirtz u. a. 2000 Wirtz, D. C., Schiffers, N., Pandorf, T., Radermacher, K., Weichert, D., Forst, R.: Critical evaluation of known bone material properties to realize anisotropic FE-simulation of the proximal femur. In: J.Biomech.: 33(2000), S. 1325-1330.

Wirtz u. a. 2002 Wirtz, D. C., Pandorf, T., Portheine, F., Radermacher, K., Schiffers, N., Prescher, A., Weichert, D., NieTEPrd, F. U.: Concept and development of an orthotropic FE model of the proximal femur. In: J.Biomech.: 36(2003), S. 289-293.

Wong u. a. 2005 Wong, M., Papa, A., Lang, T., Hodis, H. N., Labree, L., Detrano, R.: Validation of thoracic quantitative computed tomography as a method to measure bone mineral density. In: Calcif.Tissue Int.: 76(2005), S. 7-10.

Yeo u. a. 2009 Yeo, A., Wong, W. J., Khoo, H. H., Teoh, S. H.: Surface modification of PCL-TCP scaffolds improve interfacial mechanical interlock and enhance early bone formation: An in vitro and in vivo characterization. In: J.Biomed.Mater.Res A., (2009).

Zilch u. a. 1980 Zilch, H., Rohlmann, A., Bergmann, G., Kolbel, R.: Material properties of femoral cancellous bone in axial loading. Part II: Time dependent properties. In: Arch.Orthop Trauma Surg.: 97(1980), S. 257-262.

Zannoni u. a. 1998 Zannoni, C., Mantovani, R., Viceconti, M.: Material properties assignment to finite element models of bone structures: a new method. In: Med.Eng Phys.: 20(1998), S. 735-740.

Zustin u. a. 2009 Zustin, J., Sauter, G., Morlock, M. M., Ruther, W., Amling, M.: Association of Osteonecrosis and Failure of Hip Resurfacing Arthroplasty. In: Clin.Orthop Relat Res., (2009).

Zywiel u. a. 2009 Zywiel, M. G., Marker, D. R., McGrath, M. S., Delanois, R. E., Mont, M. A.: Resurfacing matched to standard total hip arthroplasty by preoperative activity levels - a comparison of postoperative outcomes. In: Bull.NYU.Hosp.Jt.Dis.: 67(2009), S. 116-119.

ANHANG

A Oberflächenersatz ASR (Depuy)

Beim femoralen Oberflächenersatz (Abbildung A1) handelt es sich um ein monolithisches knochensparendes Implantat, bei dem nur der oberflächennahe (subchondrale) Knochen durch eine Metallkappe ersetzt wird. In dieser Ausführung besteht er aus einer Kappe mit konischem Innendesign, welche für die Herstellung eines Press-Fits zwischen Knochen und Implantat notwendig ist, und einem langen Stamm, welcher die Führung während der Implantation gewährleisten soll. Als Grundmaterial dient eine Cobalt-Chrom-Legierung (E-Modul = 195 GPa; Poissonzahl = 0,3), welche besonders abriebfest ist. Die innere Konusoberfläche besteht aus einer Porocoat Beschichtung (Depuy, International), welche durch Aufsputtern von Mikrokugeln hergestellt wird. Diese Oberflächenbeschichtung besitzt einen Reibkoeffizienten mit humanem Knochen von 0,82 (Kontaktdruck = 1MPa, Grant u. a., 2007) und eine Kugelgröße von etwa 400µm. Aufgrund der Porosität soll eine möglichst hohe Primärstabilität erreicht und das Einwachsen des Knochens in das Implantat erleichtert werden. Nach dem Abfräsen des Knochens durch chirurgische Fräser wird die keilförmige Prothese auf den Knochen aufgeschlagen, wodurch sich ein Press-Fit zwischen Knochen und Implantat bildet.

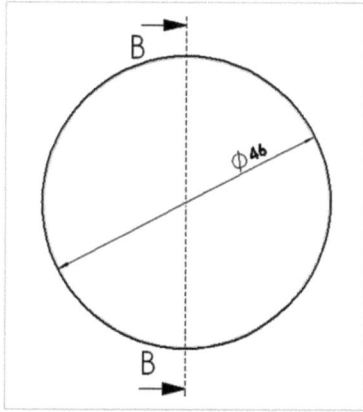
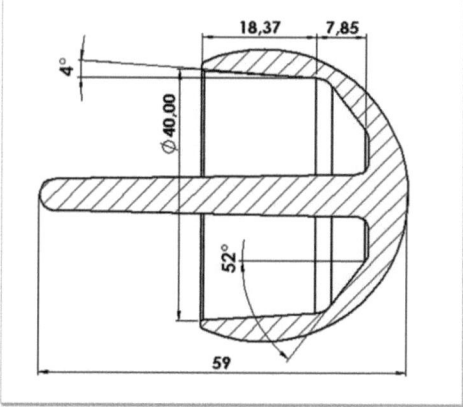

Abbildung A1: Technische Zeichnung eines Prototypimplantats (ASR) des unzementierten femoralen Oberflächenersatzes mit konischer Innengeometrie.

Anhang

B Analytisches Konusmodell

In Abbildung B1 ist eine schematische Zeichnung des analytischen Modells eines gefrästen Knochenkonus mit zugehörigem Implantatkonus dargestellt. Das Modell geht von einem Kräftegleichgewicht zwischen der wirkenden Implantationskraft und den an der Grenzfläche entstehenden Normal- (Press-Fit) und Scherkräften aus. In Tabelle B1 sind alle direkten und abgeleiteten Parameter des Modells aufgeführt. Die Berechnung des resultierenden maximal übertragbaren Torsionsmomentes T kann entweder im kraft- (Gleichung 23) oder weggesteuerten (Gleichung 24) Modus erfolgen. Dafür muss zunächst entweder die Implantationskraft F oder der axiale Setzweg Δh des Implantates bekannt sein. Anschließend kann das Torsionsmoment unter Verwendung von Material- (E-Modul E, Poissonzahl ν) und Geometrieparametern (Radius R, Höhe h) sowie des Reibkoeffizienten μ an der Grenzfläche und trigonometrischen Beziehungen (sin, cos, tan) berechnet werden.

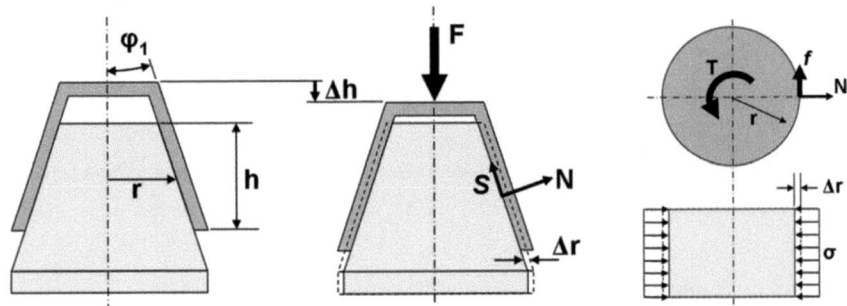

Abbildung B1: Modellskizze des analytischen Modells zur Berechnung der Grenzflächenkräfte und übertragbaren Drehmomente (F = Implantationskraft, r = mittlerer Konusradius, Δr = radiales Übermaß, h = effektive Kontakthöhe, Δh = Setzweg, φ_1 = Konuswinkel, S = Scherkraft, N = Normalkraft, T = Drehmoment, f = Tangentialkraft, σ = Kontaktspannung, μ = Reibkoeffizient).

Anhang

Tabelle B1: Überblick über die im analytischen Konusmodell verwendeten Parameter.

Variable	Symbol	Wert	Einheit	Beschreibung
E-Modul	E	1000	N/mm²	homogen, isotrop
Querkontraktionszahl	v	0.3		homogen, isotrop
Radius	r	15	mm	Innenradius des Implantats
Konuswinkel	φ	4.5	Grad	zwischen Sxymmetrieachse und Konus
Überlappung	h	20	mm	zwischen Knochen und Implantat
Reibkoeffizient	µ	0.8		statischer Reibkoeffizient zwischen Knochen und Implantat
Axialkraft	F		N	axiale Implantationskraft
Moment	T		Nm	Torsionskapazität der Kontaktfläche
Vertikalverschiebung	Δh		mm	vertikale Implantatverschiebung aufgrund axialer Kräfte
Radialverschiebung	Δr		mm	radiale Einschnürung des Knochens durch die Implantation
Normalkraft	N		N	effektive Grenzflächennormalkräfte
Scherkraft	S		N	effective Grenzflächenscherkräfte aufgrund der Reibung
Kontaktfläche	A		mm²	überlappende Kontaktfläche zwischen Knochen und Implantat

$$S = \mu \cdot N \tag{12}$$

$$F = S \cdot \cos(\varphi_1) + N \cdot \sin(\varphi_1) \tag{13}$$

$$\Delta r = \Delta h \cdot \tan(\varphi_1) \tag{14}$$

$$\Delta r = r \cdot \left(\frac{(1-\upsilon)}{E}\right) \cdot \sigma \tag{15}$$

$$\sigma = \frac{N}{A} \tag{16}$$

$$A = 2 \cdot \pi \cdot r \cdot h \tag{17}$$

$$T = f \cdot r \tag{18}$$

$$f = \mu \cdot N \tag{19}$$

$$N = \frac{F}{\mu \cdot \cos(\varphi_1) + \sin(\varphi_1)} \tag{20}$$

$$\sigma = F \left[\frac{1}{2 \cdot \pi \cdot r \cdot h} \cdot \frac{1}{\mu \cdot \cos(\varphi_1) + \sin(\varphi_1)} \right] \tag{21}$$

$$T = 2 \cdot \pi \cdot r^2 \cdot h \cdot \mu \cdot \sigma \tag{22}$$

$$T = F \cdot r \cdot \mu \cdot \frac{1}{\mu \cdot \cos(\varphi_1) + \sin(\varphi_1)} \quad \text{(Kraftsteuerung)} \tag{23}$$

$$T = 2 \cdot \pi \cdot r \cdot h \cdot \mu \cdot E \cdot \frac{(\Delta h \cdot \tan(\varphi_1))}{(1-\upsilon)} \quad \text{(Wegsteuerung)} \tag{24}$$

Anhang

C Kontaktalgorithmus

Die Penalty-Methode beschreibt einen mathematischen Ansatz zur Modellierung von numerischen Kontaktproblemen in denen Kontaktkräfte zwischen Körpern übertragen werden sollen. Der Begriff ‚Penalty' beschreibt die Bestrafung bei Verletzung der Kontaktbedingungen (Durchdringung der Kontaktflächen) durch Erhöhung der virtuellen Arbeit. Die numerische Umsetzung erfolgt dabei mit folgendem mathematischen Ansatz (25):

$$\delta\Psi = \int_V \sigma^T \delta\varepsilon dV + \int_\Gamma (k_N g_N \delta g_N + k_T g_T \delta g_T) dA \tag{25}$$

Die Variablen der Gleichung sind dabei die virtuelle Arbeit $\delta\psi$, der Spannungstensor σ^T, die virtuelle Dehnung $\delta\varepsilon$, das Volumen V sowie die Fläche A. Außerdem wird die Penetration (g_T, g_N) sowie die Kontaktsteifigkeit (ε_T, ε_N) in tangentialer und senkrechter Richtung zur Oberflächennormalen im Modell mit berücksichtigt (Abbildung C1).

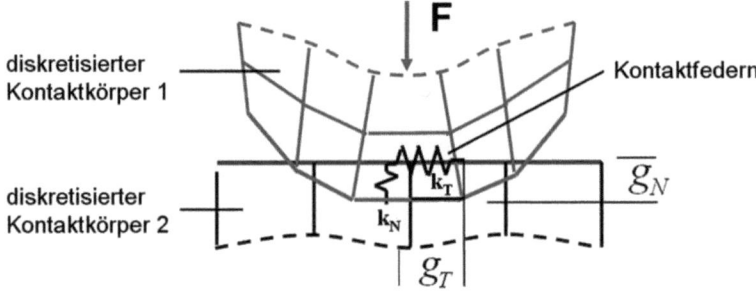

Abbildung C1: Darstellung der Penalty Methode mit Kontaktsteifigkeit k sowie Durchdringung g in tangentialer T und normaler N Richtung zur Oberflächennormalen.

Durch Einwirkung einer axialen Kraft F kommt es je nach der festgelegten Kontaktsteifigkeit ε zu einer Durchdringung **g** der artikulierenden Oberflächen (Abbildung C1). Dieser Vorgang kann als Stauchung der Kontaktfeder **k** aufgefasst werden, bei dem ein Gleichgewicht (**F= k*g**) zwischen Penetration und aufgebrachter Kraft erreicht werden muss. Die Kontaktfeder dient dazu die Durchdringung der Oberflächen zu verhindern und gleichzeitig die Stabilität des numerischen Verfahrens zu gewährleisten. Die Penetration kann im Verlauf der Rechnung iterativ durch Erhöhung der Kontaktsteifigkeit verringert werden. Für die mathematische Stabilität des Algorithmus ist jedoch ein geringer Restbetrag der Durchdringung erforderlich, obwohl sich die beiden Körper physikalisch nicht durchdringen.

D Definition plastische Verformung

Humaner Knochen weist ähnlich wie die meisten Werkstoffe einen linear elastischen Bereich der reversiblen Verformung innerhalb der Proportionalitätsgrenze P auf (Abbildung D1).

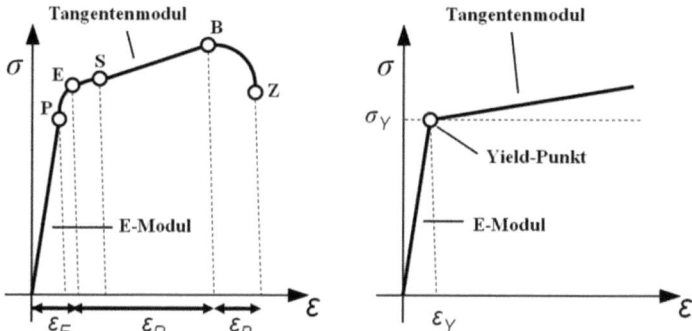

Abbildung D1: Definition des elastischen und inelastischen Werkstoffverhaltens in uniaxialer Belastung (P = Proportionalitätsgrenze, E = Elastizitätsgrenze, S = Streckgrenze, B = Bruchgrenze, Z = Zerreisgrenze); Physikalisch: ε_E=elast. Dehnung, ε_P=plast. Dehnung, ε_B=Bruchdehnung (links); Numerisch: ε_Y=Yield-Dehnung (rechts).

Für Dehnungen zwischen der Proportionalitäts- und der Elastizitätsgrenze (E = Yield-Punkt) findet eine noch reversible aber nichtlineare Verformung statt. Wird ein Material über die Elastizitätsgrenze hinaus belastet, beginnt der Bereich der irreversiblen oder plastischen Verformung. Im Anschluss daran schließt sich die Streckgrenze S an, ab der das Material anfängt zu fließen. In einigen Literaturstellen werden diese 3 markanten Kennlinienpunkte (P, E, S) auch zu einem einheitlichen Yield-Punkt zusammengefasst. Für noch größere Dehnungen bis zur Bruchgrenze B kommt es zu einem Versagen des Materials durch Entstehung von Fehlstellen bis letztendlich die Zerreisgrenze Z erreicht wird. Anders als bei Metallen, kann die Schädigung von Knochen nicht eindeutig in die zuvor beschriebenen Zonen (P, E, S) eingeteilt werden. In der aktuellen Arbeit wird deshalb die Elastizitätsgrenze (Yield-Punkt) für die numerischen Modelle gleichzeitig als Beginn der plastischen Verformung und als Indikator für die Knochenschädigung verwendet (Morgan und Keaveny, 2001; Morgan u. a., 2005; Bayraktar und Keaveny, 2004). Dieses Vorgehen ist ein konservativer Ansatz, der bereits bei Beginn der plastischen Verformung von einer Initiierung der Schädigung durch Mikrofrakturen ausgeht. Mikrofrakturen können sowohl ein Initiator von Knochenaufbau sein aber auch zu einer fortschreitenden Ausbildung bis hin zu Makrorissen führen.

E Knochen-Volumenbestimmung

Die Messung des Knochenvolumens erfolgte anhand eines Protokolls von Sharp durch Anwendung des Archimedis Prinzips (Sharp, 1990). Dafür wurden die Knochenproben zunächst mit Tri-Chlor-Ethylen in einem Ultraschallbad (Sonorex Super RK 106, Schalltec GmbH, Mörfelden Walldorf, Deutschland) für 4 Stunden von Knochenmark und Fett befreit. Anschließend erfolgte die Rehydrierung mit destilliertem Wasser für 4 Stunden unter Vakuum. Die Proben wurden dann an einem Haken fixiert und das eingetauchte Gewicht in destilliertem Wasser gemessen (Sartorius BP 110 S; Präzision = 0,1 mg, Sartorius AG, Göttingen, Deutschland). Daraufhin wurden alle Proben mit Hilfe von Löschpapier 15 Minuten bei einer Beschleunigung von 17 g zentrifugiert (Rotanta 460, Andreas Hettrich GmbH & Co KG, Tuttlingen, Deutschland) und die trockene Knochenmasse gemessen. Der Unterschied zwischen eingetauchtem und trockenem Gewicht dividiert durch die Dichte von Wasser ergibt dann das von der Knochenprobe verdrängte Wasservolumen, welches gleichzeitig das Knochenvolumen darstellt. Durch Kenntnis der Geometrie der Knochenproben (Würfel a = 10 mm) wurde anschließend der Knochenvolumenanteil (Bone Volume BV) am Gesamtvolumen (Total Volume) (BV/TV) bestimmt (Tabelle E1).

Tabelle E1: Knochenvolumen (BV) Gesamtvolumen (TV) Verhältnisse (BV/TV) für die in dieser Studie verwendeten humanen Femurpaare.

Distal	Körperseite	Verdrängungsgewicht [g]	Trockengewicht [g]	Differenz [g]	Wasservolumen [mm³]	Knochenvolumen [mm³]	BV/TV [%]
Paar 1	L	0,26	0,59	0,34	340,2	340,2	34,02
	R	0,25	0,62	0,37	375,5	375,5	37,55
Paar 2	L	0,24	0,62	0,39	386,9	386,9	38,69
	R	0,26	0,69	0,43	427,3	427,3	42,73
Paar 3	L	0,26	0,95	0,69	695,3	695,3	69,53
	R	0,24	0,96	0,72	726,3	726,3	72,63
Paar 4	L	0,21	0,64	0,42	424,7	424,7	42,47
	R	0,21	0,69	0,48	480,0	480,0	48,00
Paar 5	L	0,16	0,49	0,33	329,6	329,6	32,96
	R	0,13	0,48	0,34	345,4	345,4	34,54
Paar 6	L	0,08	0,53	0,45	453,4	453,4	45,34
	R	0,05	0,51	0,46	462,7	462,7	46,27
						Mittelwert	45,40

Proximal	Körperseite	Verdränungsgewicht [g]	Trockengewicht [g]	Differenz [g]	Wasservolumen [mm³]	Knochenvolumen [mm³]	BV/TV [%]
Paar 1	L	0,13	0,37	0,23	234,1	234,1	23,41
	R	0,15	0,41	0,25	254,6	254,6	25,46
Paar 2	L	0,23	0,69	0,46	459,9	459,9	45,99
	R	0,21	0,69	0,48	480,0	480,0	48,00
Paar 3	L	0,23	0,94	0,70	706,4	706,4	70,64
	R	0,16	0,83	0,68	678,5	678,5	67,85
Paar 4	L	0,18	0,83	0,64	645,3	645,3	64,53
	R	0,17	0,76	0,58	585,3	585,3	58,53
Paar 5	L	0,13	0,53	0,40	397,1	397,1	39,71
	R	0,11	0,65	0,53	535,1	535,1	53,51
Paar 6	L	0,09	0,39	0,30	304,8	304,8	30,48
	R	0,08	0,62	0,54	539,0	539,0	53,90
						Mittelwert	48,50

F Press-Fit-Simulator

In Abbildung F1 ist der Versuchsaufbau dargestellt mit dem die Implantation eines unzementierten Implantats experimentell nachgestellt wurde.

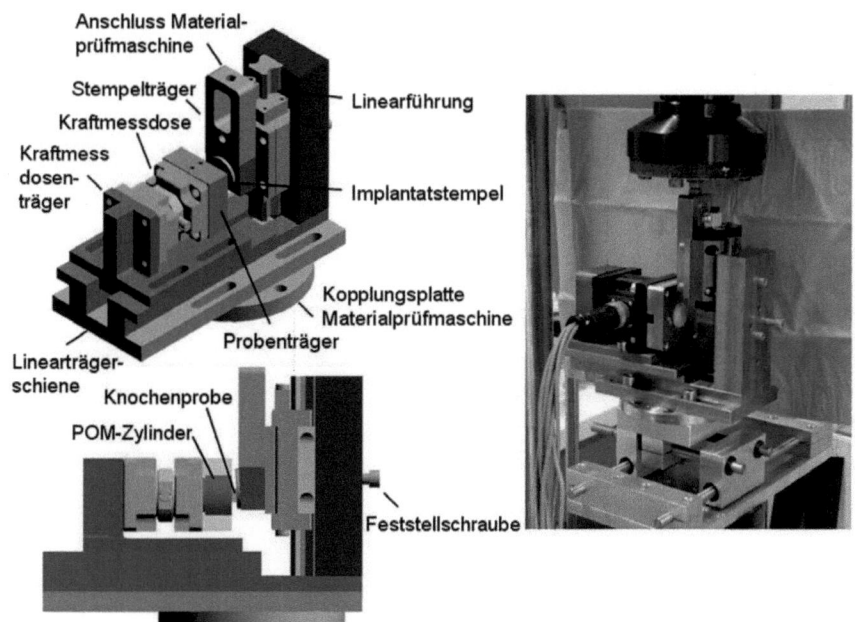

Abbildung F1: Press-Fit-Simulator mit den zugehörigen Komponenten (links); Foto des Versuchsaufbaus mit XY-Tisch und Prüfkolben (rechts).

Alle Komponenten des Grundgerüstes bestehen aus nichtrostendem Stahl, während der Implantatstempel aus Titan und der Probenzylinder aus Polyoxymethylen (POM) gefertigt wurden. Der Versuchsaufbau kann mit Hilfe der unteren Kopplungsplatte direkt an die Materialprüfmaschine gekoppelt werden. Die Lasteinleitung erfolgte über den oberen Anschluss zur Materialprüfmaschine. Einzelne Implantatstempel unterschiedlicher Rauigkeit wurden mit Hilfe eines Gewindes im Stempelträger ausgetauscht und fixiert. Die Fixierung und Positionierung der Humanproben erfolgte mit Hilfe eines Polymers (Technovit) in einem POM Zylinder, welcher im Probenträger befestigt wurde. Da dieser Teil nur aus nichtmetallischen Komponenten bestand, war eine computertomographische Analyse möglich.

G Dichtekalibrierung (Ct-Daten)

Aufgrund der Abschwächung der Röntgenstrahlung zwischen der Strahlungsquelle und dem Sensor des CT Geräts ergeben sich im Röntgenbild je nach durchstrahltem Gewebe unterschiedliche Helligkeitswerte (Hounsfield-Units HU). Um anhand der Helligkeitswerte quantitative Angaben über die Mineraldichte (apparente Dichte) des durchstrahlten Gewebes machen zu können, sind Kalibriernormale (Phantome), welche in der Regel Hydroxylapatit als Knochenäquivalentes Material enthalten, notwendig. Durch Verwendung von mindestens 2 diskreten Messnormalen mit bekannter apparenter Dichte, welche den kompletten Arbeitsbereich der Dichte abdecken sollten, kann eine lineare Beziehung zwischen den Helligkeitswerten des CT's und der Mineraldichte hergeleitet werden (Gleichung 26).

$$V_{Tablette} \cdot HU_{Mess} = HU_{Hydroxy} \cdot V_{Hydroxy} + HU_{Harz} \cdot V_{Harz} \qquad (26)$$

In dieser Arbeit wurden für alle Knochendichtemessungen 8 knochenäquivalente Tabletten (QRM GmbH, Möhrendorf, Germany) mit einer Mineraldichte von 51 bis 1361 mg Hydroxylapatit (HA)/ cm^3 verwendet (Abbildung G1). Das Phantom wurde bei jedem Knochen-CT-Scan möglichst nahe am Präparat beigelegt, da es je nach Umgebung zu Veränderungen und Artefakten der Helligkeitswerte kommen kann (Wong u. a., 2005; Goodsitt u. a., 2001). Für jede Phantomtablette waren das Gesamtvolumen der Tablette (1,5708 cm^3) sowie der Gewichtsanteil (apparente Dichte) von Hydroxylapatit (HA) bekannt (Abbildung G1). Da die verwendeten Phantomtabletten neben Hydroxylapatit (HA) auch eine Menge an Harz als Bindemittel enthalten, muss die Umrechnungsfunktion diesbezüglich korrigiert werden. Anhand der Beziehung zwischen gemessenen HU-Werten und apparenter Dichteangabe (mg (HA)/cm^3) jeder Tablette kann eine Gerade bestimmt werden (Abbildung G2).

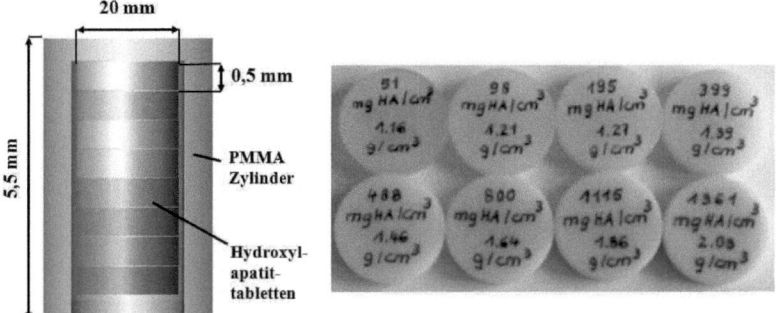

Abbildung G1: Anordnung und Lagerung der Hydroxylapatit-Tabletten in einem PMMA Zylinder (links); Tabletten mit Angaben der zugehörigen apparenten Dichte und Massendichte (rechts).

Der Schnittpunkt der Gerade mit der Ordinate (HU-Werte-Achse) ergibt den HU-Wert des Harzes einer Tablette ohne Hydroxylapatit, also den HU-Wert von Harz pro Volumen (Abbildung G2).

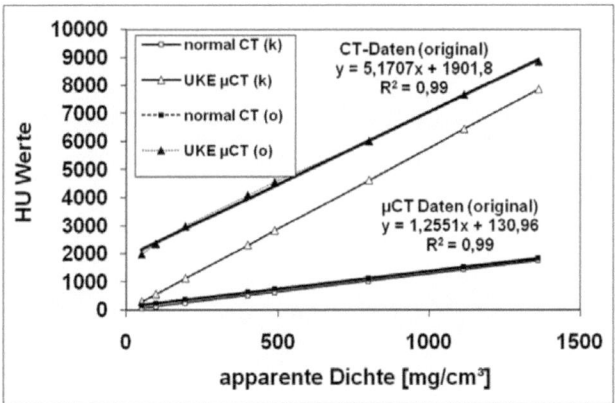

Abbildung G2: Original (o) und korrigierte (k) Umrechnungsfunktion zwischen HU-Werten und apparenter Dichte für einen CT und einen µCT Datensatz.

Durch Kenntnis der Dichte des Hydroxylapatits HA (3,14 g/cm³) kann das Volumen an HA ($V_{Hydroxy}$) und dementsprechend auch das Volumen an Harz (V_{Harz}) pro Tablette bestimmt werden. In Gleichung 26 werden dann die HU-Werte des zu untersuchenden Präparates (HU_{Mess}) aus den CT-Daten bestimmt. Durch vorherige Berechnung des HU-Werts von Harz pro Volumen bleibt als Unbekannte in der Gleichung 26 nur noch der reine HU-Wert des Hydroxylapatits pro Tablette ($HU_{Hydroxy}$) übrig. Mit Hilfe von Gleichung 26 kann damit eine bezüglich der in jeder Tablette enthaltenen Harzmenge korrigierte Umrechnungsfunktion bereitgestellt werden, welche die direkte Transformation der gemessenen HU-Werte des CT's in Dichtewerte der gescannten Struktur ermöglicht (Abbildung G2, Tabelle G1).

Tabelle G1: Umrechnungstabelle für CT und µCT Daten zwischen gemessenen HU-Werten und apparenter Dichte mit Zusatzangaben.

app. Dichte /Tablette	HA /Tablette	Volumen HA/Tablette	Volumen Harz/Tablette	HU-CT (original)	HU-µCT (original)	HU-CT (korrigiert)	HU-µCT (korrigiert)
[mg/cm³]	[g/Tablette]	[cm³]	[cm³]	[]	[]	[]	[]
51	0,080	0,026	1,545	177,07	1980,97	48,24	110,01
98	0,154	0,049	1,522	253,47	2350,29	126,60	507,80
195	0,306	0,098	1,473	385,89	2981,17	263,06	1197,43
399	0,627	0,200	1,371	642,97	4096,39	528,65	2436,21
488	0,767	0,244	1,327	759,22	4559,78	648,61	2953,50
800	1,257	0,400	1,171	1115,63	6014,91	1018,04	4597,61
1115	1,751	0,558	1,013	1524,22	7674,34	1439,76	6447,83
1361	2,138	0,681	0,890	1845,87	8861,17	1771,67	7783,66

H Mineraldichtezuweisung

Zur realitätsnahen Abbildung der inhomogenen Mineraldichteverteilung des Knochens ist es notwendig die Hounsfield-Werte des CT Datensatzes auf das FE-Modell zu übertragen. Dabei müssen Voxelinformationen (Helligkeitswerte) von einem regelmäßigen äquidistanten aus kubischen bzw. quaderförmigen Elementen bestehenden Netz (CT-Datensatz) auf ein aus Tetraeder- oder Quaderelementen bestehendes unregelmäßiges Netz (FE-Modell) übertragen werden. Je nach FE-Modell können dabei unterschiedliche Elementformen (Tetraeder, Quaderelemente) und Elementgrößen auch innerhalb eines Modells Verwendung finden. Dabei können je nach angewendetem Verfahren Übertragungsfehler entstehen, die die Genauigkeit des FE Modells einschränken. Für die Realisierung des Transfers der Helligkeitswerte wurden bereits zahlreiche Möglichkeiten vorgeschlagen. Besonders bei hochauflösenden µCT Daten bietet sich die ‚Voxel-Conversion' Technik an, welche direkt die gelabelten Voxel in quaderförmige Finite Elemente transformiert (Homminga u. a., 2001). Dieses Verfahren erlaubt die 1:1 Übertragung der Geometrie und des Helligkeitswertes auf das Finite Element, birgt jedoch den Nachteil bei geringeren CT Auflösungen kantige Oberflächen zu erzeugen. Bei den häufiger verwendeten Tetraedernetzen, welche durch ‚Marching Cube Algorithmen' erstellt werden, sind andere Dichtezuweisungsverfahren erforderlich (Teferi, 2007). Ein häufig angewendetes Verfahren besteht in der geometrischen Detektion von in einem Tetraederelement enthaltenen Voxelschwerpunkten und der Berechnung des mittleren resultierenden Helligkeitswertes (Zannoni u. a., 1998). Dieses Verfahren wurde in verschiedenen Ausführungen entwickelt, wobei jeweils unterschiedliche Integrationsstufen (Unterteilungen) der Voxel verwendet werden und der E-Modul zunächst für jedes Voxel einzeln und dann als Mittelwert für das gesamte Element berechnet wird (Taddei u. a., 2004). Dadurch kann der Einfluss bei Verwendung von Potenzfunktionen verringert werden. In dieser Studie werden außerdem alternative Verfahren wie die 3d Interpolation des Helligkeitswertes aus der Umgebung eines Elementes untersucht. Ein weiteres Verfahren vergröbert die Auflösung des CT Datensatzes auf die mindestens zweifache Elementgröße und weist den Elementen innerhalb des vergrößerten Voxels direkt den Helligkeitswert zu. Als letzte Alternative wurde ein Verfahren geprüft, welches zunächst die kleinste das Element umschließende Box bestimmt und dann ausgehend vom Volumenanteil der enthaltenen Voxel den Helligkeitsmittelwert bestimmt. Bei allen Verfahren sollte die mittlere Abweichung des Helligkeitswertes von CT Datensatz und FE Modell als Genauigkeitsmaß verwendet werden.

Methoden

Ziel der Teilstudie war der Vergleich der Genauigkeit von fünf verschiedenen Algorithmen zur Übertragung der Mineraldichtewerte auf ein finite Elemente Knochenmodell.

Algorithmus A und B:

Dieses Verfahren übernimmt das Prinzip der ‚BoneMat' Software und bestimmt für jedes finite Element die Anzahl der enthaltenen Voxelschwerpunkte (Abbildung H1). Dabei wird geprüft ob ein Punkt P innerhalb des Tetraeders liegt, indem die Vorzeichen der Determinanten (D0-D5) der Matrizen bestehend aus den Vektoren der Eckpunkte (V1-V4) der Dreiecksflächen und dem zu prüfenden Punkt P verglichen werden. Sind alle Vorzeichen identisch liegt der Punkt P im Tetraeder, ansonsten außerhalb oder auf der Grenzfläche. Nachdem alle Voxel innerhalb des Tetraeders bestimmt wurden, erfolgt die Aufsummierung und Mittelwertbildung der Helligkeitswerte der Voxel sowie die Zuweisung an das Element.

$$HU_m = \frac{1}{n}\sum_{i=1}^{n} HU_i \qquad (27)$$

Die Variablen in Gleichung 27 sind dabei die Anzahl von innerhalb eines Elementes detektierten Voxeln n, der individuelle Hounsfield Wert jedes Voxels HU_i sowie der Hounsfieldmittelwert HU_m aller Voxel im Element. Das Verfahren wurde für 2 unterschiedliche Integrationsstufen (Unterteilung von Voxeln, Abbildung H1 rechts) 2'fach (Algorithmus B 2*) und 5'fach (Algorithmus B 5*) durchgeführt.

$$D_0 = \begin{vmatrix} x_1 & y_1 & z_1 & 1 \\ x_2 & y_2 & z_2 & 1 \\ x_3 & y_3 & z_3 & 1 \\ x_4 & y_4 & z_4 & 1 \end{vmatrix} \quad D_1 = \begin{vmatrix} x & y & z & 1 \\ x_2 & y_2 & z_2 & 1 \\ x_3 & y_3 & z_3 & 1 \\ x_4 & y_4 & z_4 & 1 \end{vmatrix} \quad D_2 = \begin{vmatrix} x_1 & y_1 & z_1 & 1 \\ x & y & z & 1 \\ x_3 & y_3 & z_3 & 1 \\ x_4 & y_4 & z_4 & 1 \end{vmatrix}$$

$$D_3 = \begin{vmatrix} x_1 & y_1 & z_1 & 1 \\ x_2 & y_2 & z_2 & 1 \\ x & y & z & 1 \\ x_4 & y_4 & z_4 & 1 \end{vmatrix} \quad D_4 = \begin{vmatrix} x_1 & y_1 & z_1 & 1 \\ x_2 & y_2 & z_2 & 1 \\ x_3 & y_3 & z_3 & 1 \\ x & y & z & 1 \end{vmatrix} \quad \begin{aligned} V_1 &= (x_1, y_1, z_1) \\ V_2 &= (x_2, y_2, z_2) \\ V_3 &= (x_3, y_3, z_3) \\ V_4 &= (x_4, y_4, z_4) \end{aligned}$$

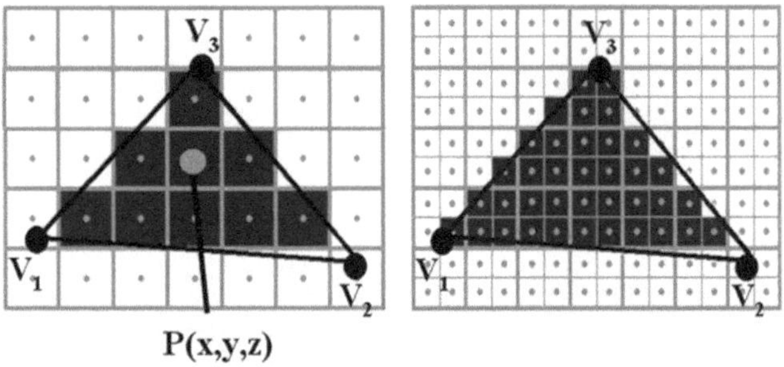

P(x,y,z)

Abbildung H1: Darstellung und Herleitung des Prinzips der Detektion von Voxelschwerpunkten innerhalb eines Tetraeders für verschiedene Integrationsstufen (Links: Originalvoxel; Rechts: 2x integrierte Voxel); Punkt V4 stellt den 4. Punkt des Tetraeders dar, welcher in der zweidimensionalen Abbildung nicht sichtbar ist.

Neuere Ansätze berechnen zunächst für jedes Voxel die Dichte und den E-Modul und dann erst den mittleren E-Modul. Für den Fall, dass sehr kleine Elementgrößen im Vergleich zur Voxelgröße verwendet werden und ein Element keinen Voxelschwerpunkt enthält, wird der HU Wert des nächstliegenden Voxels an das Element übergeben. Bei der Verwendung von quaderförmigen Elementen kann durch Vergleich der maximalen und minimalen Elementkoordinaten geprüft werden ob das Voxel im Element liegt, solange das Voxel- und Elementkoordinatensystem parallel zueinander sind. Bei verdrehten Elementen müssen diese zunächst durch eine affine Transformation parallel zum globalen Koordinatensystem (Voxelkoordinatensystem) ausgerichtet werden. Die Winkel der Verdrehungen um die Hauptachsen (Θx, Θy,

Θz) werden jeweils durch die Koordinatenunterschiede (Δx, Δy, Δz) der Elementränder (V$_1$-V$_4$) und die Translation mit Hilfe des ersten Elementrandpunktes bestimmt (Abbildung H2).

$$\mathrm{rot}(x,\theta_x) = \begin{bmatrix} 1 & 0 & 0 & 0 \\ 0 & \cos\theta_x & -\sin\theta_x & 0 \\ 0 & \sin\theta_x & \cos\theta_x & 0 \\ 0 & 0 & 0 & 1 \end{bmatrix} \quad \mathrm{rot}(y,\theta_y) = \begin{bmatrix} \cos\theta_y & 0 & \sin\theta_y & 0 \\ 0 & 1 & 0 & 0 \\ -\sin\theta_y & 0 & \cos\theta_y & 0 \\ 0 & 0 & 0 & 1 \end{bmatrix}$$

$$\mathrm{rot}(z,\theta_z) = \begin{bmatrix} \cos\theta_z & -\sin\theta_z & 0 & 0 \\ \sin\theta_z & \cos\theta_z & 0 & 0 \\ 0 & 0 & 1 & 0 \\ 0 & 0 & 0 & 1 \end{bmatrix} \quad \mathrm{trans}(x_1,y_1,z_1) = \begin{bmatrix} 1 & 0 & 0 & x_0 \\ 0 & 1 & 0 & y_0 \\ 0 & 0 & 1 & z_0 \\ 0 & 0 & 0 & 1 \end{bmatrix}$$

$$\begin{bmatrix} x' \\ y' \\ z' \\ 1 \end{bmatrix} = \mathrm{trans}(x_0,y_0,z_0) * \mathrm{rot}(x,\theta_x) * \mathrm{rot}(y,\theta_y) * \mathrm{rot}(z,\theta_z) * \begin{bmatrix} x \\ y \\ z \\ 1 \end{bmatrix}$$

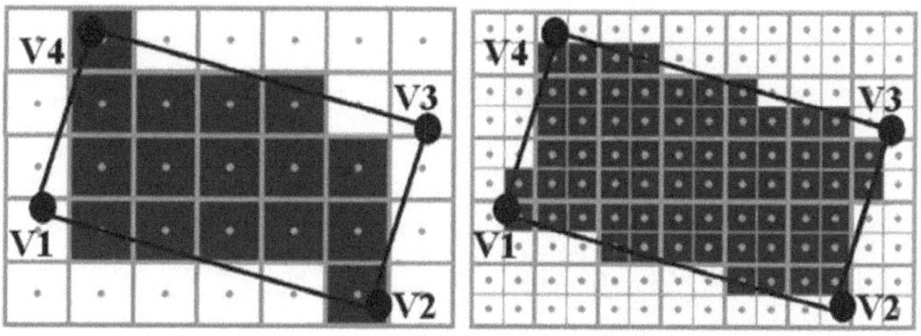

Abbildung H2: Detektion von Voxelschwerpunkten innerhalb eines quaderförmigen Elementes mit Rotation des Element- und Voxelkoordinatensystems durch affine Transformation; (Links: Original; Rechts: 2x integrierte Voxel).

Algorithmus C:

Dieser Algorithmus basiert auf der Idee eine kleinstmögliche quaderförmige Box um jedes Element anhand der maximalen und minimalen Elementkoordinaten (ElMin, ElMax, Abbildung H3) zu beschreiben. Unabhängig von der Verdrehung des Elementes im Raum sind die Ausrichtungen der Boxen um das Element immer parallel zum globalen Voxel (CT) Koordinatensystem.

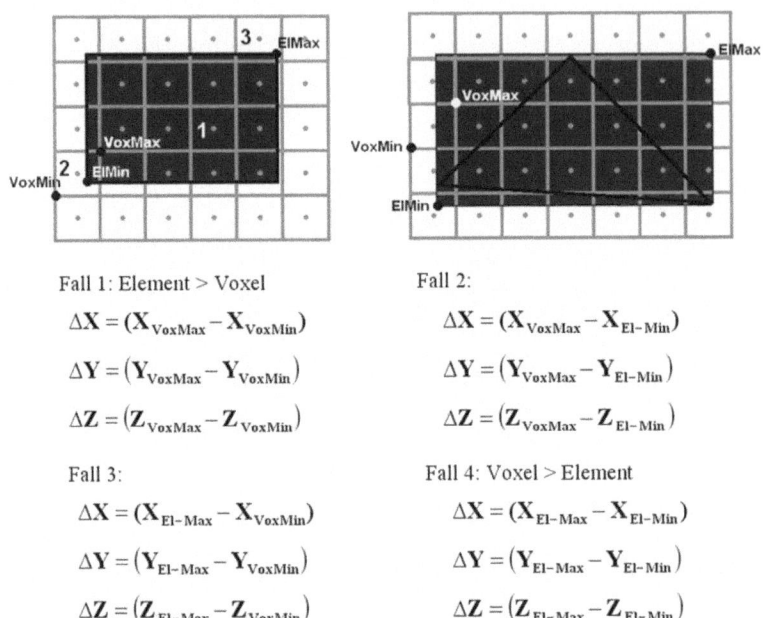

Fall 1: Element > Voxel
$$\Delta X = (X_{VoxMax} - X_{VoxMin})$$
$$\Delta Y = (Y_{VoxMax} - Y_{VoxMin})$$
$$\Delta Z = (Z_{VoxMax} - Z_{VoxMin})$$

Fall 2:
$$\Delta X = (X_{VoxMax} - X_{El-Min})$$
$$\Delta Y = (Y_{VoxMax} - Y_{El-Min})$$
$$\Delta Z = (Z_{VoxMax} - Z_{El-Min})$$

Fall 3:
$$\Delta X = (X_{El-Max} - X_{VoxMin})$$
$$\Delta Y = (Y_{El-Max} - Y_{VoxMin})$$
$$\Delta Z = (Z_{El-Max} - Z_{VoxMin})$$

Fall 4: Voxel > Element
$$\Delta X = (X_{El-Max} - X_{El-Min})$$
$$\Delta Y = (Y_{El-Max} - Y_{El-Min})$$
$$\Delta Z = (Z_{El-Max} - Z_{El-Min})$$

Abbildung H3: Algorithmus C für Quaderelemente (links) und Tetraederelemente (rechts) mit den 4 möglichen Fällen der Voxel-Element-Überschneidung.

Anhand dieser Box wird dann das exakte Überschneidungsvolumen jedes Voxels VA mit dieser Box berechnet (Abbildung H3) und mit dem Voxelhelligkeitswert HU_i multipliziert (Gleichung 28). Anschließend wird die Summe aller volumenbezogenen Helligkeitswerte auf das Boxvolumen V_{ges} normiert und der Helligkeitswert HU_m an das Element übergeben.

$$HU_m = \frac{1}{V_{ges}} \sum_{i=1}^{n} (HU_i \cdot VA) \qquad (28)$$

Für den Fall 4, dass ein Element komplett in einem Voxel liegt kürzt sich der Volumenanteil VA durch V_{ges} heraus, so dass der HU Werte des Voxels direkt an das Element übergeben wird. Ist ein Voxel komplett in der Elementbox enthalten (Fall 1) wird sein Volumen direkt in die Rechnung einbezogen. Das Verfahren ist damit sensitiv gegenüber verschiedenen Elementgrößen, da immer das exakte Voxelvolumen pro Element berechnet wird.

Algorithmus D:

Bei diesem Verfahren macht man sich die klassische lineare Interpolation im dreidimensionalen Raum zunutze. Dabei wird zunächst der Schwerpunkt jedes Elementes anhand der Elementkoordinaten ($V_1 - V_4$) bestimmt (Abbildung H4).

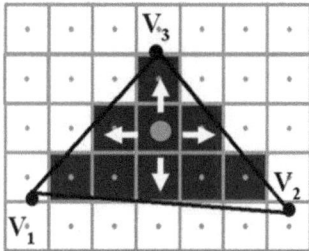 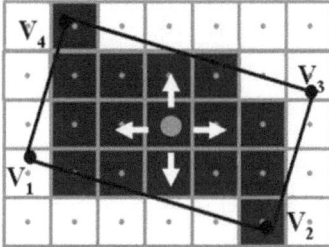

Abbildung H4: 3d Interpolationsalgorithmus mit Einbeziehung aller Nachbarvoxel eines Zentralvoxels; Tetraederelement (links); Quaderelement (rechts).

Von diesem Schwerpunkt ausgehend wird dann durch Einbeziehung aller Nachbarvoxel der Helligkeitswert des Zentrumsvoxels linear interpoliert (Abbildung H4). Die eindimensionale lineare Interpolation für 2 Voxel ist exemplarisch in Gleichung 29 dargestellt.

$$HU(x) = HU_0 + \frac{HU_1 - HU_0}{x_1 - x_0} \cdot (x - x_0) \qquad (29)$$

Dabei bezeichnen HU_1 und HU_0 die Helligkeitswerte von zwei Voxeln in der Umgebung des Schwerpunktes und x_0 und x_1 ihre Schwerpunktkoordinaten. Der Helligkeitswert des eingeschlossenen Voxels $HU(x)$ kann dann anhand seiner Schwerpunktskoordinate x interpoliert werden. Das Verfahren ist nicht sensitiv gegenüber verschiedenen Elementgrößen und verwendet für alle Voxelgrößen immer die gesamte Voxelnachbarschaft. Dies kann vor allem bei sehr großen oder kleinen Element/Voxel Verhältnissen ein Nachteil sein.

Algorithmus E:

Beim Resampling Algorithmus wird zunächst die mittlere Elementgröße durch Differenz der Elementrandkoordinaten ermittelt. Anschließend wird der CT Datensatz in seiner Auflösung verringert (resampelt), bis die resultierenden Voxel doppelt so groß wie die verwendete mittlere Elementgröße ist (Abbildung H5).

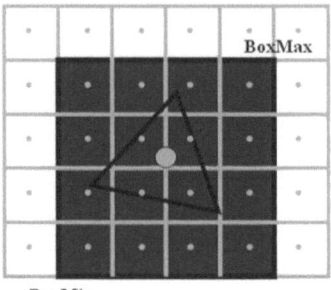 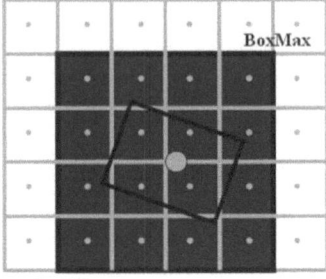

Abbildung H5: Resampling Prinzip mit einer resultierenden Voxelgröße (grau) die auf das Doppelte der Elementgröße (schwarzer Rahmen) resampelt wird.

Anhand des Elementschwerpunktes wird jedem Element der Helligkeitswert des vergröberten Voxels zugewiesen indem sich das Element befindet (Abbildung H5).

Studienparameter

Für die vergleichende Analyse der Dichtezuweisungsprogramme wurde ein µCT Datensatz (Auflösung: 0,075µm; Scanco 40, SCANCO Medical AG, Deutschland) einer humanen kubischen Knochenprobe (Kantenlänge 25mm) des proximalen Femurs verwendet. Die CT Daten wurden zunächst in der Auflösung verringert und von 0,075µm auf 0,5mm resampelt. Der Wert von 0,5mm entspricht einer häufig in normalen klinischen CT's verwendeten Auflösung. Anschließend wurde anhand der geometrischen Abmessungen des CT Datensatzes ein kubisches Oberflächenmodell erstellt und variierend mit Tetraeder- oder Quaderelementen vernetzt (Altair-Hypermesh 7.0, HyperWorks Michigan, USA). Die Geometrie des FE-Netzes sowie dessen räumliche Ausrichtung waren identisch mit der des ursprünglichen CT Datensatzes um eine exakte Überlagerung der Datensätze zu gewährleisten. Für die Implementierung der Dichtezuweisungsalgorithmen wurde die Software Matlab (Matlab 7.04, MathWorks Massachusetts, USA) verwendet. Sowohl der CT Datensatz als auch das FE-Netz wurden in Matlab importiert und anschließend die Knochenmineraldichte zugewiesen. Als Ausgangsparameter diente die mittlere Abweichung des Helligkeitswertes (HU) von CT Datensatz und FE-Modell. Variiert wurde die Netzgröße des FE-Modells bei gleichbleibender Auflösung, sodass sich Element- zu Voxelverhältnisse zwischen 1 und 6 ergaben. Diese Werte liegen in einem Bereich der auch für zahlreiche FE Modelle gebräuchlich ist.

Ergebnisse

Die Analyse der Dichtezuweisungsalgorithmen für die Tetraederelemente zeigte ähnliche Ergebnisse für die Programme A und B, welche anhand der Voxelschwerpunkte in einem Element den HU-Mittelwert bestimmen. Für Element-Voxel-Verhältnisse zwischen 3 und 6 verringert sich die mittlere HU Abweichung für Algorithmus A und B auf Werte im Bereich von 10% (Abbildung H6). Bei kleineren Verhältnissen unter 2 vergrößert sich die mittlere Abweichung vom CT Datensatz exponentiell auf mehr als 20%. Demnach werden die an das FE Modell übergebenen HU-Werte gegenüber den Original-CT-Daten unterschätzt. Die Vergrößerung der Integrationsdichte von 0 auf 2 (B2x) und 5 (B5x) Stufen führte zu keiner nennenswerten Verbesserung der Genauigkeit des Programms (Abbildung H6). Die Verwendung von Algorithmus C, welcher das exakte Voxelvolumen pro Element bestimmt, führte zu einer leichten Verbesserung der Ergebnisse. Im Bereich von Element-Voxel-Verhältnissen von 4 bis 6 wurde die mittlere HU-Abweichung auf Werte im Bereich von 5% stabilisiert. Auch hier kam es zu einer Unterschätzung der HU-Werte im FE-Modell.

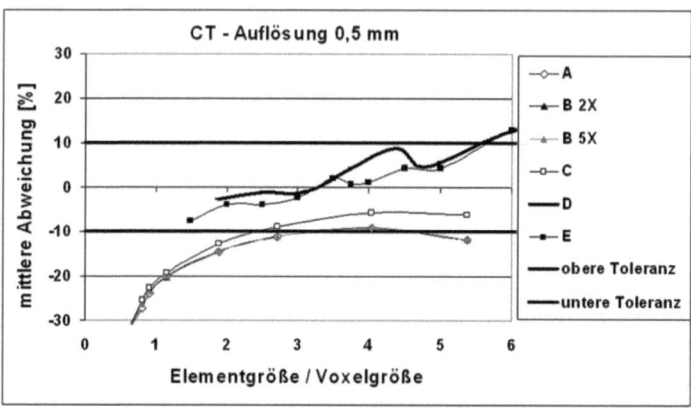

Abbildung H6: Mittlere Abweichung des Hounsfield-Wertes von CT Datensatz und FE-Modell (Tetraederelemente, CT-Datenauflösung Auflösung: 0,5mm).

Die Verwendung eines Interpolations- (D) oder Resamplingalgorithmus (E) führte zu mittleren HU-Abweichungen von weniger als 10% in einem weiten Element-Voxel-Verhältnis-Bereich von 2 bis 6. Der HU-Wert im FE-Modell wurde bis zu einem Element-Voxel-Verhältnis von 4 zunächst unterschätzt und für größere Verhältnisse überschätzt. Die Genauigkeit der beiden Verfahren (D, E) wurde in einem Element-Voxel-Verhältnis-Bereich von 2 bis 4 auf Werte unter 5% verbessert. Etwas größere Schwankungen traten bei dem Interpolationsalgorithmus (D) im Vergleich zum Resampling Verfahren (E) auf. Bei den quaderförmigen Elementen wurde die mittlere HU-Abweichung für die Algorithmen (A) bis (C) für alle Element-Voxel-Verhältnisse auf unter 2,5% reduziert. Für die Algorithmen (D) und (E) stand nur ein Programm für die Verwendung von Tetraederelementen zur Verfügung.

Diskussion

Alle Verfahren, die den mittleren Helligkeitswert eines Elementes anhand von im Volumen enthaltenen Voxeln berechnen, konvergieren erst für größere Element-Voxel-Verhältnisse über 3 auf Abweichungen unter 10%. Folglich ist eine Mindestelementgröße notwendig, da sonst zu starke Schwankungen der in einem Element enthalten Voxelhelligkeitswerte auftreten. Erst ab einem Element-Voxel-Verhältnis von 3 kommt es zu einer repräsentativen Anzahl von Voxeln pro Element. Dieser Effekt müsste normalerweise mit den auf Integration (Unterteilung in Subvoxel) basierten Verfahren verringert werden. Dennoch zeigten die beiden Algorithmen (B2x, B5x) keine Verbesserung gegenüber dem nicht integrierenden Verfahren. Algorithmus C, welcher den mittleren Helligkeitswert anteilig je nach in der Elementbox enthaltenem Voxelvolumen berechnet, führt zu einer Genauigkeitssteigerung gegenüber Algorithmus (A) und (B). Ursache dafür ist, dass die Voxel, welche vollständig in der Elementbox liegen stärker gewichtet werden als Voxel auf der Grenzfläche. Dennoch traten auch hier besonders bei Tetraederelementen Abweichungen aufgrund der das Element umgebenen kubischen Box auf. Die beiden Verfahren (D, E), welche einen größeren Teil der Elementumgebung für die HU-Wert Übergabe an das Element nutzen erzielen genauere Ergebnisse. Beim Interpolationsverfahren wird immer der Bereich der Nachbarvoxel in die Berechnung des interpolierten HU-Werts mit einbezogen. Größere Abweichungen treten demnach nur für sehr kleine oder große Element-Voxel-Verhältnisse auf. Das Resampling-Verfahren vergröbert die CT Auflösung immer auf das Doppelte der Elementgröße und erzielt dadurch von der Elementgröße relativ unabhängige Genauigkeiten unter 5%. Die Grenzen des Verfahrens liegen bei sehr großen Elementen, da hier durch das Resampling Informationen aus dem CT Datensatz über die Struktur des Knochens herausgemittelt werden. Im Gegensatz zu den Tetraederelementen zeigen die Quaderelemente bei allen Zuweisungsalgorithmen (A-C) und Element-Voxel-Verhältnissen Abweichungen von weniger als 5%. Aufgrund der ähnlichen Form von Voxeln und Quaderelementen kommt es zu einer besseren geometrischen Überlagerung und zu einer akkurateren Übertragung der BMD Werte auf das FE Modell.

I Materialmodelle

Für die Berechnung von Kontinuumsmodellen des humanen Femurknochens stehen eine Reihe von Materialoptionen mit isotropen oder anisotropen Eigenschaften zur Verfügung (Carter u. a., 1977; Wirtz u. a., 2000; Wirtz u. a., 2003). Die Materialoptionen basieren auf Messwerten an humanen meist zylindrischen Knochenproben, welche durch uniaxiale Belastungsversuche entlang und normal zur Trabekelhauptausrichtung bestimmt wurden. Durch Testung verschiedener Präparate unterschiedlicher Knochendichte wurden Potenzfunktionen entwickelt (Abbildung I1), welche die Transformation von Dichtewerten in Steifigkeitswerte (E-Module) des Knochens ermöglichten. Die Parameter A und B der Potenzfunktion können dabei an die Messwerte angepasst werden (Gleichung 30)

$$E - Modul = A \cdot BMD^B \qquad (30)$$

Ein klassisches isotropes Materialgesetz von Carter unterscheidet dabei nicht zwischen spongiösem und kortikalen Knochen und bietet eine einheitliche Potenzfunktion für alle Mineraldichtebereiche (0 – 2g/cm³) (Abbildung I1). Das anisotrope Materialgesetz von Wirtz stellt dagegen 4 Potenzfunktionen zur Verfügung, welche zwischen spongiösem und kortikalen Knochen sowie der Belastungsrichtung axial oder transversal zur Trabekelhauptausrichtung unterscheiden (Abbildung I1).

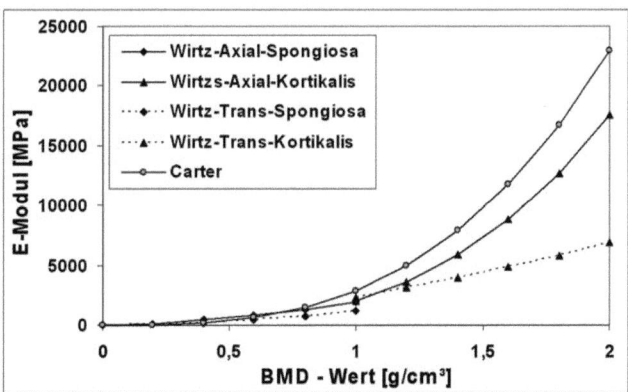

Abbildung I1:   Isotrope und anisotrope Potenzfunktionen für die Umrechnung von Mineraldichtewerten in E-Module des Knochens (spongiöser und kortikaler Knochen).

Bei den orthotropen Modellen müssen zusätzlich zu den E-Modulwerten Angaben zu den 3 Schermodulen gemacht werden. Auch dazu stehen beim Modell von Wirtz jeweils zwei linear von der Dichte anhängige Funktionen für die axiale und transversale Richtung zur Verfügung. Im Rahmen dieser Arbeit wurden ergänzende experimentelle Materialtestungen von humanen Knochenproben der Spongiosa des proximalen Femurs durchgeführt, um einen Vergleich mit den Literaturwerten zu ermöglichen. Außerdem sollte untersucht werden, ob im proximalen Femur Hauptsteifigkeitsrichtungen existieren, welche die postoperative Stabilität von Hüftimplantaten beeinflussen könnten.

Methoden

Insgesamt wurden für diese Studie 15 humane Knochenproben des proximalen Femurs aus Präparaten der Rechtsmedizin (UKE Hamburg, Institut für Rechtsmedizin) verwendet. Alle Proben wurden bei -25°C gelagert und während der Testungen bei Raumtemperatur kontinuierlich mit Ringerlösung befeuchtet. Zuvor wurden die Knochenwürfel mit einer Kantenlänge von 25mm, welche in einem Schenkelhalskoordinatensystem orientiert waren, mit einer Bandsäge (EXAKT 300, Norderstedt, Deutschland) extrahiert (Abbildung I2 rechts).

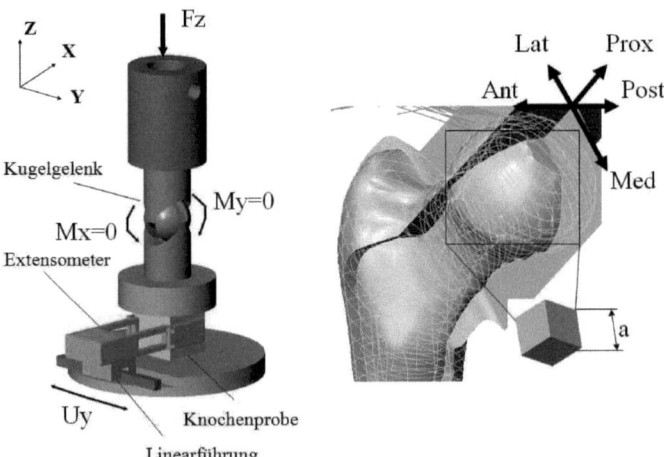

Abbildung I2: Versuchsaufbau für die Bestimmung der elastischen Parameter (links); standardisierter Femur (Viceconti u. a.) mit Kennzeichnung der Probenentnahmestelle und der anatomischen Richtungen (rechts).

Die anatomischen Richtungen (Anterior-Posterior, Medial-Lateral, Proximal-Distal) wurden dabei für die spätere Materialtestung sorgfältig markiert. Anschließend wurden alle Proben mit einem CT Scanner (Auflösung XY: 0.37 mm, Schichtdicke: 0,4 mm, Phillips Mx8000 IDT 16, Philips Medical Systems, Hamburg) gescannt. Zum Zeitpunkt der Studie entsprach eine Auflösung von 0,4mm der höchsten verfügbaren klinischen CT-Auflösung. Die Analyse der Knochenmineraldichte jeder Probe (BMD) erfolgte analog zu dem Protokoll, welches im Anhang G beschrieben wurde. Die Bestimmung der 6 elastischen Parameter (3 E-Module, 3 Poissonzahlen) wurde durch uniaxiale Kompressionstests mit einer Materialprüfmaschine (kraftkontrolliert, 10 N/s, Fmax = 500 N; MTS Bionix 858.2, Eden Prairie, USA) und zwei Extensometern (3542 Axial Extensometer, Epsilon Techn. Corporation, Jackson, Wyoming) realisiert. Ein Extensometer befand sich horizontal an der Knochenprobe während das andere senkrecht an der Traverse der Materialprüfmaschine fixiert wurde (Abbildung I2 links). Die Knochenproben wurden zwischen zwei polierten Metallplatten gelagert, wobei die obere Platte an ein Kugelgelenk angeschlossen war. Dies ermöglichte eine momentfreie Belastung und eine Anpassung des Stempels an die Probenneigung. Die Kontaktfläche der Probe (625mm²) wurde mit einer Kraft von 500 N (Druck = 0,8 MPa) belastet, was deutlich unter der plastischen Verformungsgrenze von spongiösem Knochen liegt. Nach einem Vorkonditionierungszyklus wurde jede Probe über zwei Belastungszyklen in allen 3 anatomischen Richtungen belastet und die mittlere Steifigkeit mittels linearer Regression aus der Kraft-Verformungs-Kennlinie ermittelt. Da die vertikale Verformung nicht direkt am Knochen gemessen wurde, musste zuvor eine Kalibrierungskurve des Testaufbaus ohne Probe durchgeführt werden. Anhand der Steifigkeit des Versuchsaufbaus K_{SetUp} und der gemessenen Steifigkeit mit Knochenprobe K_{All} wurde dann die Steifigkeit sowie der E-Modul (L_0 = Anfangslänge, A = Querschnittsfläche) der Knochenprobe K_{Bone} berechnet (Gleichung 31).

$$K_{Bone} = \frac{K_{All}}{\left[1-(\frac{K_{All}}{K_{SetUp}})\right]} \quad , \quad E = K_{Bone} * \left[\frac{L_0}{A}\right] \tag{31}$$

Anhand der horizontalen Knochendehnung und der vertikalen Stauchung der Probe wurde außerdem die Querkontraktionszahl jeder Probe zwischen den 3 Hauptrichtungen berechnet. Der statistische Vergleich der Steifigkeiten und Poissonzahlen zwischen den anatomischen Richtungen erfolgte mit Hilfe eines ANOVA Tests mit Post-Hoc-Bonferroni (SPSS 13.0, 2004, Illinois, USA; $\alpha = 0.05$). Dafür wurden die Werte voher jeweils in Bezug auf die Richtung mit der höchsten Steifigkeit normalisiert.

Ergebnisse

Alle Ergebnisse der Steifigkeitsmessungen in den unterschiedlichen anatomischen Richtungen zeigten signifikante Korrelationen mit der gemessenen Knochenmineraldichte (Prox-Dist: R^2 = 0,776; Med-Lat: R^2=0,792; Ant-Post: R^2=0,781). Signifikante Unterschiede der Mittelwerte wurden jeweils zwischen der weicheren Ant-Post und den beiden steiferen Richtungen Prox-Dist und Med-Lat festgestellt (p=0,003; p=0,017). Die Prox-Dist und Med-Lat Richtung zeigten Steifigkeiten von jeweils 326,46±137,55 MPa und 332,36±154,72 MPa (Tabelle I1).

Tabelle I1: Ergebnisse der Steifigkeitsmessungen in den 3 anatomischen Hauptrichtungen (Proximal-Distal PD, Medial-Lateral ML, Anterior-Posterior AP).

E [N/mm²]	Probe	PD	ML	AP	BMD [g/cm³]
Studie 06	1	350,5	353,8	242,2	0,29
	2	331,3	385,1	243,3	0,45
	3	484,4	643,1	451,9	0,48
	4	296,3	285,4	263,5	0,18
	5	630,3	562,0	408,4	0,58
Studie 08	6	237,4	264,1	360,4	0,32
	7	309,9	340,2	318,7	0,36
	8	87,2	68,0	16,4	0,14
	9	87,0	72,5	44,5	0,13
	10	338,2	443,0	235,9	0,26
	11	405,0	190,4	207,1	0,27
	12	412,6	400,6	297,2	0,25
	13	341,0	353,0	218,5	0,22
	14	352,5	313,1	167,7	0,29
	15	233,3	311,2	221,6	0,27
	Mittelwert	326,5	332,4	246,5	0,30
	St.Abw.	137,5	154,7	117,3	0,12

Die mittlere Steifigkeit in der Ant-Post Richtung war mit 246,49±117,26 MPa um etwa 25% geringer als in den beiden steiferen Richtungen (Tabelle I1). Die Ergebnisse für die Poissonzahlen zeigten zwischen allen Richtungen keine signifikanten Korrelationen bezüglich der Knochendichte mit negativen Regressionskoeffizienten unter 0,35. Der Vergleich der Mittelwerte der Gruppen zeigte ebenfalls keine signifikanten Unterschiede. Im Mittel lagen die Werte für die Poissonzahl zwischen 0,1 und 0,13 und korrelierten damit gut mit den Literaturwerten (Wirtz u. a., 2000). In Abbildung I3 sind sowohl die Messwerte der Steifigkeiten als auch die daraus abgeleiteten Potenzfunktionen im Vergleich zu den klassischen Materialgesetzen von Wirtz und Carter dargestellt.

Tabelle I2: Ergebnisse der Poissonzahlmessungen zwischen den 3 anatomischen Hauptrichtungen (PD-ML, PD-AP, ML-AP).

	Probe	PD-ML (XY)	PD-AP (YZ)	ML-AP (XZ)	BMD [g/cm³]
Studie 06	1	0,16	0,11	0,28	0,29
	2	0,19	0,09	0,24	0,45
	3	0,09	0,13	0,15	0,48
	4	0,06	0,08	0,13	0,18
	5	0,10	0,06	0,12	0,58
Studie 08	6	0,06	0,12	0,13	0,32
	7	0,06	0,05	0,03	0,36
	8	0,10	0,05	0,04	0,14
	9	0,12	0,10	0,08	0,13
	10	0,19	0,19	0,10	0,26
	11	0,12	0,10	0,13	0,27
	12	0,16	0,11	0,07	0,25
	13	0,12	0,13	0,09	0,22
	14	0,28	0,15	0,17	0,29
	15	0,13	0,03	0,07	0,27
	Mittelwert	0,13	0,10	0,12	0,30
	St.Abw.	0,06	0,04	0,07	0,12

Es wird deutlich, dass die aus den Messwerten abgeleiteten Potenzfunktionen sich nur geringfügig unterscheiden und man eher von einem makroskopisch isotropen Verhalten im proximalen Femur ausgehen kann. Dabei liegen die aus den Messwerten entwickelten Funktionen zwischen der axialen und transversen Steifigkeit des Materialgesetzes von Wirtz und über der des Materialgesetzes von Carter.

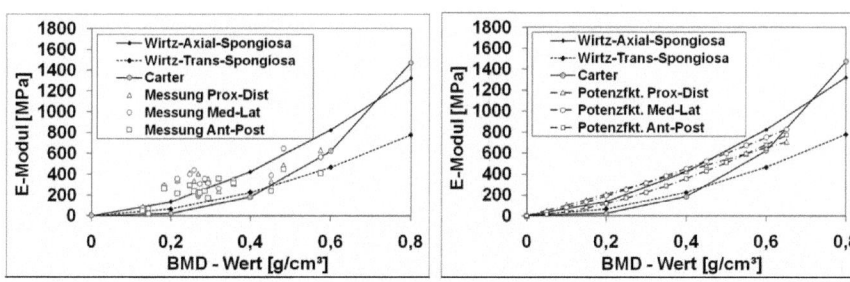

Abbildung I3: Potenzfunktionen von Wirtz und Carter für spongiösen Knochen (links und rechts); Messwerte der Steifigkeiten (links); Potenzfunktionen der gemessenen Steifigkeiten (rechts).

Diskussion

In der Literatur werden im Wesentlichen isotrope (Carter) und transvers-isotrope (Wirtz) Materialgesetze für die Modellierung von humanen Femurknochen vorgeschlagen. Die Anwendung eines transvers-isotropen Gesetzes setzt in der Regel die Bestimmung der Trabekelhauptvorzugsrichtungen voraus um entsprechend eine steife (axiale) und eine weichere (transverse) Steifigkeitsrichtung zu definieren. Verfahren für die Bestimmung der Trabekelvorzugsrichtung wurden für die Verwendung von hochauflösenden µCT Daten entwickelt und sind nicht geeignet für die Anwendung bei klinischen CT Daten mit geringeren Auflösungen (>0,4mm) und einem schlechteren Signal zu Rauschverhältnis (Pistoia u. a., 2001; van Rietbergen u. a., 1998; Smit u. a., 1996). Dementsprechend können Koordinatensysteme zumeist nur parallel zur Schaft- und Schenkelhalsachse ausgerichtet werden, was nicht genau mit der Trabekelhauptvorzugsrichtung korreliert. Die Anwendung dieser Materialgesetze bleibt also auf die Verwendung von µCT Daten oder einzelne Pilotstudien, welche die Vorzugrichtungen in Vitro durch anatomische Schnitte bestimmen, beschränkt (Wirtz u. a., 2003). Die Messergebnisse der Steifigkeiten für die 3 Hauptrichtungen, welche in dieser Studie erfasst wurden, zeigen im Wesentlichen zwei steifere Richtungen (Medial-Lateral, Proximal-Distal), welche gut mit der Hauptlasteinleitung in den proximalen Femur korrelieren. Die Anterior-Posterior Richtung weißt dagegen um 25% verringerte Steifigkeiten auf, da diese Richtung physiologisch während der Alltagsaktivitäten weniger stark belastet wird. Durch Best-Fit von Potenzfunktionen durch die bestimmten Messwerte ergeben sich für alle Hauptrichtungen Funktionsverläufe, die zwischen der axialen und transversalen Richtung des Materialgesetzes von Wirtz liegen (Abbildung I3). Der mittlere Unterschied der Steifigkeit zwischen der steifsten und den beiden anderen Hauptrichtungen verringert sich auf Werte unter 22%. Die Ergebnisse verdeutlichen, dass es bei Betrachtung der Knocheneigenschaften für ein größeres Volumen des proximalen Femurs (Würfel Kantenlänge 25mm) zwar immer noch anisotrope Trends gibt, die Unterschiede jedoch wesentlich geringer sind als bei Betrachtung einzelner Trabekelgruppen. Zudem treten die Unterschiede in den Materialeigenschaften vor allem bei höheren Knochendichten, wie sie bei der Kortikalis vorhanden sind, auf. Aus diesem Grund wurde für die Modellierung des proximalen Femurs mit Hilfe von inhomogenen Kontinuumsmodellen in dieser Arbeit ein isotropes Werkstoffgesetz von Carter bevorzugt. Mit diesem Materialgesetz wird die Steifigkeit für geringere Knochendichten leicht unterschätzt, der Gesamtverlauf der Messwerte jedoch gut angenähert (Abbildung I3 links)

J   Knochen-Strukturparameter

BS Bone Surface [mm²] ist die totale externe Oberfläche des Knochengewebes.

BV Bone Volume [mm³] ist das totale Volumen binärisierter Voxel des Knochens.

BS/BV Bone Surface – Bone Volume Ratio [mm^{-1}] ist das Verhältnis aus totaler Knochenoberfläche (BS) und enthaltenem Knochenvolumen (BV).

Tb.N. Trabecular Number [mm^{-1}] stellt die Anzahl von Überschneidungen mit der trabekulären Struktur pro Einheitslänge entlang eines linearen Pfades durch das Volumen dar.

Tr.Th. Trabecular Thickness [mm] ist die mittlere Trabekeldicke und kann entweder als Durchschnitt der lokalen Dicke oder als charakteristische Verteilung gemessen werden.

Tr.Sp. Trabecular Separation [mm] stellt die Dicke der Hohlräume definiert durch die Gewebevoxel dar.

Conn. Connectivity [1/mm²] wird berechnet als Anzahl der Trabekel-Überschneidungen mit den Randflächen des Testvolumens.

SMI StructureModel Index [/] stellt den relativen Anteil von stäbchen- oder plättchenförmigen Trabekeln in einer trabekulären Struktur dar. Dieser Parameter ist ein wichtiger Indikator von osteoporotischem Knochen, bei welchem eine Umwandlung von plättchen- zu röhrenförmigen Strukturen stattfindet.

DA Degree of Anisotropy [/] ist ein Maß für die 3d Symmetrie der Architektur. Die ‚Mean Intercept Lenght MIL' und Eigenwertanalyse wird verwendet um diesen Parameter zu berechnen. Zur Analyse wird eine parallele Linienschar unter variierendem Winkel durch das Testvolumen gelegt und die mittlere Überschneidungslänge für jeden Winkel mit der Knochenstruktur bestimmt. Die Eigenwertanalyse ergibt drei Eigenwerte des MIL Tensors, welche die relative Länge der Knochenüberschneidung in jeder der drei Hauptachsen des MIL Eigenvektors beschreiben.

K Materialparameter SMA Modell

In Tabelle K1 sind die für die Modellierung eines thermomechanischen Formgedächtnismodells erforderlichen temperaturabhängigen Konstanten (E-Modul E, Poissonzahl ν, Schermodul G, thermische Dehnung α) aufgelistet.

Tabelle K1: Temperaturabhängige thermomechanische Materialkonstanten (Davis u. a. 2007) für ein vorgedehntes SMA Element (ε_p= 4%) mit der Annahme kleiner zusätzlicher Dehnungen ($\varepsilon<\varepsilon_p$).

E1, E2 [GPa]	ν12	G112,13,23 [GPa]	α1 [με/°C]	α2 [με/°C]	T [°C]	T offset [°C]
27,17	0,3	10,45	6,61	6,61	16	-9
27,17	0,3	10,45	6,61	6,61	21	-4
27,17	0,3	10,45	6,61	6,61	27	2
22,43	0,3	8,63	-8,54	6,61	32	7
20,06	0,3	7,72	21,63	6,61	38	13
25,70	0,3	9,89	-24,58	6,61	43	18
31,34	0,3	12,06	-32,73	6,67	49	24
36,98	0,3	14,22	-63,80	6,82	54	29
42,62	0,3	16,39	-91,51	7,01	60	35
48,26	0,3	18,56	-101,40	7,23	66	41
54,85	0,3	21,10	-98,05	7,48	71	46
61,45	0,3	23,63	-90,62	7,74	77	52
64,20	0,3	24,69	-86,86	8,00	82	57
63,13	0,3	24,28	-88,25	8,25	88	63
62,05	0,3	23,87	-88,94	8,47	93	68
63,91	0,3	24,58	-84,12	8,65	99	74
65,78	0,3	25,30	-79,71	8,80	104	79
67,64	0,3	26,01	-74,44	8,94	110	85
69,50	0,3	26,73	-69,81	9,06	116	91
71,36	0,3	27,45	-65,41	9,17	121	96
70,84	0,3	27,24	-63,17	9,27	127	102
70,31	0,3	27,04	-61,22	9,35	132	107
69,79	0,3	26,84	-59,11	9,43	138	113
69,26	0,3	26,64	-57,25	9,50	143	118
68,74	0,3	26,44	-55,42	9,57	149	124
68,74	0,3	26,44	-53,49	9,63	154	129

Der Bereich mit dem größten Arbeitsvermögen (Gradienten der thermischen Dehnung) wurde dabei durch einen Temperaturoffset (T_{offs}) in den Bereich zwischen 0°C und 40°C verschoben, was bei NiTi durch Änderung der chemischen Zusammensetzung möglich ist. Dadurch wird die größte thermische Dehnung des Materials bei Aufheizung von 0°C auf Körpertemperatur erreicht, was bei Anwendung im Patienten ein Vorteil ist. Bei diesem Modell handelt es sich um ein richtungsabhängiges orthotropes Materialgesetz mit zwei unterschiedlichen Vorzugsrichtungen (1, 2). Bei dreidimensionalen Anwendungen wird die Vorzugsrichtung 1 zweifach verwendet.

VERÖFFENTLICHUNGEN

Artikel

1) **Rothstock u. a.** Rothstock, S.; Uhlenbrock, A.; Bishop, N.; Morlock, M.: Primary stability of uncemented femoral resurfacing implants for varying interface parameters and material formulations during walking and stair climbing. In: J. Biomech.: 43(2010), S. 521-526.

2) Schlegel u. a. Schlegel, U. J.; **Rothstock, S**; Siewe, J.; Schiwy-Bochat, K. H.; Eysel, P.; Morlock, M. M.: Does impaction matter in hip resurfacing? A cadaveric study. In: J. Arthoplasty.:26(2011), S. 296-302.

3) **Rothstock u. a.** Rothstock, S.; Uhlenbrock, A.; Bishop, N.; Laird, L.; Nassutt, Morlock, M. M.: Influence of interface condition and implant design on bone remodelling and failure risk for the re-surfaced femoral head. In: J. Biomech.:(accepted Feb. 2011).

Abstracts

1) Gavrilova, I.; Feustel, M.; **Rothstock, S.**; Scheibner, W.; Schilling, C.; Silveira, L.C.; Witte, H.: Mechanisch adaptible sensorisierte Textilstrukturen. In: BMT gemeinsame Jahrestagung der Deutschen, Österreichischen und Schweizerischen Gesellschfaten für Biomedizinische Technik – BMT 2006, Zürich, Schweiz, *Poster Presentation*

2) **Rothstock, S.**; Mämpel, J.; Witte, H.; Scheibner, W.; Feustel, M.: Determination of the mechano-electrical signal changing properties of soot filled silicones: Possibilities for use in textile pressure sensors. In: ESM Scientific Meeting 2006, München, Deutschland, *Oral Presentation*

3) **Rothstock, S.**; Mämpel, J.; Witte, H.; Scheibner, W.; Feustel, M.: Determination of the mechano-electrical signal changing properties of soot filled silicones: Possibilities

for use in textile pressure sensors. In: Clinical Biomechanics.: 23(2007), S.689-689, *Printed Abstract*

4) **Rothstock, S.**; Bishop, N.; Gebert, A.; Sellenschloh, K.; Morlock, M.: Determination of relative motion between bone and implant in uncemented femoral surface replacements using a finite element model. In: Pre ORS Conference 2006, San Diego, USA, *Oral Presentation*

5) **Rothstock, S.**; Bishop, N.; Sellenschloh, K.; Morlock, M.: Einfluss nicht axialer Schlagkräfte auf das Setzverhalten der Prothese und die Druckverteilung im Femurkopf bei der Implantation eines unzementierten Oberflächenersatzes. In: DGfB Tagung 2007, Köln, Deutschland, *Oral Presentation*

6) **Rothstock, S.**; Gebert, A.; Morlock, M.: Plastic bone deformation during uncemented hip resurfacing: A numerical study. In: European Society of Biomechanics Congress 2008, Luzern, Schweiz, *Oral Presentation*

7) **Rothstock, S.**; Gebert, A.; Morlock, M.; Laird, L.; Paech, A.: Influence of femoral resurfacing cap design on the Remodeling stimulus and stress distribution in the proximal femur. In: European Society of Biomechanics Congress 2008, Luzern, Schweiz, *Poster Presentation*

8) **Rothstock, S.**; Nolte, K. O.; Eris, G.; Bishop, N.; Marshall, R.; Schilling, A.; Amling, M.; Morlock, M.: Influence of Surface Roughness in uncemented Hip Implants on Press-Fit Conditions and Bone Morphology during the Implantation Process: Assessment via high Resolution µCT. In: Pre ORS Conference 2009, Las Vegas, USA, *Poster Presentation*

9) **Rothstock, S.**; Bishop, N.; Uhlenbrock, A.; Marshall, R.; Amling, M.; Morlock, M.: Analyse der Mikrobewegung eines unzementierten Hüftoberflächenersatzes anhand

eines mehrskaligen FE Modells. In: DGfB Tagung 2009, Münster, Deutschland, *Poster Presentation*

10) **Rothstock, S.**; Bishop, N.; Uhlenbrock, A.; Morlock, M. M.: Does Implantation Procedure Matter? A Comparison of Axial Impaction and Radial Expansion Press-Fit. In: Annual Meeting of the Orthopeadic Research Society ORS 2010, New Orleans, USA, *Poster Presentation*

11) **Rothstock, S.**; Bishop, N.; Morlock, M. M.: Probability of bone failure after implantation of a press-fit metaphyseal implant and subsequent bone remodeling process. In: European Society of Biomechanics Congress 2010, Edinburgh, Großbritannien, *Poster Presentation*

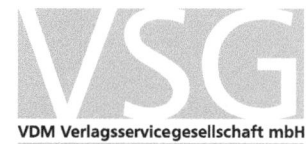

Die VDM Verlagsservicegesellschaft sucht für wissenschaftliche Verlage abgeschlossene und herausragende

Dissertationen, Habilitationen, Diplomarbeiten, Master Theses, Magisterarbeiten usw.

für die kostenlose Publikation als Fachbuch.

Sie verfügen über eine Arbeit, die hohen inhaltlichen und formalen Ansprüchen genügt, und haben Interesse an einer honorarvergüteten Publikation?

Dann senden Sie bitte erste Informationen über sich und Ihre Arbeit per Email an *info@vdm-vsg.de*.

Sie erhalten kurzfristig unser Feedback!

VDM Verlagsservicegesellschaft mbH
Dudweiler Landstr. 99
D - 66123 Saarbrücken
www.vdm-vsg.de

Telefon +49 681 3720 174
Fax +49 681 3720 1749

Die VDM Verlagsservicegesellschaft mbH vertritt

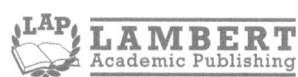
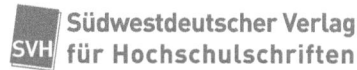

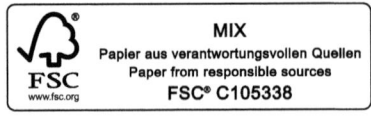

Printed by Books on Demand GmbH, Norderstedt / Germany